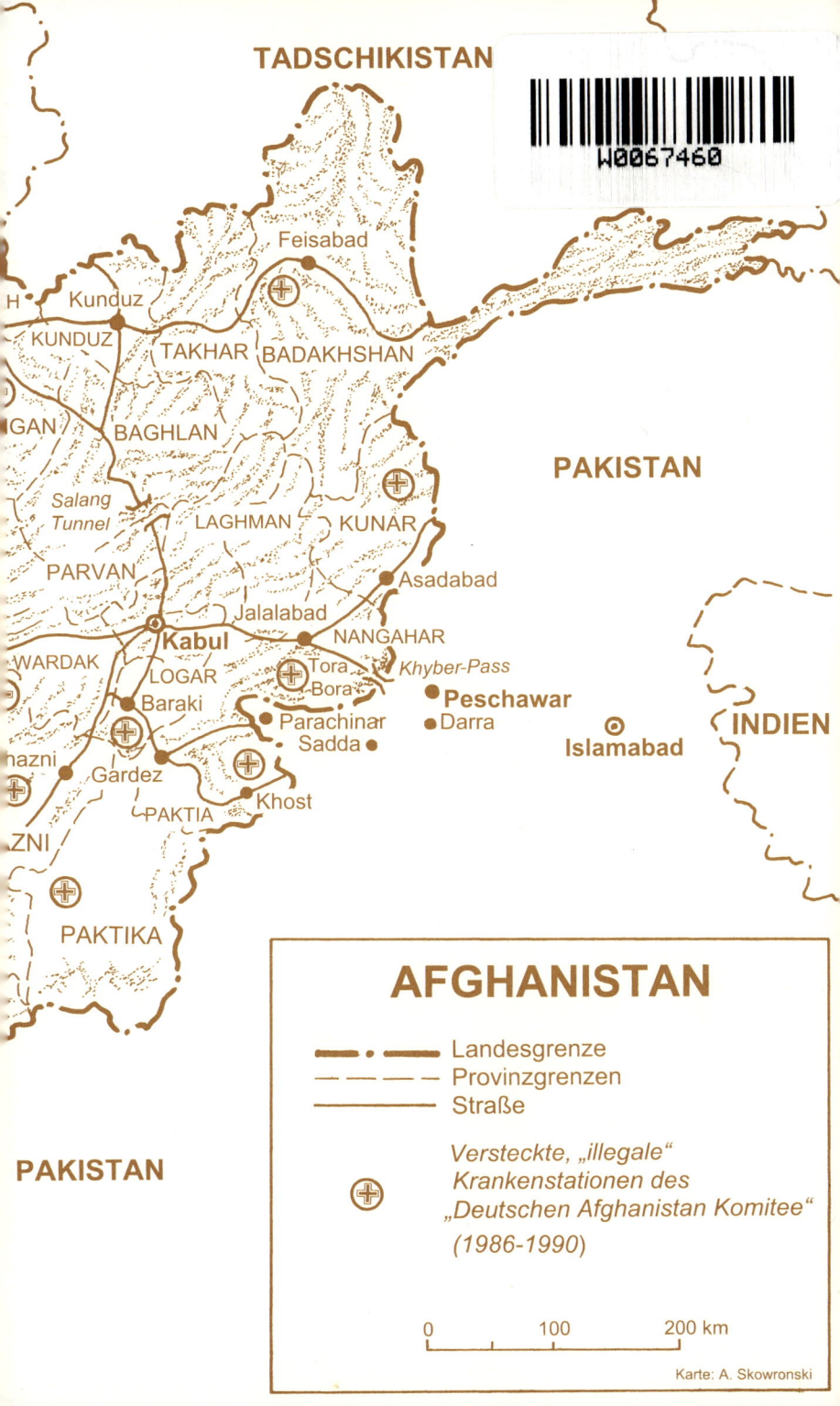

TADSCHIKISTAN

W0067460

Feisabad

H
Kunduz
KUNDUZ
TAKHAR BADAKHSHAN

GAN
BAGHLAN

Salang
Tunnel
LAGHMAN
KUNAR

PARVAN

Asadabad
Jalalabad
Kabul NANGAHAR
WARDAK
LOGAR
Tora Khyber-Pass
Baraki Bora
Peschawar
Parachinar Darra
Sadda
hazni
Islamabad
Gardez
ZNI PAKTIA Khost

PAKISTAN

INDIEN

PAKTIKA

PAKISTAN

AFGHANISTAN

— · — Landesgrenze
— — — Provinzgrenzen
——— Straße

Versteckte, „illegale"
Krankenstationen des
„Deutschen Afghanistan Komitee"
(1986-1990)

0   100   200 km

Karte: A. Skowronski

REINHARD ERÖS

Tee mit dem Teufel

Als deutscher Militärarzt in Afghanistan

| Hoffmann und Campe |

10. Auflage 2009
Copyright © 2002 by Hoffmann und Campe Verlag, Hamburg
www.hoca.de
Schutzumschlaggestaltung: Büro Hamburg/Mirja Winkelmann
Foto: privat. Reinhard Erös in einer Höhlenklinik bei Tora Bora
während der Behandlung eines alten Mannes 1988.
Satz: Dörlemann Satz, Lemförde
Druck und Bindung: Friedrich Pustet, Regensburg
Printed in Germany
ISBN 978-3-455-01801-1

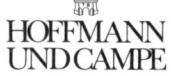

HOFFMANN
UND CAMPE

Ein Unternehmen der
GANSKE VERLAGSGRUPPE

Für Trutz
und seine großen und kleinen afghanischen
Freunde,
die alle das Leben so liebten.

INHALT

ZU HAUS IN AFGHANISTAN

Neujahrsmorgen 2002. Ein strahlend blauer Himmel begrüßt uns am Grenzübergang Torkham am Khyber-Pass. Es ist dieses kräftige dunkle und doch strahlende Blau, wie ich es nur aus Afghanistan kenne. Als der Herrgott die Welt erschuf und sich entscheiden musste, wo er den Lapislazuli, diesen schönsten aller Halbedelsteine, vergraben sollte, hatte er keine andere Wahl: Afghanistan, das Land mit dem blauesten aller Himmel.

Zwei nagelneue japanische Pick-ups rasen auf uns zu, eine staubige Wolke zieht hinter ihnen her. Ein Dutzend schwer bewaffneter junger Männer mit langen Haaren und bartlosen, grimmigen Gesichtern springt von der Ladefläche und kommt näher. Ich zähle zehn Kalaschnikow-Maschinenpistolen und zwei Panzerfäuste in ihren Händen. Für einen unbeteiligten Zuschauer hätte die Szene einen bedrohlichen Charakter, doch nicht für mich und schon gar nicht für meinen Freund und Begleiter Alem. Es sind nämlich seine Männer – unsere bewaffnete Begleitung für die weitere Reise. Jetzt haben sie uns erkannt; ihr grimmiger Gesichtsausdruck schlägt plötzlich in Freude und Lachen um.

»Wie geht es euch, wie war die Fahrt?« Minutenlanges Umarmen statt Händeschütteln, offener Blick, ehrliche Freude. Ich bin wieder zu Hause – in meinem Afghanistan. Diesmal ist es aber ein ganz anderes Gefühl, das mich befällt, denn es ist ein anderes Afghanistan, in das ich heute, zu Beginn eines neuen Jahres, einreise. Ein Afghanistan ohne sowjetische Besatzungstruppen, ohne

9

Bürgerkrieg und ohne Taliban-Regime. Ich habe heute ein Land betreten, welches erstmals seit über zwanzig Jahren wieder berechtigte Hoffnung schöpft, Frieden zu finden. Die auch körperlich spürbare freudige Hoffnung in den Gesichtern der jungen Männer und aller Menschen um uns herum springt wie ein Funke auf mich über. Ein unbeschreibliches Gefühl von Glück und Vorfreude. Denn ich komme ja nicht als Besucher, Tourist oder Journalist zu diesen wunderbaren Menschen, sondern als einer, der am Aufbau dieses kaum vorstellbar zerstörten und geschundenen Landes mithelfen will.

Einige Meter hinter dem stählernen Grenztor erkenne ich die Zollstation und – ich traue meinen Augen nicht – auch den Zöllner wieder. Vor mir steht derselbe kleinwüchsige, verschmitzt, aber durchaus freundlich grinsende afghanische »Beamte«, der mir noch vor wenigen Wochen, damals mit langem Bart und Turban auf dem geschorenen Kopf, als Taliban-Zöllner ein Taliban-Visum ausgestellt hatte. Jetzt ist der Bart ab, die Kopfhaare sind gewachsen, und der Turban ist durch ein Pakoll, die unter den Taliban verpönte typisch afghanische filzige Rundmütze, ersetzt. Voller Stolz erkennt auch er mich wieder. Er bietet mir, wie schon bei meinem letzten Besuch noch zu Talibans Zeiten, eine Tasse mit Kardamom gewürzten Tschin Tschai (grüner Tee), das afghanische Nationalgetränk, an.

Ahmed, der Zöllner, sprudelt geradezu über vor Freude, als er mir erklärt, wie glücklich er jetzt, nach der Niederlage der Taliban, sei, als »Chef« der Grenzabteilung eines freien Afghanistans ausländische Gäste in seiner Heimat begrüßen zu dürfen. Und ganz besonders stolz sei er, heute erstmals einem »Alman«, einem Deutschen, ein Visum ausstellen zu dürfen. Welcher Zollbeamte in der so genannten zivilisierten Welt begrüßt so gastlich einen ausländischen Besucher? Afghanistan, jetzt spätestens erkenne ich dich wieder.

Wir fahren los. Eine abenteuerliche Fahrt auf einer abenteuerlich schlechten Straße nach Jalalabad, der Hauptstadt der ostafghanischen Provinz Nangahar, beginnt. Schon wenige Kilometer hinter der Grenze ragen graubraune Ruinen aus dem Gelb der Steinwüste. Menschenleere Dörfer säumen unseren Weg. Zerstörte Lehmhäuser so weit das Auge reicht. Ich bilde mir ein, noch den Geruch verbrannter Erde in der Nase zu spüren und Rauch aus den bizarren Gebilden aufsteigen zu sehen. Verbrannte Erde zu hinterlassen – das war das Ziel jahrelanger Luftschläge der sowjetischen Besatzungstruppen.

Die G.T. Road, die Great-Trunk-Straße aus dem 19. Jahrhundert, durchzieht Afghanistan von Ost nach West. Sie verbindet das ehemals britisch-

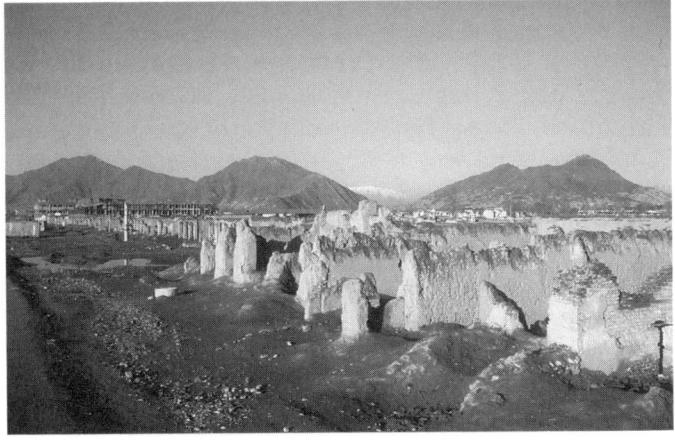

Zerstörte Dörfer und Städte

11

indische Kolonialreich mit Europa und reicht bis nach Istanbul. Während der zehnjährigen Sowjetherrschaft in Afghanistan von 1979 bis 1989 hatte die Straße eine Schlüsselfunktion bei den militärischen Landoperationen im Osten des Landes. Damit die sowjetischen Militärkonvois ungestört die Strecke Kabul-Jalalabad-pakistanische Grenze passieren konnten, mussten die Dörfer längs der Straße zerstört und unbewohnbar gemacht werden. Zu oft waren die sowjetischen Truppen aus den Dörfern beschossen worden oder in Hinterhalte geraten.

Auch heute kann man diese Ruinen und ehemaligen Dörfer nicht gefahrlos betreten. Tausende von sowjetischen Landminen und Blindgängern warten unter Steinen und Sand auf Opfer. Dreizehn Jahre nach dem Abzug der Besatzungstruppen. – »The war is not over when the shooting stops«, ein grauenvoll wahrer Satz. So genannte moderne Kriege sind eben noch lange nicht vorbei, wenn das Schießen zu Ende ist.

Da tauchen plötzlich abseits der Straße Zelte auf. Bei näherer Betrachtung zeigt sich, dass es keine richtigen Zelte sind, sondern Hunderte blauer Plastikhütten mit der Aufschrift »UNHCR«. Ein Flüchtlingslager für so genannte IDP – internal displaced persons –, wie der UN-Jargon Flüchtlinge im eigenen Land benennt. Und zwischen den Zelten herrscht reges menschliches Treiben. Ich bitte unseren Fahrer anzuhalten. Kaum habe ich den Pick-up verlassen, rennen Kinder auf uns zu. Barfüßig und in zerlumpten Hemdchen und Hosen, viel zu dünn der Stoff für den Winter, umringen uns im Nu zwei, drei Dutzend dieser erbärmlich anzuschauenden Gestalten. In jedem anderen Land der Dritten Welt würde man jetzt bettelnde Arme und flehende Blicke erwarten. Nicht so in Afghanistan.

Durch die verschmutzten, schmalen Gesichter strahlt mir ein Lachen entgegen, das zunächst unwirklich und fehl am Platz erscheint. Armut ist nicht überall auf der Welt die zwingende Voraussetzung für »Asozialität und Kriminalität«. Mir kommt ein Buch des französischen Schriftstellers Dominique Lapierre in den Sinn. In »Stadt der Freude« beschreibt er seinen Aufenthalt im ärmsten und am dichtesten bevölkerten Viertel Kalkuttas. »In dieser Hölle«, so Lapierre, »habe ich mehr Liebe, mehr Anteilnahme und letztendlich mehr Glück gefunden als in den Nobelgegenden der reichen Städte des Okzidents.«

Armut, Hunger und Elend haben aus diesen afghanischen Flüchtlingskindern weder Bettler noch gar kleine Gauner oder Diebe gemacht. Sie freuen sich einfach über den Besuch eines »Farangi«, eines Fremden und Ausländers, in ihrem Zuhause und zeigen mir stolz ein altes, schrottreifes Fahrrad. Zu dritt setzen sie sich auf das klapprige Gestell und umkreisen mich unter dem Beifall ihrer Spielkameraden. Dann gesellen sich Erwachsene zu uns, natürlich ausschließlich Männer. Auch ihnen sieht man die Armut sofort an. Ihr Shalwar Kamiz, das knielange Hemd mit den weiten Pluderhosen darunter, ist zerschlissen und verschmutzt. Man ahnt die dünnen Beine und Arme darunter. Aus den hageren, ausgemergelten Gesichtern grüßt uns ein offenes, freundliches »Salam aleikum«. Sie laden uns auf einen Tee ein. Ich frage Alem, meinen Begleiter, ob wir denn die Einladung dieser armen Menschen annehmen können. Wir setzen uns zu ihnen, trinken Tee und hören zu.

Es sind Bauern aus dem Norden. Wie viele sie sind, wissen sie nicht genau, etwa zweitausend Familien. Auch das ist typisch für die Welt der Afghanen: Nicht die Kopfstärke eines Dorfes ist wichtig oder entscheidend, sondern die Zahl der Familien. Vor anderthalb Jahren haben sie ihre Dörfer verlassen – nicht der Taliban wegen, diese haben sie in ihren Dörfern nur selten zu Gesicht bekommen. Und wenn einmal Taliban auftauchten, dann haben der Malik (der Bürgermeister) und der Mullah (der von den Dorfbewohnern gewählte und bezahlte Islamlehrer) die Dinge schon geregelt. Und die »Araber«, wie sie die Al Qaida nennen, haben sie vor mehr als zehn Jahren zum letzten Mal während des »Jihad«, des heiligen Krieges gegen die »Shurawi«, die gottlosen kommunistischen Sowjets, in den Bergen gesehen. Nein, weder die Taliban noch die Araber haben sie vertrieben; es war der Hunger.

Die jahrelange Dürre hat ihre Felder ausgetrocknet, die Ernten bleiben seit drei Jahren aus. Um nicht zu verhungern, mussten sie ihre Heimat verlassen und wollten nach Pakistan fliehen; doch die Grenzen waren geschlossen. Seither haben sie immer wieder versucht, nach Pakistan zu gelangen – vergeblich. Die Grenzübergänge sind noch immer geschlossen, und seit dem »Krieg der Amerikaner«, wie sie den Kampf der Antiterror-Allianz gegen Al Qaida und gegen die Taliban nennen, versperren pakistanische Truppen auch die beschwerlichen und gefährlichen Fluchtwege über die Berge. Dreimal die Woche kommt ein Tankwagen ins Lager und versorgt sie mit Trinkwasser, denn Wasser ist Mangelware in dieser Steinwüste. Und regelmäßig erhalten sie von einer UN-Organisation Bohnen, Brot, Speiseöl, Tee,

Zucker und Kerosin für ihre Öfchen. Verhungern müssen sie nicht. Die Saudis haben vor einem Jahr auch eine Moschee und eine »Madrassa« (Koranschule für Jungen) im Lager gebaut. Der Mullah wird von den Saudis bezahlt und unterrichtet ausschließlich den Koran. Eine Schule für Mädchen gibt es nicht. Aber auch in ihren Dörfern zu Hause im Norden haben nur wenige Mädchen eine Schule besucht.

Wenn jemand krank wird, müssen sie ihn nach Jalalabad ins Krankenhaus transportieren. Das kostet Geld, und Afghanis (die afghanische Währung) oder pakistanische Rupies besitzen sie kaum. Bezahlte Arbeit gibt es im Lager natürlich auch nicht. So verkaufen sie auf den Basaren der nahe gelegenen Dörfer Teppiche sowie den Schmuck ihrer Frauen, den sie aus ihren Dörfern mitgebracht haben. Nur unregelmäßig kommt ein Arzt ins Lager, und auch diesen Arzt müssen sie bezahlen. Medizin gibt es nur in Jalalabad, die Medikamente auf den Basaren sind aber schlecht und teuer. In Pakistan – das wissen sie – gibt es in den Flüchtlingslagern kostenlose ärztliche Versorgung und sehr gute Medizin durch ausländische Hilfsorganisationen.

Wegen des Winters, der hier im tief gelegenen Nangahar allerdings milder ist als bei ihnen zu Hause im Norden, und wegen der kalten, nicht beheizbaren Zelte leiden jetzt viele Kinder und Frauen an Lungenentzündungen und auch Erfrierungen. Gott sei Dank liegt in dieser Gegend kein Schnee, denn keines der Kinder um uns herum trägt Schuhe oder Winterbekleidung. Und auch die Männerfüße stecken lediglich in offenen Plastiksandalen.

Ich könnte den Menschen hier noch stundenlang zuhören, wie sie klaglos ihr Schicksal schildern, ohne zu fordern oder mit Gott und der Welt zu hadern. Aber die Zeit drängt, wir müssen weiter. Es wäre ein unentschuldbarer Verstoß gegen die afghanische Gastfreundschaft und fast frevelhaft, unseren Gastgebern jetzt Geld oder ein Geschenk zu hinterlassen. »Malmestia«, die Gastfreundschaft, zeichnet die Afghanen unter allen Völkern in ganz besonderer Weise aus. Hier, unter Paschtunen, ist sie auch wesentlicher Bestandteil ihres Werte- und Ehrenkodex, des »Paschtunwali«. Und dieser Kodex fordert, dass Gastfreundschaft nie bezahlt oder auf andere Weise vergolten werden darf.

Wir steigen in die Fahrzeuge. Unsere »Bodyguards« fordern mich lachend auf, doch zu ihnen auf die Ladefläche zu kommen. Ich schaue meinen Freund Alem fragend an, er grinst und zuckt mit den Schultern. Ich schließe meinen wattegefütterten Anorak, ziehe die Pakoll über beide Ohren und schwinge mich auf die Rückfläche des Autos. Trotz – oder vielleicht gar wegen – der tausend Schlaglöcher rast Jannan, ein Freund aus alten Zeiten und sicherer Fahrer, als wären wir auf der Flucht. Die Landschaft wird grüner, Shesham-Bäume säumen den Straßenrand – ähnlich unserer Pappelalleen. Auf den Feldern arbeiten Frauen. Sie tragen natürlich den Kopfschleier, aber keine Burka, und wenden uns den Rücken zu, sobald sich unser Fahrzeug ihnen nähert.

Die Burka oder »Tschadri«, wie die Afghanen dieses die Frau vom »Scheitel bis zur Sohle« bedeckende und verhüllende Kleidungsstück auch nennen, ist für emanzipierte Frauen in den so genannten zivilisierten Ländern geradezu der Inbegriff für die Unterdrückung der Frau im Islam geworden. In Afghanistan sehen dies nicht alle Frauen so. Natürlich war der strafbewehrte Zwang unter dem Taliban-Regime, die Burka tragen zu *müssen*, für viele Frauen, insbesondere die gebildeten, eigenständigen und selbstbewussten Städterinnen, eine grausame Beleidigung ihrer Freiheit und Würde, ein fundamentaler Verstoß gegen ihre Menschenwürde schlechthin. (Das staatliche Verbot des Burkazwanges galt in Afghanistan übrigens schon seit den zwanziger Jahren und wurde seit den fünfziger Jahren bis zum Erscheinen der Taliban in den großen Städten auch eingehalten.)

Aber Afghanistan ist ein vorwiegend dörflich strukturiertes Land. Über achtzig Prozent der Menschen sind Bauern und Analphabeten. Ihr Denken und gesellschaftliches Handeln sind mittelalterlich – im Guten wie im Schlechten. Und in den Dörfern, insbesondere in den von Paschtunen dominierten Provinzen, war und ist der Tschadri seit Jahrhunderten ein durch Sitten und Gebräuche, das heißt ein durch die Kultur und nicht durch die Religion vorgeschriebenes »Kleid«, das die Frau vor den Blicken fremder, nicht zur Familie gehörender Männer schützen und ihre Ehre bewahren soll. Der gesellschaftliche Druck, den Tschadri in der Öffentlichkeit zu tragen, geht in den Familien vor allem von den Müttern und Großmüttern und weniger von den Ehemännern und Vätern aus. Als Ende der siebziger Jahre unter einer sozialistisch-kommunistischen Regierung Taraki, Mitglieder der regierenden Parcham-Partei, in die Dörfer strömten, um die Frauen mit »sanftem sozialistisch-aufgeklärten Druck« vom Tschadri zu befreien, wurden sie nicht selten auch von Frauen mit Steinwürfen und Beschimpfungen aus den Dörfern gejagt.

Auf meine Frage, wie oft sie denn ihren Tschadri tragen würde, antwortete mir eine Paschtu-
nenfrau aus einem Dorf in der Provinz Loghar vor
Jahren: »Zwei-, dreimal im Jahr, immer dann,
wenn wir in die Stadt gehen. In unserem Dorf
kennen wir uns ja alle, dort tragen wir Frauen natürlich keinen Tschadri.« Mich erinnert – bei aller
Schräge des Vergleichs – die Burka an meine
Großmutter und ihre Bekleidungsriten. Sie ver-
ließ nie – auch im Sommer nicht – ohne Kopftuch
und langen Mantel das Haus. Das gehörte sich in
den fünfziger Jahren für eine anständige Frau in
nordbayerischen Dörfern so. Meinem Großvater
war das Kopftuch im Übrigen egal. Im Gegenteil:
Er freute sich über das auch noch im Alter pech-
schwarze kräftige Haar unserer Großmutter.

Der Verkehr wird jetzt dichter. Schwer bela-
dene Lkws, fast alle vom Typ Mercedes und links-
gesteuert, kommen uns entgegen. Jalalabad ist
nicht mehr weit. In Afghanistan herrscht Rechts-
verkehr – ein anschaulicher Beleg dafür, dass
Afghanistan nie englische Kolonie war –, im Unterschied zum Nachbarland Pakistan mit rechts-
gesteuerten, vorwiegend britischen Lkws und
Linksverkehr. Phantastische Gemälde zieren die
Karosserien der Lastautos und Busse: grellbun-
te Blumen, Tiger, Adler, Gebirgslandschaften,
Frauen- und Männerköpfe. Karosseriemaler ist
ein hoch angesehener und gut bezahlter Beruf.
Und immer wieder fühle ich mich ins Deutschland
vor vierzig Jahren zurückversetzt: Wir überholen
Reisebusse und Kleinlaster aus den fünfziger und
sechziger Jahren mit Aufschriften wie »Meiers
Komfortreisen – Stuttgart«, »Heinzmann-Wäsche-
rei – die Saubermacher aus Celle«. Sie wurden damals als gebrauchte Fahrzeuge nach Afghanistan

gefahren, immer wieder frisch bepinselt und hergerichtet und fahren heute noch.

Ohne ersichtlichen Grund hält Jannan, unser Fahrer, plötzlich an. Die Männer springen von der Ladefläche, und auch Alem und Jannan verlassen das Fahrzeug. Sie falten auf der Wiese nebenan ihren Patou, einen wollenen wärmenden Umhang, zu einem kleinen Teppich zusammen, knien vor dem Teppich nieder, legen ihre Maschinenpistolen und Panzerfäuste zur Seite und verrichten ihr Mittagsgebet. »Allahu Akbar – Gott ist groß.« Jannan, der älteste unter ihnen, übernimmt mit seiner tiefen, schönen Stimme die Rolle des Vorbeters. In jedem der fünf Gebete wird die erste Sure aus dem Koran mehrmals gesprochen. Diese Sure, oft verglichen mit dem »Vaterunser« der Christen, enthält nur eine Bitte: »Führe uns den rechten Weg.« Das fünfmalige tägliche Gebet ist bei ihnen selbstverständlicher als für so manchen »Zivilisierten« das tägliche Zähneputzen. Ich stehe etwas abseits und bete diese Bitte mit.

Es ist ein archaisches, fast skurril anmutendes Bild, wie aus diesen »wilden Kriegern«, die ohne jegliche Schminke und Verkleidung in jedem Hollywood-Streifen als böse Schurken durchgehen könnten, urplötzlich tieffromme Wesen werden, die sich vor Gott niederwerfen. Wie sich tapfere Krieger, die sich auch einem überlegenen Feind nie ergeben würden, einem unsichtbaren Gott auch physisch unterwerfen. Afghanen, alle Afghanen, die ich kenne, sind tiefgläubige Moslems.

Wir passieren das Ortsschild von Jalalabad. Schon nach wenigen Metern empfängt uns laute Musik. Verschleierte Frauen, die meisten aber ohne männliche Begleitung, feilschen mit den Bazaris (den Basarhändlern). Jungen rennen hinter einem Lederfetzen her, der wohl einmal ein Fußball gewesen ist. Überall an den Holzwänden der Basarstände und den Windschutzscheiben der dreirädrigen motorisierten Rikschas kleben lebensgroße Devotionalienbilder von Abdul Haq und Ahmad Sha Massoud. Der Paschtunenführer Haq und der Tadschikengeneral Massoud sind vor wenigen Wochen von Al Qaida und den Taliban ermordet worden. Im Jihad gegen die Sowjets als Helden verehrt, haben sie bis zu ihrem Tod gegen die Taliban gekämpft und galten in großen Teilen des Landes als Garanten für eine gute Zukunft. Musik, Frauen ohne männliche Begleitung und die öffentliche Verehrung von Abdul Haq und Sha Massoud sind der lebende Beweis dafür, dass die Taliban auch aus Jalalabad verschwunden sind.

Das Provinzkrankenhaus der Universitätsstadt, früher auch Ausbildungsstätte für Medizinstudenten und -studentinnen (!), befindet sich in einem erbärmlichen baulichen Zustand: zerbrochene Fenster, fehlende Türen, hinter den Gitterzäunen häuft sich der Müll, darunter auch medizinische Geräte und Krankenbetten. Am Klinikeingang warten Hunderte von Menschen – die meisten sind Frauen und Mädchen – auf Einlass. Ich habe jetzt noch keine Zeit, anzuhalten, mit dem Leiter des Hauses zu sprechen und mir ein genaueres Bild vom Zustand dieser einstigen Vorzeigeklinik zu machen, nehme mir aber fest vor, dies alsbald nachzuholen.

Nach wenigen Minuten erreichen wir unser eigentliches Ziel. Meterhohe Lehmmauern umgeben das riesige Anwesen. Am Eingangstor erwarten uns schwer bewaffnete Paschtunen. Alem ruft ihnen durch das Autofenster knappe Anweisungen zu, und sofort öffnen die Männer das schwere Eisentor. Am Ende der sicher hundert Meter langen steinigen Auffahrt zu einer burgartigen Festung breitet ein schlanker, hochgewachsener Mitvierziger seine Arme aus. Nach über zwölf Jahren, in denen wir uns nicht gesehen haben, erkenne ich ihn sofort wieder: die venezianische Hakennase, der inzwischen angegraute, elegant geschnittene Backenbart und die Pakoll schräg hinten auf dem schmalen Kopf – Commander Zamon Gamsharikh, mein bester Freund aus alten, schlimmen und schönen gemeinsamen Tagen im Afghanistan der achtziger Jahre.

WIE ALLES ANFING

Manchmal im Leben trifft man Entscheidungen, deren Kausalitäten man später nicht mehr ganz nachvollziehen kann. Als ich mit meiner Frau Annette im Frühjahr 1987 nach nächtelangen Gesprächen zu dem Entschluss kam, meinen Job als Bundeswehrarzt für einige Jahre an den Nagel zu hängen und mit der gesamten Familie nach Peschawar/Pakistan umzuziehen, um dort als Leiter der größten deutschen ärztlichen Hilfsorganisation zu arbeiten, war uns beiden schon klar, dass diese Entscheidung für unsere damals sechsköpfige Familie nicht ohne Risiko sein würde. Ich gab einen sicheren Beruf auf, der mir viel Freude machte und der eine Familie mit vier Kleinkindern gut ernährte. Wir zogen in ein Land, das zu den ärmsten der Welt zählte, in dem Hitze, Dreck, Tropenkrankheiten, desolate Hygiene und mangelhafte medizinische Versorgung Ursachen für die geringe Lebenserwartung der Menschen waren. Und wir entschieden uns für eine Stadt, die damals zu den gefährlichsten Städten weltweit zählte. Jeden Tag gingen in Peschawar – das wussten wir aus den Medien – durchschnittlich zwei Bomben hoch. Attentate und Anschläge waren gerade im pakistanischen Grenzgebiet zu Afghanistan an der Tagesordnung. Die Grenzstadt am Fuße des Khyber-Passes war die Hochburg des afghanischen Widerstands gegen die sowjetischen Besatzungstruppen in Afghanistan.

Unsere Eltern und Geschwister, alle Fachleute, die wir in unsere Entscheidung mit einbezogen hatten, rieten dringend davon ab, uns diesem Risiko auszusetzen. Ich hielt mich selbst und meine Familie aber für gut vorbereitet, denn es war nicht mein erster ärztlicher Einsatz in einem Entwicklungsland, und es war auch nicht der erste Auslandsaufenthalt für unsere Familie. Anfang der achtziger Jahre lebten wir mit unseren damals drei Söhnen für ein Jahr in Kanada. Die Prärie und die Seen von Manitoba, Indianerfeste mit Lagerfeuer und Stammestänzen, Kanufahrten auf den wilden Flüssen und die ersten Kontakte mit anderssprachigen Altersgenossen im Kindergarten hatten unsere Buben noch in bester Erinnerung. Sie drängten wieder ins Ausland. Und als die Jungs dann Bilder aus Pakistan sahen, die Kamelkarawanen, Wüsten und Männer mit Turbanen zeigten, war ihre Entscheidung gefallen.

Während meines Medizinstudiums hatte ich 1975 für mehrere Wochen in einer christlichen Buschklinik in Tansania famuliert. Begeistert und geradezu infiziert von Land und Leuten und der Erkenntnis, mit zwar hohem körperlichen und mentalen Einsatz, aber mit geringem technischen Aufwand und wenig Geld vielen Menschen helfen zu können, hat mich diese Welt der Armut und des Elends nie wieder losgelassen.

Sechs Jahre später, ich hatte mein Studium erfolgreich beendet und mich entschlossen, als Arzt bei der Bundeswehr zu arbeiten, erfuhr ich erstmals vom Komitee »Ärzte für die Dritte Welt«. Ein Frankfurter Jesuitenpater hatte diese Organisation gerade gegründet und suchte Ärzte, die unentgeltlich in ihrem Urlaub in den Slums von Kalkutta arbeiten wollten. Wenige Monate später saß ich in einem Billigflieger der Biman Airlines auf dem Weg in die Welthauptstadt von Armut und Elend. Die folgenden sechs Wochen haben mein

23

späteres Leben geprägt, und ohne die Kalkutta-Erfahrung hätte ich Afghanistan sicher nicht gewagt und wohl auch nicht bestanden.

Mein »Lehrjahr« bei Mutter Teresa

Oh Kalkutta! Bereits der Name erweckt Bilder von Hunger, Krankheit, Elend und Tod. Kalkutta kann den zweifelhaften Ruf für sich in Anspruch nehmen, die Stadt mit dem weltweit schlechtesten Image zu sein. Die Anfang des 20. Jahrhunderts noch modernste Stadt Indiens ist zum Elendsviertel des ganzen indischen Subkontinents verkommen. Einst von den Briten für eine Million Menschen geplant und gebaut, platzt der Alptraum Indiens aus allen Nähten. Von etwa 2,5 Millionen Einwohnern 1947, dem Jahr der Unabhängigkeit des Landes, wuchs die Bevölkerung mittlerweile auf über dreizehn Millionen. Kalkutta gehört zu den fünf Städten mit der schlimmsten Luftverschmutzung weltweit. Der Nichtraucher atmet in Kalkutta täglich die Giftstoffe von circa fünfundzwanzig Zigaretten ein.

Das gerade im Sommer mörderisch schwüle Klima, gepaart mit der abgasgeschwängerten Luft, hat dazu geführt, dass fast die Hälfte der Bürger an Bronchitis, offener Tuberkulose und anderen Atemwegserkrankungen leidet. Bleihaltig wie die Luft ist auch das Trinkwasser, da die Rohre des städtischen Wassernetzes noch aus dem 19. Jahrhundert stammen. Allerdings sind weniger als dreißig Prozent der Bevölkerung an dieses öffentliche Netz angeschlossen. Kanalisation gibt es nur im Stadtzentrum, so dass jedes Jahr zur Monsunzeit im Juli und August – und auch zur Zeit meines

Einsatzes – die Straßen mit von Exkrementen durchsetztem Hochwasser überspült werden. Über das fast täglich zusammenbrechende Stromnetz regt man sich da schon gar nicht mehr auf. »Man«, das sind nicht die Touristen. Die gibt es in Kalkutta nämlich nicht.

»Man«, das waren 1981 zwei deutsche Ärzte, die für das Komitee »Ärzte für die Dritte Welt« in einem von den Schwestern des Ordens »Sisters of Charity« geführten Waisenhaus in Howrah, der Slumstadt von Kalkutta, ihren Jahresurlaub verbrachten und arbeiteten. Unsere Unterkunft war spartanisch. Es gehört zur Philosophie des Ärztekomitees, die deutschen Ärzte hautnah bei den Patienten und unter ähnlichen Lebensbedingungen wie die der einheimischen Mitarbeiter unterzubringen. Kein Trinkwasser im Haus, tagelang kein fließendes Wasser zum Waschen, regelmäßiger Stromausfall, keine Klimaanlage, harte Holzbetten ohne Matratzen, einfaches Essen. Zusammen mit unseren indischen Mitarbeitern versorgten wir in einer Bambushütten-Ambulanz täglich bis zu fünfhundert Patienten. Unsere medizinische Ausrüstung bestand aus Stethoskop, Ohrenspiegel, Blutdruckmessgerät, Mundspatel, einem Mikroskop und etwa einhundert Basismedikamenten. Zwei Drittel unserer Patienten waren fehl-, mangel- oder unterernährte Säuglinge und Kleinkinder. Fast alle litten unter eitrigen Hauterkrankungen und Wurmbefall; die Würmer krochen den Kindern nicht selten aus Mund und Nase.

Bei weißen Europäern relativ einfach zu diagnostizierende Hauterkrankungen wie Masern oder Windpocken bereiteten uns Anfängern auf der dunklen Haut der Bengalen nicht nur am An-

fang erhebliche Probleme. Klassische Tropenkrankheiten wie Malaria, Lepra, Amöbenruhr und
Elephantiasis waren in Kalkutta – besser als in jedem Lehrbuch – täglich »live« zu sehen.

Eines der Hauptprobleme unserer Ambulanz
war die große Zahl von Tuberkulose- und Polio-
Patienten. Von circa zwanzig Millionen Tbc-Er-
krankungen weltweit fanden sich zehn Millionen
in Indien. Ursache war neben den desolaten Hy-
gieneverhältnissen die Unfähigkeit des Staates,
ein landesweites Impfprogramm durchzuführen.
Über die Hälfte aller Todesfälle in Indien betrafen
Kinder unter fünf Jahren als Folge von Unterernährung und Infektionen. Der »Durchschnitts-In-
der« im Slum musste, sofern er überhaupt Arbeit
hatte, mit einem Tageslohn von umgerechnet
etwa drei D-Mark seine siebenköpfige Familie ernähren – zum Beispiel als Rikschafahrer. Die Ehefrau trug wie in allen Entwicklungsländern die
Hauptlast in der Familie. Neben ihrer Arbeit zu
Hause musste sie mit Steineklopfen beim Straßenbau oder beim Sammeln von Kuhdung als
Brennmaterial das Überleben der Familie sichern.

Wir deutschen Ärzte hatten nicht nur diagnos-
tische Probleme; unterschiedliche Sprachen wie
Hindi, Bengali, Nepali und Dialekte, kulturelle
Eigenarten, die uns allzu oft das aus Deutschland
vertraute medizinische Arbeiten erschwerten,
brachten meinen Kollegen und mich insbesondere zu Beginn unserer Arbeit des Öfteren zur
Verzweiflung. Hier mussten wir uns blind auf unsere indischen Mitarbeiter – ausschließlich Frau-
en – verlassen. Sie sprachen alle Englisch, indi-
sches Englisch allerdings, das anfangs recht
gewöhnungsbedürftig war, und mussten uns
dann oft unter Zuhilfenahme eines weiteren Dol-

26

metschers die Krankengeschichte übersetzen. Deutsch (denken) – Englisch – Hindi – Bengali und zurück: Das raubte in den ersten Wochen viel Zeit und oft auch den letzten Nerv.

Neben der rein medikamentösen Therapie mit einem Basissatz von nur hundert Arzneien (in Deutschland verfügen wir über vierzigtausend verschiedene Medikamente) führten wir kleinere chirurgische Eingriffe selbst durch, da die öffentlichen Krankenhäuser Kalkuttas hoffnungslos überlastet waren. Das städtische Krankenhaus in Howrah zum Beispiel verkraftete täglich circa tausend ambulante Patienten. Aber mehr als fünftausend standen dort Schlange. Die Polizei musste den Klinikeingang sichern, damit das Haus nicht gestürmt wurde. Der Hygienestatus erinnerte an den von Feldlazaretten Mitte des 19. Jahrhunderts.

An den freien Wochenenden arbeiteten wir beide im Sterbehaus von Mutter Teresa am Kaligat. Dieses Sterbehaus hatte Teresa vor über vierzig Jahren sinnigerweise direkt neben dem Tempel der Göttin Kali, der Namensgeberin und »Ortsheiligen« Kalkuttas, eingerichtet. Brahmanen, die Hohen Priester der Göttin Kali, hatten damals heftig gegen diese »Verunreinigung« ihres Heiligtums beim Provinzgouverneur protestiert. Mit salomonischer Weisheit reagierte und entschied der Gouverneur: »Wenn ihr Brahmanen bereit seid, Mutter Teresas Arbeit zu übernehmen, werde ich Teresa noch am selben Tag des Landes verweisen.« Teresa konnte bleiben.

Jeden Morgen brachten die Nonnen auf Schubkarren ausgemergelte, von Eiter übersäte Wesen ins Sterbehaus. Wir sahen diesen Gestalten oft gar nicht mehr an, dass es sich um menschliche

Wesen handelte. Die Schwestern zogen den Armen behutsam und liebevoll die zerlumpten Kleider vom Leib, wuschen ihnen vorsichtig den Schmutz und Eiter vom Körper und fütterten sie wie kleine Kinder. Sie setzen sich neben die Holzpritschen, hielten den Sterbenden die Hand und sprachen mit ihnen, ohne die billigen Trostworte, wie ich sie allzu oft in unseren »zivilisierten« Krankenhäusern erlebt habe. Die meisten starben noch am selben Tag. Fast alle schienen glücklich zu sterben. Glücklich zum ersten Mal in ihrem Leben.

Unserer ärztlichen Kunst an den zunächst Überlebenden im Kaligat waren durch die Unterernährung, die fehlenden Abwehrkräfte und die Schwere der Erkrankungen häufig Grenzen gesetzt. Trotz unserer guten ärztlichen Ausbildung und des Einsatzes auch moderner Medikamente starben Menschen in unseren Händen, die wir zu Hause in Deutschland hätten retten können. Das zehrte an unserem europäischen Selbstbewusstsein und unserer ärztlichen Motivation.

Dann sahen wir die indischen Schwestern neben uns. Der aufopfernde Mut dieser jungen Frauen, die häufig aus reichen, so genannten guten indischen Familien stammten und eine hervorragende Schulausbildung genossen hatten, ihre tiefe Gläubigkeit in all dem Elend, ihre Fürsorge und vor allem ihr Lachen und ihre Fröhlichkeit beim Waschen und Füttern der Todgeweihten haben mich damals ziemlich ratlos gemacht. Aufgewachsen, erzogen und akademisch ausgebildet in einer Kultur, in der ökonomisches, ressourcensparendes, Aufwand und Nutzen stets berücksichtigendes Denken und Handeln die Arbeit und unser gesamtes Leben bestimmen, fiel es mir zu-

28

nächst schwer, den Sinn dieser »sinnlosen«, weil »ineffizienten und unprofessionellen« Arbeit der Schwestern zu verstehen. Diese jungen Frauen hatten keine »richtige« medizinische Ausbildung, keine von ihnen war akademisch gebildete »Sozialarbeiterin«. Eines Tages verstand ich es dann.

An einem Sonntag besuchen Willi, mein Kollege aus Berlin, und ich die heilige Messe in der Kapelle des Mutterhauses der Schwestern. Wir sind die einzigen ausländischen Gottesdienstbesucher, und so werden wir von Mutter Teresa nach der Messe zum Frühstück eingeladen. »Would you like to have breakfast with us? Please come in.«

Da steht eine kleine, winzig kleine Person vor uns, den Rücken nach vorn gekrümmt, so, als trüge sie eine zentnerschwere Last auf ihren Schultern, und winkt uns in ihr Zimmer. Wenn nicht das Bild des Papstes auf ihrem Schreibtisch und eine Madonnenfigur auf dem kleinen Schränkchen gestanden hätten, hätte der Besucher den Eindruck gehabt, in der typisch indischen Schreibstube eines mittleren Verwaltungsbeamten zu stehen. Ein winziger Schreibtisch, voller Papiere, aber wohl geordnet, im offenen Schrank ein Dutzend zerschlissener Leitz-Ordner, drei einfache Holzstühle, ein runder Bambustisch mit einem Strauß Feldblumen in der Vase und – als einzig sichtbares Zugeständnis an die »moderne« Technik – ein schwarzer Uralt-Telefonapparat mit Drehscheibe an der Wand. Aus diesem bescheidenen Zimmer – selbst das Wort »Büro« scheint mir hier unpassend – führt also eine der ganz Großen des 20. Jahrhunderts einen »Weltkonzern« mit Zehntausenden von Mitarbeitern in mehr als dreißig Ländern. In diesem Zimmer saß sie schon mit so genannten Spitzenpolitikern vieler Länder, mit Größen der

Wirtschaft und Wissenschaft. Und heute lädt sie zwei einfache deutsche Ärzte zum Frühstück ein.

Ich fühle mich zunächst ziemlich unwohl, dieser Persönlichkeit gegenüberzusitzen und ihr die »Zeit zu stehlen«. Es drängt mich geradezu, mich nach der ersten Tasse Tee wieder zu verabschieden. Aber dieses Unwohlsein weicht schon nach wenigen Minuten einer Faszination. »Mutter«, wie sie von ihren Mitschwestern genannt wird, strahlt eine wohltuende, geradezu betäubende Ruhe und Gelassenheit aus. Sie erweckt in mir das Gefühl jahrelangen Kennens. Sie redet mit uns wie mit alten Bekannten und erkundigt sich nach unserer Arbeit und unserem Befinden. Ihre Fragen erwecken nie den Eindruck eines oberflächlichen Smalltalks. Im Gegenteil: Teresa scheint für oberflächliche Gespräche der denkbar ungeeignetste Gesprächspartner zu sein. Ich kann mich nicht erinnern, jemals ein Erstgespräch mit einem Unbekannten so vertraut und ehrlich erlebt zu haben. Es ist Willi, mein Kollege, der ihr dann die Frage stellt, die ich mir einfach nicht zu stellen getraue: »Mutter, warum machen Sie das alles? Die Menschen, die Sie und ihre Schwestern jeden Morgen von den Müllplätzen Kalkuttas aufladen und ins Kaligat bringen, dort waschen, kleiden und füttern, sterben doch sowieso, meist sogar noch am selben Tag!«

Teresa legt den Kopf etwas zur Seite, lächelt uns an und sagt: »Ich habe als kleines Kind im Religionsunterricht gelernt, dass jeder Mensch ein Kind und Ebenbild Gottes ist. Und diese unschuldigen Armen am Straßenrand und unter den Brücken Kalkuttas sind alle Kinder Gottes. Sie sehen ihm aber nicht ähnlich. Und deshalb waschen, kleiden und füttern wir sie. Danach sehen

sie ihm ähnlich und sterben – wenn Gott es will –
als Kinder und Ebenbild Gottes.«

Zum Abschied schenkt uns Teresa ein kleines
Bild mit einem Mariengebet: »Mary, Mother of Jesus, give me your heart so full of love and humility
that I may be able to serve Jesus in the distressing
disguise of the Poorest of the Poor.« Auf die Rück-
seite des Bildes schreibt mir Teresa eine persönliche Widmung: »God bless you, Reinhard«. Das
Bildchen trage ich stets bei mir. Es hat mich bei all
meinen Einsätzen begleitet: in Bangladesch, Pakistan, Ruanda, Ost-Timor und auch in den Kriegs-
jahren in Afghanistan. Und bislang hat sich der
Segenswunsch Teresas erfüllt.

Fünfzehn Jahre später sah ich Teresa wieder,
zum letzten Mal. Sie liegt auf der Intensivstation
einer kleinen Klinik unmittelbar neben dem Mut-
terhaus – im Sterben –, wie die indischen Zeitungen schreiben. Hohes Fieber – Teresa, inzwischen
achtzig Jahre alt, leidet unter chronischer Malaria
und einer schweren Lungenentzündung – und
Schüttelfrost quälen diesen kleinen Körper. Rang-
hohe Politiker, Botschafter aus vielen Ländern
und ein gutes Dutzend Journalisten stehen ziemlich hilflos vor dem Krankenzimmer Schlange. Teresa kann mit ihren Besuchern nicht sprechen;
auf eine kleine Schreibtafel kritzelt sie daher:
»Danke für euren Besuch. Hinterlasst eure Geschenke bei meinen Mitschwestern, und betet in
der Kapelle nebenan für mich.«

Gehorsam wie kleine Schuljungen begeben sich
die würdigen Männer in die nahe gelegene Kirche, nicht ohne vorher bei den Schwestern ihre
Geschenke abgegeben zu haben. Christen, Moslems, Hindus und wohl auch etliche Atheisten
knien und stehen minutenlang in dieser katholi-

schen Kapelle und beten. Noch im Sterben, fährt es mir durch den Sinn, geht von dieser kleinen Frau eine ungeheure Macht aus; die Macht, fremde, mächtige Männer zum Gebet zu zwingen. Und dieses gemeinsame Gebet von Moslems, Hindus und Christen zeigt Wirkung: Mutter Teresa wird wenige Tage später aus dem Krankenhaus entlassen. Als »Wunder von Kalkutta« bezeichnen nicht nur indische Zeitungen dieses wundersame Ereignis. Teresa stirbt erst ein Jahr später.

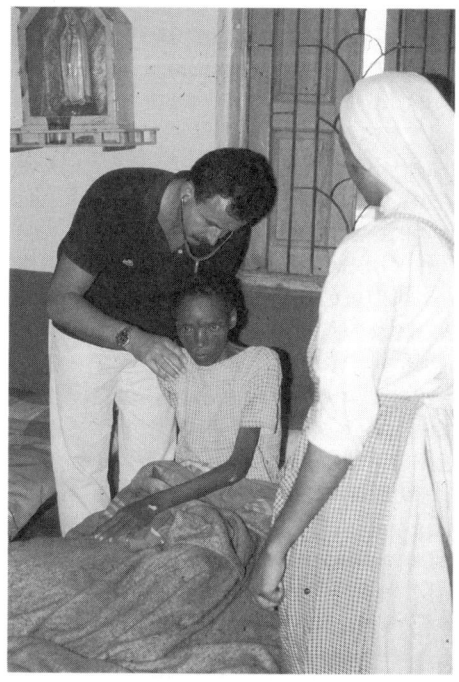

Reinhard Erös im Sterbehaus
von Mutter Teresa in Kalkutta

DER »FALL ERÖS« UND DIE »FEUERTAUFE« IM KRIEGSGEBIET

1986. Ich habe fünf Wochen Urlaub und fliege mit dem Billigflieger PIA – der Pakistan International Airlines – »Holzklasse« nach Peschawar, um von dort aus mit Unterstützung der Organisation »Deutsches Afghanistan Komitee« (DAK) in Afghanistan zu arbeiten. Seit 1979 tobt hier ein grausamer Krieg der sowjetischen Besatzungstruppen gegen die afghanische Bevölkerung. Die Ärztedichte in den Dörfern liegt in diesen Jahren bei 1:240000, die wenigen im Land verbliebenen Ärzte haben jeweils eine viertel Million Menschen zu versorgen. Ein Minusweltrekord! Kinder- und Müttersterblichkeit in Afghanistan sind zwangsläufig die höchsten weltweit.

Für mich sind dies ausreichend Gründe, den Afghanen, wenn auch nur für kurze Zeit und mit meinen beschränkten Möglichkeiten, medizinisch zu helfen und ihnen mit meiner Anwesenheit zu zeigen, dass sich Menschen in der freien Welt nicht nur mit Worten, sondern auch mit Taten und unter Inkaufnahme von Bedrohung und Risiko für sie einzusetzen bereit sind.

Erst seit einem Jahr arbeiten deutsche und Schweizer Ärzte für das DAK »illegal« im Kriegsgebiet. Ein Visum oder gar eine Arbeitserlaubnis für Afghanistan stellen die kommunistischen afghanischen Behörden aber nur für Organisationen oder Journalisten aus, die in den von den Sowjets besetzten Großstädten arbeiten wollen. Die

Dörfer und kleinen Städte sind für alle Ausländer – auch für Ärzte und andere Helfer – tabu, denn dort sind die »Banditen«, die »Basmachi«, wie die Russen die afghanischen Widerstandskämpfer nennen, zu Hause. Schon wenige Monate nach ihrem Einmarsch in Afghanistan am Weihnachtsfest des Jahres 1979 hatten die sowjetischen Panzer- und Fallschirmjäger-Divisionen die wenigen größeren Städte erobert und fest in ihrer Hand. Die kleineren Städte aber und vor allem die Dörfer und ihre Bewohner leisteten Widerstand und unterstützten die Widerstandskämpfer, die Mudschahedin. Und dafür wurden sie von den Besatzern bestraft.

Schon zu Beginn ihres Besatzerkrieges hatten die Sowjets die Guerilla-Taktik der Mudschahedin durchschaut und eine diabolische »Counter-Strategie« entwickelt und umgesetzt. Die »Freiheitskämpfer«, wie die afghanischen Guerillas damals in allen westlichen Ländern genannt wurden, kämpften gegen die Besatzungstruppen wie »Fische im Wasser«; das heißt, die Mudschahedin (»Fische«) konnten sich der Unterstützung der Zivilbevölkerung in den Dörfern (»Wasser«) sicher sein. Die Bauernfamilien standen geschlossen hinter dem militärischen Widerstand. Ja, im Grunde war die Landbevölkerung der eigentliche Widerstand. Und um diesen Fischen nun das Wasser abzugraben, mussten die Sowjets der Landbevölkerung die Lebensgrundlagen entziehen, sie so zur Flucht bewegen, um damit die Dörfer als Hort des Widerstands zu entvölkern. Dies gelang den Sowjets geradezu »vortrefflich«. In nur wenigen Monaten fackelten ihre Jagdbomber und Kampfhubschrauber mit Napalm- und Phosphorbomben tausende Moscheen ab, die spirituelle Lebensgrundlage der tiefgläubigen Moslems, zerstörten gezielt und ohne Rücksicht auf die Genfer Konventionen medizinische Einrichtungen, bombardierten und verminten die Kareze, jahrhundertealte unterirdische Bewässerungsanlagen, die Lebensadern der Felder und Wiesen, und damit die Ernährungsgrundlage der Bevölkerung. Über sechs Millionen Afghanen mussten ihre Dörfer und ihr Land verlassen, um nicht zu verhungern. Sechs von nur fünfzehn Millionen: der gewaltigste Exodus in der modernen Geschichte.

Da eine legale Einreise und legales ärztliches Arbeiten in den medizinisch nicht versorgten Dörfern der afghanischen Grenzprovinzen nicht möglich ist, muss ich heimlich, bei Nacht und zu Fuß ins Land »einsickern«. Der sicherste, aber auch beschwerlichste Weg führt über die viertausend Meter hohen Berge des Spin-Rar-Gebirges – der »Weißen Berge«, nördlich der pakistanischen Grenzstadt Parachinar. Bepackt mit einfachem chirurgischem Instrumentarium und Medikamenten für etwa vier Wochen in einem speziell entwickelten Leichtmetall-Rucksack mache ich mich – begleitet, geschützt und geführt von einem Dutzend Widerstandskämpfer – auf den unsicheren Weg. Einer meiner Begleiter spricht etwas Englisch, ein ortskundiger afghanischer »Barfußarzt« soll mich bei meiner Arbeit unterstützen.

Nach zwei Tagen Aufstieg erreichen wir die auch im Sommer schneebedeckten Gipfel der »Weißen Berge«, die Grenze zwischen Pakistan und Afghanistan. Ich bin diese Höhe nicht gewöhnt, die dünne Luft erschwert das Atmen. Alle Brücken in die Heimat sind ab jetzt für Wochen abgebrochen. Was immer nun auch geschieht, ich muss mich auf meine afghanischen, mir noch nicht vertrauten Begleiter verlassen. Ein Gefühl des Alleinseins will mich trotzdem nicht beschleichen; die jungen Männer strahlen eine Sicherheit und Zuverlässigkeit aus, wie ich sie mit Fremden noch nie erlebt habe. Aus Sicherheitsgründen marschieren wir jetzt nur noch nachts, denn die sowjetischen Aufklärungsflugzeuge fliegen tagsüber pausenlos die Grenzen ab, um die Nachschubwege der Mudschahedin aus Pakistan aufzuklären und zu unterbrechen. Und in den Augen der Russen sind wir deutschen Ärzte natürlich »Nachschub«.

Es sind steinige, schmale, steil abfallende Pfade, auf denen wir uns an der Nordseite der Gebirgskette mühsam nach unten bewegen. Der sternenklare Himmel leuchtet den Weg ganz gut aus. Die Beine werden schwer, der etwa vierzig Kilogramm schwere Rucksack auf meinem Rücken drückt mich nach vorne. Lautlos marschieren wir über Stunden, den Blick immer auf den Boden gerichtet. Kein Baum, kein Strauch, nur Felsen und Steine. Plötzlich hören wir Flugzeuggeräusche über uns. Die Afghanen drücken sich eng an die Felswand. Auch mit dem Feldstecher kann ich am noch dunklen Himmel nichts erkennen. Die sowjetischen Nachtaufklärer verfügen über so genannte Wärmebildgeräte, mit deren Hilfe sie auch bei Nacht »warme« Objekte von kalten Steinen unterscheiden und erkennen können. Minutenlang harren wir unter den steil aufragenden, uns vor den »Blicken« der Infrarot-Geräte schützenden Felsüberhängen aus. Dann entfernen sich die Geräusche Richtung Westen nach Kabul.

Gegen fünf Uhr morgens dämmert es. Auf einer

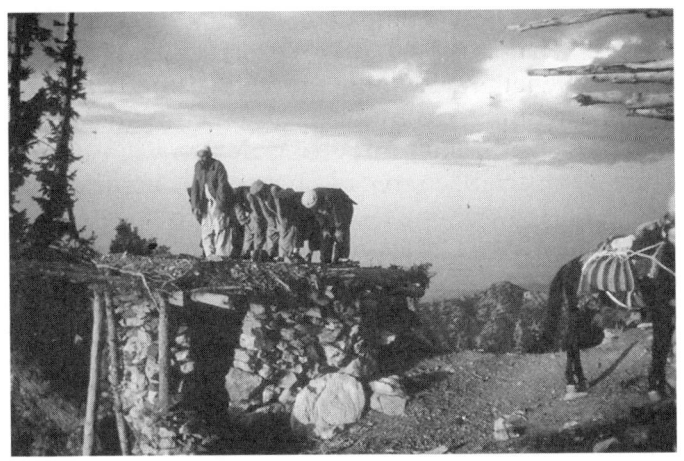

Beten

kleinen Lichtung bleiben die Männer stehen. Sie breiten ihren Pakoll, den wärmenden Umhang, aus, knien Richtung Mekka, nach Westen, nieder und beten. Zum ersten Mal erlebe ich diese tiefe, unbeirrbare Gläubigkeit der Afghanen. Mit einer – im positiven Sinne – kindlichen Frömmigkeit fallen sie vor Gott auf die Knie und scheinen für Minuten die »irdische« Welt um sie herum zu vergessen: »Allah ist groß. Ich bezeuge: Es gibt keinen Gott außer Allah. Ich bezeuge: Mohammed ist sein Prophet. Kommt zum Gebet. Kommt zum Heil. Allah ist groß. Es gibt keinen Gott außer Allah. Beten ist besser als schlafen.« Die mehrmals gesprochene erste Sure des Korans, die Al-Fatiha, beendet das Morgengebet: »Führe uns den rechten Weg.« Diese Sure wird mich in den kommenden Jahren begleiten und ist zu meinem Lieblings-Stoßgebet geworden; vielleicht auch deshalb, weil sie dem bayerischen Abschiedsgruß »Behüte dich Gott« so ähnelt.

Als es hell geworden ist, erreichen wir das erste Dorf, Markihel. Im Grunde genommen *war* es einmal ein Dorf, denn die meisten Gehöfte sind verfallen und zerstört. Meterdicke Grundmauern ragen bizarr zwischen Maulbeerbäumen empor. Es sind wuchtige Mauern aus Lehm, mit kopfgroßen Steinen verstärkt. Den Bomben sowjetischer Flugzeuge hielten sie trotzdem nicht Stand. In einem der wenigen noch intakten Gebäude empfängt uns Malik Mansur, der Dorfbürgermeister, mit offenen Armen und lädt uns zum Tee ein. Er wusste von unserem Kommen. Und so werde ich es später bei all meinen Reisen durchs Land erleben: Selbst in den abgelegensten Dörfern wussten die Bewohner von uns und erwarteten unser Kommen. Bis heute ist es mir ein Rätsel geblieben, wie in diesem Land ohne Telefon und andere moderne Kommunikationsmittel Nachrichten so schnell transportiert werden.

Das Frühstück im Hause des Maliks besteht aus Tore Tschai, dem schwarzen, reichlich gezuckerten Tee, und aus frisch gebackenem, noch heißem Nan, dem typisch afghanischen Fladenbrot. Dieses phantastisch schmeckende Brot wird in einer Art Erdloch, im »Tandur«, gebacken, einer glockenförmigen, oben offenen Kuppel aus Ton, die durch Feuer im Inneren erhitzt wird. Ist das Feuer heruntergebrannt und nur noch Glut auf dem Boden, klatscht man die geformten Teigfladen auf die Innenseiten der Kuppel, wo sie aufgrund der Feuchtigkeit haften, bis sie durchgebacken sind. Dann lösen sie sich von der Wand und müssen schnell aus der Glut genommen werden.

Malik Mansur erzählt uns mit einer seltsamen Mischung aus Trauer und Stolz von seinem Dorf.

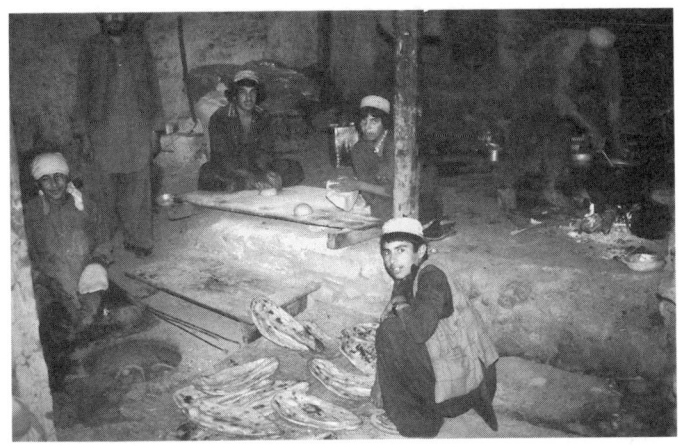

Bäcker

Dabei spricht er immer in der Vergangenheit. »Wir *hatten* über dreihundert Apfel- und Maulbeerbäume. Hundert Jungen *besuchten* die Schule des Mullah. Zweimal im Monat *kam* ein Doktor aus der Stadt zu uns.« Von Alem, meinem Dolmetscher, erfahre ich später, dass diese Vergangenheit erst wenige Monate zurückliegt. Im Frühjahr hatten die Flugzeuge Markihel bombardiert, die Bäume zerfetzt, die Moschee, in der auch der Schulunterricht stattgefunden hatte, zerstört und den Arzt vertrieben.

Im Hause Mansur steht mir ein winziger fensterloser Raum zur »ärztlichen Sprechstunde« zur Verfügung: ein sauberer Lehmboden, ein einfacher Tisch ohne Stühle, von der Decke baumelt zwar noch eine Glühbirne, aber elektrisches Licht gibt es schon lange nicht mehr. Das Dieselaggregat hat den Angriff nicht überlebt. Und für ein neues Gerät steht kein Geld zur Verfügung. Wir packen unsere Medikamente und Geräte aus, denn vor dem Haus warten schon die ersten Patienten. Etwa zwei Dutzend Frauen und Kinder und einige Männer sitzen auf dem staubigen Boden.

Ein zwölfjähriges Mädchen ist mein erster Patient: Sie ist Halbwaise – die Mutter ist vor einem Jahr bei der Geburt eines Kindes gestorben –, und ihre vier jüngeren Geschwister sind nunmehr in ihrer Obhut und Verantwortung. Der Vater kämpft als Mudschahed im Krieg und war schon seit vielen Wochen nicht mehr zu Hause. Ihr Onkel kümmert sich jetzt als Ersatz-Familienoberhaupt um diese Kinder. Mit leiser Stimme, aber durchaus selbstbewusst, erzählt das Mädchen meinem Dolmetscher von ihren Beschwerden: Ständig sei sie müde, habe kaum mehr die Kraft, ihre einjährige Schwester zu tragen. Nachts träume sie von den Flugzeugen über dem Dorf und wache regelmäßig schweißgebadet auf. Sie habe Kopfschmerzen und müsse viel weinen.

Diese und ähnliche Krankengeschichten werden mein »tägliches Brot«. Die formalen Diagnosen sind relativ simpel und fast immer die gleichen: körperliche Überforderung, Mangel- und Fehlernährung, psychosomatische Erschöpfung, Traumatisierung durch Verlust oder Abwesenheit des Vaters, der Mutter oder der Geschwister und durch den Horror der Bombenangriffe. Die Grund-Therapie dieser Erkrankungen wäre im Prinzip ebenfalls sehr einfach: Beendigung des Krieges, Zusammenführen der Familien, Wiederaufbau der Häuser, Dörfer und Felder, regelmäßiger Schulbesuch der Kinder, ausreichende Ernährung. Aber diese Therapie liegt nicht in der Macht des Arztes und der medizinischen Wissenschaft, sondern wäre Sache der Politik und Politiker – sie halten die Krankheiten am »Leben«, sie *sind* die Krankheit. Wenn ich diesem Mädchen jetzt unmittelbar auch kaum helfen kann, nehme ich mir vor, nach meiner Rückkehr nach Deutschland die »Krankheit Afghanistans«, den Krieg und seine Folgen, auch öffentlich anzuklagen und zu versuchen, zumindest auf diesem Weg zur »Therapie« beizutragen.

Mein erster afghanischer Sprechstundentag meint es gut mit mir und konfrontiert mich ausschließlich mit so genannten banalen Erkrankungen: superinfizierte juckende Krätze bei den Kindern, Durchfallerkrankungen, Stuhlwürmer, Eisenmangel bei den Müttern, rheumatische Beschwerden der Männer. Der Begriff »banal« wäre aber nur unter mitteleuropäischen Konditionen bei diesen Patienten wörtlich zu nehmen. Niemand stirbt in Deutschland an Krätze, Stuhlwürmern oder Durchfall. Diese Krankheiten werden rechtzeitig erkannt und qualifiziert behandelt.

In den kriegsgeschüttelten Dörfern Afghanistans sieht das ganz anders aus. Hier herrscht ein Teufelskreis aus Armut, Hunger, fehlender Hygiene und fehlender Präventionsmedizin. Seit Jahren werden die Kinder nicht mehr geimpft, gibt es keine Schwangeren-Vorsorge und fehlt es an Ärzten und Medikamenten. Erkrankte oder verletzte Männer und ältere Jungen können die Krankenhäuser in den Städten nicht aufsuchen, ohne als »terroristische Banditen« verdächtigt und ins Gefängnis gesteckt zu werden. Und so führen selbst »banale« Erkrankungen nicht selten zum Tod.

Schon am nächsten Tag verlassen wir bei Einbruch der Dunkelheit Markihel, und auch in der Folgezeit bleiben wir bewusst nie länger als zwei

Tage an einem Ort. Ich bin im Grunde immer auf der Flucht. Für eine vernünftige und wirksame ärztliche Arbeit bleibt da oft keine Zeit. Der afghanische Geheimdienst KHAD, der »kleine Bruder« des KGB, hat überall seine Spitzel. Auf »illegale« Ärzte sind von den Sowjets hohe Kopfgelder ausgesetzt, und wir deutschen Ärzte und Krankenschwestern sind »Illegale« und damit Freiwild für die Kollaborateure. Erst ein Jahr zuvor lockten die Sowjets Dr. Kasim Nori, einen Arztkollegen und Mitarbeiter unserer Organisation, in einen Hinterhalt und töteten ihn und seine Begleiter.

Wir marschieren im Schutz der Nacht und erreichen vor Morgengrauen das Dorf Zawa. Schon in Markihel hatten ihn mir meine Afghanen angekündigt: Commander Zamon, den legendären militärischen Führer der Mudschahedin im Süden der Provinz Nangahar. Haji Muhammad Zamon Ghamscharik, wie er mit vollem Namen heißt, gilt trotz seines jungen Alters als einer der erfolgreichsten Kommandeure des Widerstandes der NIFA, der National Islamic Front Afghanistan, einer moderaten königstreuen Gruppe im Osten Afghanistans. Mit seinem kräftigen pechschwarzen Schnurrbart, den dunklen Ringen um seine stahlblauen Augen und einem breiten schwarzen Turban auf dem schmalen Kopf sieht der adelige Paschtune deutlich älter aus als siebenundzwanzig. Sechs Jahre Krieg haben auch bei ihm sichtbare Spuren hinterlassen. Zamon ist nicht nur Militär, sondern in der Nachfolge seines schwer kranken Vaters seit einem Jahr auch der Chan des Distrikts, eine Art »Fürst« für etwa dreißigtausend Menschen.

Das Verhalten der Paschtunen gegenüber ihrem

Stammesfürsten, dem Chan und selbst gegenüber dem Schah, ihrem König, ist allerdings seit Jahrhunderten ein ganz anderes als etwa das der Untertanen in Indien oder Persien gegenüber den Maharadschas und Königen. Der Paschtune tritt seinem Chan und Schah traditionell aufrecht und in »Augenhöhe« gegenüber; er verachtet das »hündische« Niederwerfen vor den Herrschern seiner Nachbarvölker. Nach ihrer Überlieferung stammen alle Paschtunen von einem Ahnherrn ab, einem gewissen Qais, der nach einer persönlichen Begegnung mit Mohammed im Jahr 600 nach christlicher Zeitrechnung zum Moslem wurde. So wurden die Paschtunen nach ihrer Auffassung Moslems von Anbeginn. Als sie dann 1747 Ahmad Schah Abdali zum Herrscher krönten, erhielt er den Beinamen »Dur i Duran« (Perle der Perlen). Dieser Titel besagt nichts anderes als unsere Redensart vom »Ersten unter Gleichen«, dem Primus inter Pares. Diese Einstellung gilt auch den Anführern der Stämme gegenüber. Wenn auch die Position des Chans vom Vater auf den Sohn vererbt wird, ist der Chan doch ganz auf das Ansehen bei seinen Untertanen angewiesen. Verspielt er dieses Ansehen, behält er nur noch seinen Titel. Zum Anführer wird dann ein anderer gewählt.

Umringt von einem Dutzend seiner Männer, mustert mich Zamon mit freundlicher Zurückhaltung, bevor wir uns setzen. Zamons achtjähriger Sohn Farid ist bei dem Vater in Afghanistan geblieben, der Rest der zwanzigköpfigen Großfamilie lebt in Sicherheit in Pakistan. Zamon und seine Familie stehen in Kabul nämlich ganz oben auf der Abschussliste des kommunistischen Regimes. Farid beugt sich, in den Händen eine Kanne Wasser und eine Messingschüssel, zu mir auf den Boden, damit ich mir die verschmutzten Hände abwaschen kann.

Zamon entschuldigt sich zunächst dafür, weder Englisch noch Deutsch zu sprechen, obwohl er zu Königszeiten in Kabul als Kadett der afghanischen Armee ausgebildet worden war. Obgleich Paschtune, spricht er in Dari zu mir; er weiß, dass mein Dolmetscher – ein Tadschike – aus dem Panjir-Tal stammt und daher des Paschtu weniger mächtig ist. Die beiden großen Stämme Afghanistans, Paschtunen und Tadschiken, sprechen sehr unterschiedliche Sprachen: Paschtu und Farsi. Beides sind indogermanische Sprachen, weder mit dem Arabischen noch mit indischen Sprachen verwandt. Farsi, in Afghanistan auch Dari, die Sprache des »Königshofes« (=Dar) genannt, ist auch die Sprache des westlichen Nachbarlandes Iran. Paschtu, eine originär ostiranische Sprache, wird nur noch von den Paschtunen Afghanistans und Pakistans gesprochen.

Zamon spricht sehr bestimmt, aber stets so leise, als würden wir belauscht – im Kriegsgebiet Afghanistan nicht ohne Grund: »Die Dörfer in unserer Umgebung werden seit zwei Jahren nahezu regelmäßig aus der Luft und mit Panzern angegriffen. Die Hälfte der Häuser ist inzwischen zerstört, die Menschen über die Berge in die Flüchtlingslager von Parachinar und Peschawar geflohen. Seit Monaten war kein Arzt mehr in den Dörfern, viele Frauen und Kinder sind deswegen gestorben. Ich bin glücklich und danke Gott, dass jetzt ein deutscher Arzt die Mühen und Gefahren auf sich genommen hat, nach Afghanistan zu kommen, um meinen Dörfern und Familien zu helfen.«

Aus Zamon spricht der paschtunische »Land-
lord«, der sich auch und gerade in Zeiten der Not
und des Krieges für »seine Leute« verantwortlich
fühlt. Das unterscheidet ihn von den »Warlords«,
die dieser Krieg zu Hunderten produzieren und
nach oben spülen sollte, brutale »Nur-Krieger«,
die Zerstörungswut, primitive Machtgelüste und
schamlose Bereicherung auszeichnen. Zamons
Vorfahren sind seit Jahrhunderten mächtig und
wohlhabend; für ihn wäre es ein Leichtes gewesen, dem Krieg zu entfliehen und im Exil in Dubai
oder Europa ein sorgenfreies Leben zu führen.
Ein Weg, den im Übrigen viele Söhne aus den reichen Familien Afghanistans gegangen sind. Er ist
bei seinen Leuten geblieben und wird bis zum
Ende des Krieges gegen die Besatzer kämpfen.
  Ich bin Gast in seinem Haus und erlebe – bei
all den Einschränkungen, die ein Leben unter
Kriegsbedingungen mit sich bringt – zum ersten
Mal die Gastfreundschaft der Paschtunen. Sein
Haus ist mein Haus, jeder Wunsch wird erfüllt,
zumeist bevor ich ihn äußern kann. Zamon verfügt über Dutzende Pferde, Maultiere und Kamele
und bietet mir selbstverständlich sein bestes
Pferd an. Gelegenheit zum gemeinsamen gemüt-
lichen Ausritt werden wir nie haben. Benötigen
werde ich die Pferde allerdings sehr bald; aber
ganz anders, als ich mir dies zunächst vorstelle.
  Am Nachmittag bittet mich Zamons jüngerer
Bruder Amon, ins Nachbardorf zu reiten. Dort hat
sich ein kleines Mädchen am Herd mit kochend
heißem Öl übergossen. Als wir in der Lehmhütte
der Bauernfamilie ankommen, bietet sich uns ein
schreckliches Bild: Das Mädchen liegt schwer
atmend auf dem Tschapoi, dem mit Lederriemen
bezogenen Bett. Von beiden Armen, dem Unter-

45

bauch und den dünnen Beinen hängt schwarz-braune Haut zerfetzt herab, das rote Fleisch der Muskulatur liegt völlig frei. Dreißig bis vierzig Prozent der Körperoberfläche sind drittgradig verbrannt. »Ohne rasche klinische Behandlung hat das Mädchen keine Chance«, schießt es mir durch den Kopf. Trotz der furchtbaren Schmerzen wimmert das Kind nur noch. Es ist zu schwach zum Schreien. Mit weit aufgerissenen Augen sieht mich die kleine Fatima angstvoll an. Ich injiziere sofort eine Ampulle Ketamin. Nach wenigen Sekunden wirkt das Medikament, das Kind schläft ein. Die Mutter hockt stumm in der Ecke des kleinen Raumes, der Vater steht hilflos, aber voller Hoffnung neben mir.

»Jetzt ein Rettungshubschrauber, ab in die Intensivstation der nächstgelegenen Verbrennungsklinik, dann hätte das kleine Kind eine gute Chance.« Aber wir sind in Afghanistan. Und hier kann es nicht überleben. Ich stabilisiere den Kreislauf, verbrauche fast unseren gesamten Vorrat an Sofratüll, der fetthaltigen Wundauflage, und decke die Wunden mit sterilem Verband ab. Ein Maultier mit einem Spezialsattel-Gestell wartet bereits vor der Hütte. Vorsichtig heben wir den Tschapoi mit dem jetzt schlafenden Mädchen auf den Rücken des Maultieres. Mein afghanischer »Barfußarzt« soll die kleine Patientin zusammen mit dem Vater nach Pakistan begleiten. Ich weise den Sanitäter in den Gebrauch der schmerzstillenden Ampullen und der Antibiotika-Infusionen ein, die ich dem Mädchen auf die weite Reise mitgebe. »Führe uns auf den rechten Weg«, beten wir gemeinsam. Dann macht sich die kleine Karawane auf den Weg über die Berge von Tora Bora, einer Gebirgskette, die sechzehn Jahre später weltberühmt werden sollte, nach Pakistan. Keinen Heller würde ich auf das Überleben des Mädchens wetten, zu schwer und großflächig sind die Verbrennungen, zu lang und beschwerlich der Weg ins Hospital von Peschawar.

Ich sollte mich täuschen. Drei Jahre später – ich bin erneut in dieser Gegend – kommt eine junge Frau strahlend auf mich zu und ist zunächst enttäuscht, dass ich sie nicht erkenne. »Ich bin Fatima, erkennst du mich jetzt wieder?« Am liebsten würde ich die hübsche Frau jetzt umarmen, so sehr freue ich mich über das Wiedersehen. Aber wir sind bei den Paschtunen, und da umarmen Männer nur Männer und Frauen nur Frauen. Fatima ist inzwischen verheiratet – mit nur sechzehn Jahren, in Afghanistan aber nicht unüblich – und schwanger. Dieses »kleine Wunder von Zawa« hat sich während meiner Arbeit in Afghanistan auf ähnliche Weise noch oft wiederholt.

Nachdem die Karawane über den Bergkuppen verschwunden ist, reite ich nach Zawa zurück. Im Hause Zamons hat man mir ein großräumiges Zimmer hergerichtet, in dem ich in den folgenden Tagen meine Sprechstunden abhalten soll. In der Ecke steht ein einfaches Feldbett, von der Decke baumelt eine kleine Lampe, an den weiß gestrichenen Wänden hängen Bilder mit islamischen Motiven: Koransprüche, Poster der Kaaba in Mekka und Bilder des politischen Führers der NIFA, der Partei des Pir Sayyed Gailani. Der Name »Sayyed« bedeutet, dass die Familie Gailani väterlicherseits unmittelbar von Mohammed abstammen soll. Pir Gailani und seine Partei NIFA gehören zu den so genannten moderaten der sieben Widerstandsgruppen im Exil von Peschawar. Sie stehen dem König Zahir Schah nah, der nach einem Putsch seines Schwagers Daud 1973 im römischen Exil lebt.

Es sind aber leider die extremistischen, besonders aggressiv-fundamentalistischen Gruppen wie zum Beispiel die »Hezbi Islami« eines Gulbudhin Hekmatjar, die während des Krieges gegen die Sowjets die besondere militärische und finanzielle Unterstützung der pakistanischen und US-amerikanischen Politik genießen. Diese islamistischen Gruppen werden nach Abzug der Sowjets gegeneinander kämpfen und Kabul sowie andere Städte zerstören. Sie sind letztlich das Saatkorn, das zehn Jahre später die Taliban hervorbringen und zur kulturellen und moralischen Zerstörung Afghanistans entscheidend beitragen sollte.

Bis kurz vor Mitternacht sitze ich mit Zamon in einem Maulbeerbaumhain zusammen. Im Unterschied zu vielen politischen Schwätzern und Phantasten, die ich in den Folgejahren unter den Exilafghanen treffen und erleben werde, erweist sich der Paschtunenfürst als realistischer und zuverlässiger Betrachter und Akteur im afghanischen Szenario.

Den nächsten Tag verbringen wir im Nachbardorf Mamakhel und versorgen ein gutes Dutzend Patienten, zumeist hochfiebernde Kinder und Erwachsene. In dieser Gegend grassiert angeblich die Malaria; aber selbst einfache Laboruntersuchungen wie Mikroskopieren des so genannten Dicken Tropfens zur Verifizierung der Malaria können hier technisch nicht durchgeführt werden. Ich muss mich auf das klinische (das heißt äußerlich sichtbare) Bild der Malaria verlassen; und Erfahrungen mit Malariapatienten hatte ich in Kalkutta ja ausreichend sammeln können.

Am späten Nachmittag reite ich begleitet von

Zamons Männern zurück nach Zawa, als auf halber Strecke ein Flugzeug in großer Höhe Kreise über uns zieht. »Ein Aufklärungsflugzeug«, erklärt mir Najib, der Führer unseres Trupps. »Sie haben exzellente hochauflösende Kameras an Bord und scheinen uns entdeckt zu haben.« Najib hat – leider – Recht, denn wenige Stunden später, nach Einbruch der Dämmerung, hören wir die dumpfen Motoren der schweren Bomber aus Richtung Kabul im Anflug. Um den wenigen Flugabwehrraketen vom Typ SAM 7, über die der afghanische Widerstand damals verfügte, zu entgehen, stoßen die Flugzeuge zunächst so genannte Decoy Flairs ab, glühend heiße Metallkörper, die die Infrarot-Suchköpfe der Abwehrraketen irreführen sollen. Beim zweiten Überflug – drei, vier Minuten später – werfen die Bomber dann Magnesiumfackeln ab. Diese gebündelten Fackeln hängen an kleinen Fallschirmen und beleuchten schon in einer Höhe von etwa zweitausend Fuß das darunter liegende Gelände wie Flutlicht ein Fußballstadion. Die Piloten können also ihr Zielgebiet genau erkennen. Sie setzen jetzt zum dritten Überflug an und laden ihre Bombenlast direkt über den Dörfern ab.

Wir haben vom Zeitpunkt des ersten Erkennens der Flugzeuge und ihres Zieles bis zum Einschlag der Bomben nicht viel mehr als fünfzehn Minuten Zeit, unsere Patienten und uns selbst in Sicherheit zu bringen. Noch am Nachmittag hatten wir einem Achtjährigen wegen einer Minenverletzung Teile der Hand amputieren und etliche Metallsplitter aus beiden Armen entfernen müssen. Ein sechsjähriges Mädchen im schweren Malariafieber hängt an der Infusion. Beide Kinderpatienten sind eigentlich nicht transportfähig. Doch darauf können wir jetzt keine Rücksicht nehmen: Wir hieven die beiden vorsichtig mit uns auf die Pferde und fliehen in Richtung der Berge. Die wenigen Bauernfamilien des Dorfes raffen ihr Hab und Gut aus ihren Lehmhäusern zusammen, beladen Esel und Maultiere und fliehen mit uns nach Süden. Auf einer kleinen Anhöhe warten wir hinter Steinen und in Felsnischen ab.

Wir müssen nicht lange warten: Ein höllisches Pfeifen rast vom Himmel auf die Erde zu, und schon blitzen dumpfe, gewaltige Schläge auf. Steine, Lehmbrocken, Holzteile und Metallsplitter prasseln vor uns nieder. Kinder schreien auf, Tragtiere der Bauern reißen sich los und rennen zurück ins Dorf. Nach wenigen Sekunden ist das Bomben-Inferno zu Ende, und eine gespenstische Ruhe liegt über den brennenden Häusern. Ein paradoxes Gefühl von Wut und glücklicher Zufriedenheit befällt mich: wütend über die Bomben und glücklich und zufrieden, dass »nur« Hütten und Häuser zerstört, aber niemand getötet oder verletzt wurde. Wir kehren nicht sofort zurück, sondern bleiben auch am Folgetag dem Dorf fern. Zu oft hatten die Afghanen in der Vergangenheit erlebt, dass im Dorf Bomben mit Zeitzünder auf sie warteten und erst Stunden nach dem Abwurf ihr grausiges Werk vollendeten.

Der kleine Ort Khudikhel liegt nur wenige Kilometer südlich der G.T. Road, der Hauptverbindungsstraße zwischen Jalalabad und Kabul. Die tiefgrünen Felder am Rande des Dorfes schmiegen sich terrassenartig an die abfallenden Nordhänge. Burgartige Gehöfte mit baumbewachsenen, gepflegten Innenhöfen und von meterhohen Lehmmauern umgeben legen Zeugnis ab vom einstigen Wohlstand der Dorfbewohner. Jetzt sind

auch hier die Spuren des mittlerweile sechsjähri-
gen Krieges deutlich zu sehen. Knapp die Hälfte
der Häuser ist verwaist, die Bewohner sind nach
Pakistan geflohen.

Vier ruhige und fast friedliche Tage liegen jetzt
schon hinter mir. Ich konnte in Ruhe arbeiten und
mich mit den »Regeln« ärztlicher Arbeit in einem
islamischen Land, das sich im Jihad – im »heiligen
Krieg« gegen »gottlose« Angreifer – befindet, vertraut machen. Im Jihad orientiert sich das gesamte gesellschaftliche Leben ausschließlich am
Erfolg des Krieges. Der Jihad ist ein »totaler
Krieg« im wörtlichen Sinn. Der Mudschahed als
»primärer Träger« dieses Krieges hat absolute
Priorität, auch bei der medizinischen Versorgung.
Meine mitteleuropäisch-zivilen Maßstäbe werden
auf eine harte Probe gestellt. Ist es bei uns in
Deutschland eine medizinische und ethische
Selbstverständlichkeit, sich als Arzt zunächst der
schwer Erkrankten anzunehmen und die banalen
Erkrankungen hintanzustellen, so liegt im Afgha-
nistan des Jahres 1986 die Entscheidung über die
Reihenfolge der zu behandelnden Patienten bei
den Kämpfern und ihren Führern.

Es bedarf langer Gespräche mit Zamon – später
auch mit anderen Commandern –, ihn und die
meisten anderen davon zu überzeugen, mir zu
vertrauen und etwa die Entscheidung, in welcher
Reihenfolge ich behandle, gemeinsam zu treffen.
Auch die Behandlung selbst muss sich an den
Erwartungen und Vorstellungen der Mudschahedin zumindest orientieren. Ein »Kämpfer« erwartet – egal mit welchem »Leiden« er beim Arzt
erscheint – eine Injektion. Injektionen gelten als
besonders wirkungsvoll. So habe ich in den folgenden Jahren hunderte von Männern sicher

»literweise« mit Xylocain gequaddelt, das heißt ihnen einige Milliliter eines Lokalanästhetikums mit dünner Spritze unter die Haut injiziert. Nicht immer mit einer klaren Indikation, aber häufig mit »durchschlagendem Erfolg«. Diese Injektionen haben nie einen Schaden verursacht. Ich habe das erste ärztliche Gebot, das »Primum nihil nocere« – niemals jemandem Schaden zufügen –, medizinisch immer befolgt, juristisch, das heißt im Sinne des deutschen Strafgesetzbuches, nicht immer.

Über diese und ähnliche Schatten muss man springen, will man in einem Land wie Afghanistan – mit neunzig Prozent Analphabeten, die natürlich archaische und mystische Vorstellungen von Medizin haben – wirkungsvoll arbeiten. Es ist schlicht unmöglich, die Bedingungen von Krieg und Unwissenheit zu ignorieren, nur dem eigenen Wissenschafts- und Rechtskodex zu folgen und zu versuchen, sich und die reine Lehre durchzusetzen. Wer dieses »Über-den-eigenen-Schatten-Springen« aus ethischen, rechtlichen oder wissenschaftlichen Gründen ablehnt – an unseren abendländischen Wertmaßstäben gemessen völlig zu Recht –, wird in einem Land wie Afghanistan große Schwierigkeiten haben und frustriert vorzeitig die Segel streichen. Damit vergibt er aber auch die Chance, vielen anderen Patienten lege artis, das heißt nach den Regeln der modernen ärztlichen Kunst, zu helfen. Ich habe etliche Kollegen getroffen, die deprimiert und frustriert aus so genannten Entwicklungsländern nach Europa zurückgekehrt sind. Fachlich hoch qualifizierte, im westlichen Sinne sehr gut ausgebildete und leistungsfähige Ärzte haben »dort unten« versagt. Sie waren oder hatten sich nicht ausreichend auf die fremde Kultur und deren Wertmaßstäbe vorbereitet. »Interkulturelle Kompetenz«, die Bereitschaft und Fähigkeit, eine andere, fremde Kultur zu verstehen, sich in ihr zu bewegen und damit von den »anderen« Menschen beim eigenen Arbeiten akzeptiert zu werden, ist die Grundvoraussetzung wirkungsvollen Helfens.

Die Sonne steht senkrecht über Zawa, als wir aus der Ferne Kettengeräusche vernehmen. Dann taucht in der Ebene nordwestlich von uns ein Dutzend kleiner Staubfähnchen auf, die sich langsam in Richtung Mamakhel bewegen, noch vier bis fünf Kilometer vom Nachbardorf entfernt: Panzer!

Zamons Männer verfügen zwar über ausreichend RPG 7, russische Panzerabwehrwaffen, die von der Schulter abgefeuert werden, ihre Reichweite ist aber so kurz, dass sie hier in der unbewachsenen weiten Steinebene nicht eingesetzt werden können. Zamon kommt in meine kleine Buschklinik und setzt sich neben mich. Zum ersten Mal erlebe ich ihn unruhig und tief besorgt: »Panzer kommen nie allein. Ihnen folgen Kampfhubschrauber und Infanteriesoldaten zu Fuß. Sie werden die Dörfer durchkämmen und auf alles schießen, was sich bewegt. Du kannst hier nicht mehr arbeiten und musst schnell weg, zurück nach Pakistan.«

Nach meinem »Urlaubs-Zeitplan« wollte ich eigentlich noch eine Woche länger in Nangahar verweilen, bevor ich wieder nach Deutschland zurückfliege. Aber: »In Rome do as the Romans do«, frei übersetzt: »Verhalte dich im Ausland so, wie die wohlwollenden Einheimischen es dir raten.«

Zamon, mein Gastgeber und damit für meine Sicherheit verantwortlich, stellt uns seine besten Pferde und Maultiere zur Verfügung. Die Frauen und Kinder aus beiden Dörfern werden mit uns kommen, nur die Männer bleiben zurück. Noch in der Nacht machen wir uns auf den Weg nach Südosten. Wegen der Frauen und Kinder wählen wir für den Rückweg nach Pakistan eine andere, diesmal längere, aber weniger beschwerliche Route. Drei Tage zieht eine Karawane von hundert Frauen, Kindern und alten Männern mit uns durch Schluchten und Täler. Unterwegs bringt eine schon etwas ältere Frau – fast unbemerkt – ein Kind zur Welt. Die Geburt verläuft rasch und problemlos; es ist ihr sechstes Kind, ein Junge. Nach nur einem Tag Ruhe und Erholung setzen wir die Mutter auf ein Maultier, das Neugeborene auf dem Arm, und marschieren weiter. Bei Teremangal überschreiten wir am vierten Tag in strömendem Regen die Grenze. Der Krieg liegt hinter uns.

Schon sechsunddreißig Stunden später sitze ich im Flugzeug nach Deutschland, auf dem Weg zu einer Pressekonferenz, von der ich zu diesem

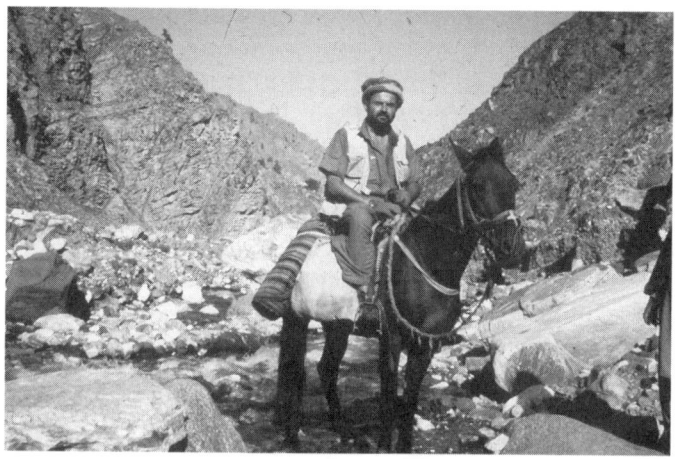

Reinhard Erös 1988 in den Bergen bei Tora Bora

Zeitpunkt aber noch nichts ahne. Körperlich bin ich erschöpft und ausgelaugt, die Beine und der Rücken schmerzen. Im Kopf schwirren tausend Gedanken, Bilder und Vorstellungen wild durcheinander. Ich versuche, sie zu sammeln und zu ordnen. Es gelingt mir erst Tage später. Und da stecke ich schon bis über beide Ohren in erheblichen beruflichen Schwierigkeiten.

Ich hatte zwar ohne Bezahlung gearbeitet, aber nicht ohne Risiko. Afghanistan gehörte damals – so die Richtlinien der Bundeswehr – zum so genannten kommunistischen Machtbereich, der ebenso wie Kriegsgebiete Tabu-Zone für Soldaten der Bundeswehr war. Das galt auch für Militärärzte – sowohl im Urlaub als auch im Rahmen ärztlicher Hilfe von Hilfsorganisationen. Hatte ich also bei meinem Einsatz in Afghanistan gegen Dienstvorschriften, insbesondere gegen die so genannte Soldatenurlaubsverordnung verstoßen, weil ich als »Urlaubspostanschrift« eine Adresse in Pakistan und nicht in Afghanistan angegeben hatte? Letzteres wäre allerdings auch nicht möglich gewesen: Postverkehr in die von den Sowjets nicht besetzten Dörfer gab es nicht, und Mobiltelefone waren noch nicht erfunden. Hatte ich mich in die »inneren Angelegenheiten eines fremden Staates« eingemischt? Hatte ich »das Ansehen der Bundeswehr in der Öffentlichkeit beschädigt«?

In Deutschland erwartet mich zunächst ein generelles Sprechverbot. Ein ranghoher Sanitätsoffizier hatte am Vortag meiner Ankunft meine Frau angerufen und gedroht, ich würde »Riesenschwierigkeiten« bekommen, sollte ich der Öffentlichkeit über meine Arbeit in Afghanistan (und damit zwangsläufig auch über die menschenverachtende Politik der sowjetischen Besatzer) berichten. Von fristloser Entlassung aus der Bundeswehr war die Rede.

Meine Frau ist völlig verzweifelt. Bevor sie mich am Flughafen in Frankfurt von diesem Sprechverbot in Kenntnis setzen kann, sitze ich – völlig unerfahren mit »Pressekonferenzen« – schon Dutzenden von Kameras und Journalisten, auch aus der DDR, gegenüber. Ich bin todmüde und erschöpft von den erst wenige Tage zurückliegenden Fußmärschen über afghanische Berge und noch benommen von den furchtbaren Erlebnissen. Mit knappen Worten schildere ich den Journalisten meine Erlebnisse und berichte von verbrannten Dörfern und zerstörten Moscheen, von ausgetrockneten Felder und hungernden, unterernährten Kindern, von verzweifelten Vätern und sterbenden Müttern, vom siebenjährigen Alem, dem eine sowjetische Schmetterlingsmine das Bein abgerissen hatte, von Panzerangriffen und Bombardements auf unsere Krankenstationen. Der inzwischen verstorbene Enno von Löwenstern, damals Chefreporter der Tageszeitung »Die Welt«, kommentiert am 11. November mein Sprechverbot:

Der Paragraph 16 des Soldatengesetzes verbietet Angehörigen der Bundeswehr außerhalb des Geltungsbereiches des Grundgesetzes jede Einmischung in Angelegenheiten ihres Aufenthaltsstaates. Bis jetzt wurde ärztliche Hilfe nicht als Einmischung definiert. Nangahar [die ostafghanische Provinz, in der ich gearbeitet hatte] aber liegt in Afghanistan. Das veranlasst die Bundeswehr, Kommentare zum Paragraph 16 zu wälzen. Warum? Geht sie davon aus, dass das Quälen und Töten von Menschen dort Teil der Politik ist

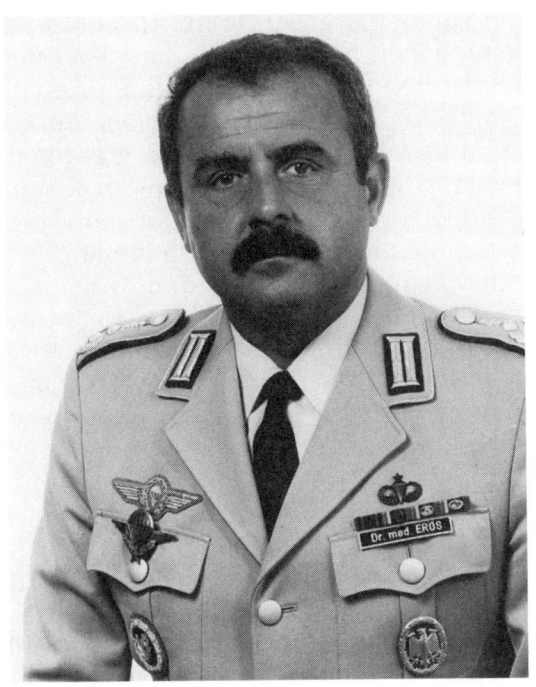
Erös in Uniform

*und dass derjenige, in dessen Armen etwa – wie
es Erös widerfuhr – ein von Bauchschüssen ver-
letztes Kind stirbt, durch seinen Hilfeversuch die
dortige Politik konterkariert? Muss sich die Bundeswehr eines Arztes schämen, der auf seine Kosten und mit seinen bescheidenen Mitteln versucht, dort zu helfen, wo das Menschenrecht mit
Füßen getreten wird?*

In den Folgetagen werde ich verhört. Ich muss
Rechenschaft darüber ablegen, was, wo und
warum ich was getan habe. Es ist eine gespenstische und geradezu absurde Situation. Nur wenige

Wochen zuvor hatte der deutsche Bundestag mit großer Mehrheit beschlossen, den geschundenen Menschen in Afghanistan zu helfen. Und ich hatte ihnen geholfen, als Arzt, mit bescheidenen Mitteln, ohne Bezahlung und natürlich unbewaffnet. Die meisten meiner Patienten waren Kinder und Frauen gewesen. Einigen konnte ich das Leben retten, vielen die Schmerzen lindern. Und jetzt hängt das Damoklesschwert der Entlassung aus der Bundeswehr über mir?

Militärärztliche Vorgesetzte weigern sich wochenlang, mit mir auch nur zu sprechen. Zumindest solange nicht zu sprechen, als sie nicht wissen, ob ich nun »dienstlich geschlachtet« oder doch »am Leben« bleiben werde. In den Augen so mancher hoher, zumeist ärztlicher Vorgesetzter bin ich monatelang gleichsam ein »Geächteter«. Als ich dann nicht bestraft werde, sondern einige Zeit später für mein Afghanistan-Engagement von Bundespräsident von Weizsäcker sogar das Bundesverdienstkreuz verliehen bekomme, bin ich plötzlich »ihr Mann«, werde zu Vorträgen und Kongressen eingeladen, belobigt und geehrt. Meine bis dato »dienstliche Blauäugigkeit« wird deutlich eingetrübt.

Es gibt aber auch andere Vorgesetzte. Generale und Generalärzte, die meisten von ihnen noch Kriegsgediente des Zweiten Weltkriegs, schreiben mir oder rufen mich an und zeigen mir so ihr Verständnis, ihre Sympathie und Kameradschaft. Einer von ihnen schenkt mir eine kleine Metallplakette mit einem Satz, den Prinz Friedrich Karl zu Preußen 1860 an seine Stabsoffiziere gerichtet hatte: »Herr, dazu hat Sie der König zum Stabsoffizier gemacht, dass Sie wissen müssen, wann Sie nicht zu gehorchen haben.« Die Plakette hängt seither über meinem Schreibtisch.

Im Herbst des Jahres 1987 genehmigt der Bundesminister der Verteidigung wider mein Erwarten meinen Antrag auf »Beurlaubung ohne Geld- und Sachbezüge«. Erst Jahre später erfahre ich, dass er sich bei seiner Entscheidung über den Rat juristischer und anderer ministerieller Bedenkenträger hinweggesetzt hatte und es also letztlich eine »politische« Entscheidung war, die es dem damaligen Oberfeldarzt Erös ermöglichte, sich für zunächst zwei Jahre von der Bundeswehr zu verabschieden, um als ärztlicher Leiter einer deutschen Hilfsorganisation in Afghanistan zu helfen.

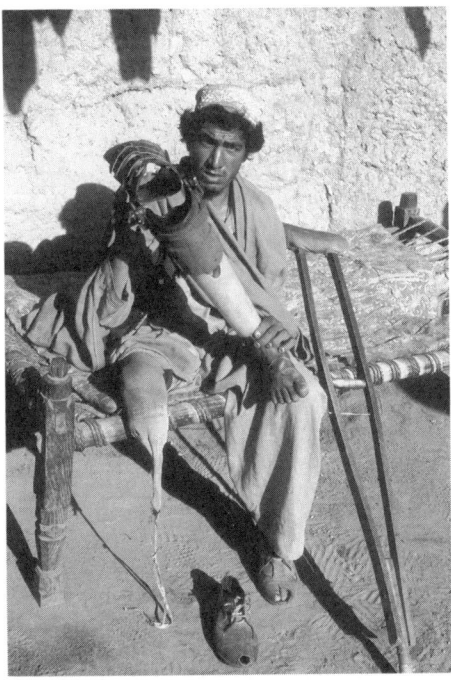

Junger Afghane nach Minenverletzung
mit einfacher Beinprothese

VON MÜNCHEN
NACH PESCHAWAR

Im Februar 1988 zieht die Großfamilie Erös von
München nach Peschawar um. Von München nach
Peschawar – das ist auch 1988 noch ein kultureller
und zivilisatorischer Quantensprung! Kamele und
Pferdekutschen statt S-Bahn, Muezzin statt katho-
lischer Kirchenglocken, Basar der Märchenerzäh-
ler statt Viktualienmarkt; kein Bier, kein Schweinefleisch, kein Supermarkt, kein McDonald's, tagelang
kein elektrischer Strom, und das Wasser kann nur
abgekocht getrunken werden ...

Peschawar ist in den achtziger Jahren auch das
»Mekka« des Terrorismus, die Stadt mit den weltweit meisten Attentaten und Anschlägen. Jeden
Tag explodieren Bomben in der Stadt. Rivalisie-
rende fundamentalistische Mudschahedin-Gruppen und der afghanische Geheimdienst KHAD
versuchen, den Krieg in Afghanistan auch auf pakistanisches Gebiet zu verlagern, mit Terror und
Angst Hilfsorganisationen in ihrer Arbeit zu behindern und »Crossborder-Aktivitäten« schon im
Vorfeld im Keim zu ersticken.*

1988 sind in Pakistan mehr als zweihundert na-
tionale und internationale Hilfsorganisationen in
der Flüchtlingsarbeit engagiert. Diese geballte
Hilfe wird von manchen, nicht ganz zu Unrecht,
auch als »humanitärer Overkill« bezeichnet. Al-

---

* Als »crossborder activities« bezeichnet man Hilfsprojekte, die sich – im Unterschied zur Flüchtlingsarbeit in Pakistan – mit eigenem Personal der in Afghanistan verbliebenen Bevölkerung annehmen.

lein in Peschawar leben etwa zweitausend Ausländer – so genannte Expatriats – und organisieren und managen humanitäre Hilfe für die dreieinhalb Millionen afghanischen Flüchtlinge. Mit den Hilfsorganisationen kommt viel Geld ins Land. Die Ausländer gelten als reich, und gemessen an den Maßstäben Pakistans sind sie das auch. Die Auswirkungen dieses Reichtums sind überall im Leben der Stadt sichtbar: Die Mietpreise für Häuser und Büroräume steigen ins Astronomische, die Preise für Lebensmittel, Waren des täglichen Bedarfs, Benzin etc. verdoppeln sich.

Englischsprachige, gut ausgebildete Männer und Frauen finden hoch bezahlte Jobs in den Büros der NGOs (Non Governmental Organization), den privaten, nichtstaatlichen Hilfsorganisationen. Es findet ein regelrechtes »Headhunting« um die guten Leute statt. Ein sprachkundiger Zwanzigjähriger mit Computerkenntnissen und guten Manieren verdient das Zehnfache dessen, was eine einheimische Grundschullehrerin an Lohn erhält. Wohlhabende und clevere Pakistani, insbesondere Hausbesitzer, ziehen aus dieser Kostenexplosion schamlos ihre Vorteile und werden in wenigen Jahren zu Millionären. Im Westen Peschawars entsteht ein Nobelvorort, Hyattabad, mit Hunderten von Traumvillen mit Swimming-Pool, künstlich bewässertem Rasen und Edelboutiquen.

Ein viel größerer Teil der Bevölkerung – die Besitzlosen und Ungebildeten – verarmt zusehends. Die Anzahl bettelnder Kinder und Erwachsener nimmt zu. Die »Kollateralschäden« dieser dichten und regional konzentrierten humanitären Hilfe sind unübersehbar. Das wirtschaftliche und soziale Gefüge im Nordwesten Pakistans gerät zunehmend aus den Fugen.

Neben diesen zweihundert Flüchtlingshilfe-Organisationen arbeiten Mitte der achtziger Jahre von Peschawar aus nur vier Crossborder-Organisationen, allen voran die Franzosen mit den legendären »Ärzten ohne Grenzen« (»Médecins sans Frontières«), den »Ärzten der Welt« (Médecins du Monde) sowie der »Internationalen Medizinischen Hilfe« (Aide Médical Internationale). Etwa dreißig französische Ärzte, Ärztinnen und medizinische Hilfskräfte versorgen jährlich – illegal wie wir – die Menschen im Land. Dreißig heiße Tropfen auf einem glühend heißen Stein. Die Mitarbeiter der »crossborders« gelten als besonders »tough«, denn ihre Arbeit ist beschwerlich und gefährlich. Schon die Vorbereitungen für die Einsätze werden geheim gehalten, zu groß ist die Gefahr, dass Spitzel des Kabuler Geheimdienstes davon erfahren.

Unser Haus in der Park Avenue Road, in dem sich gleichzeitig das Büro der von mir zu leitenden Organisation, des »German Afghan Committee« befindet, liegt – wie die Wohnhäuser und Büros der meisten Hilfsorganisationen – in der so genannten Universitäts-Stadt, University Town, im Westen von Peschawar. Wenige hundert Meter entfernt steht das schwer bewachte und gesicherte Gästehaus einer ominösen arabischen »Hilfsorganisation«. Chef dieser Gruppe ist ein gewisser Osama Bin Laden. Ich werde ihm und seinen Männern einige Male begegnen.

Auch unser Haus wird rund um die Uhr von bewaffneten Afghanen geschützt. Aus Sicherheitsgründen können meine Frau und die Kinder unser Grundstück nur in Begleitung unserer »Wächter« verlassen.

Es ist noch Winter im Nordwesten Pakistans, in

der North West Frontier Province – NWFP. Tagsüber steigen die Temperaturen zwar schon auf fünfzehn Grad an, nachts kühlt es aber empfindlich ab: Die ideale Jahreszeit also, um einen Ortswechsel von Deutschland nach Mittelasien zu vollziehen. Physisch hat sich die Familie schon nach wenigen Wochen adaptiert. Der Kulturschock, der beim Übergang vom Abendland in ein fundamentalistisch islamisches Land nicht ausbleibt, das Umgehen mit der ständigen latenten und auch offenen Bedrohung und der im Vergleich zu Deutschland dramatisch eingeschränkte physische Aktionsradius belasten die Lebensqualität meiner Frau und insbesondere die unserer Kinder jedoch erheblich länger.

Für mich ist die Eingewöhnungsphase kürzer und subjektiv einfacher; ich kenne die Stadt schon ein bisschen, da ich in meinem Urlaub des Vorjahres bereits mehrere Wochen vor Ort gewesen war. Die größte mentale Belastung werde ich in den folgenden Jahren immer dann spüren, wenn ich in Afghanistan unterwegs bin: Während meiner wochenlangen Aufenthalte in Afghanistan bedrückt mich am stärksten die Ungewissheit über das Schicksal der in Peschawar verbliebenen Ehefrau und Kinder. Diese Ungewissheit ist schlimmer als die eigene Angst vor sowjetischen Kampfhubschraubern und Hinterhalten der »Speznaz«, einer sowjetischen Elitetruppe, die gezielt zur Jagd auf Ausländer eingesetzt wird.

Das »Deutsche Afghanistan Komitee« (DAK) ist Dank der ausgezeichneten Arbeit meiner Vorgänger, Anke und Rolf Lerch, die bedeutendste und größte deutsche Hilfsorganisation für Afghanistan. Die Arbeit der beiden Jungjuristen, die nach zwei Jahren wieder nach Deutschland zurückgekehrt sind, gilt es fortzusetzen und weiter auszubauen. Der damals schon legendäre Dr. Karl Viktor Freigang, praktischer Arzt aus Moers, und die Bonner Krankenschwester Maria Müller hatten seit 1984 im Rahmen ungeheuer beschwerlicher und gefährlicher Reisen die medizinischen und organisatorischen Grundlagen für meine spätere Arbeit in Afghanistan gelegt. Beide haben für ihre großartigen Leistungen Jahre später das Bundesverdienstkreuz erhalten.

Schon im Mai 1988 steht die personelle Basis meiner Planungen für umfangreichere und anhaltende medizinische Projekte jenseits der Grenze für den Aufbau von vierzehn medizinischen Stationen von Kandahar im Süden bis in den Norden an die sowjetische Grenze. Ich habe einen fünfköpfigen Stab aus mehrsprachigen, akademisch gebildeten Afghanen und einem hervorragend motivierten robusten deutschen Zivildienstleistenden in meinem Büro. Die Afghanen sprechen, mit einer Ausnahme, auch Deutsch. Sie haben in den siebziger und achtziger Jahren in Deutschland studiert: Medizin, Sport und Landwirtschaft. Ich habe sie aber nicht nur wegen ihrer Sprachkenntnisse engagiert; ihr jahrelanger Aufenthalt in Deutschland befähigt sie auch, die typisch deutsche Art des Planens, Organisierens, Diskutierens und Dinge anzupacken schneller und besser zu verstehen.

Für unsere innerafghanischen Projekte stehen mir zweihundertfünfzig zuverlässige und qualifizierte afghanische Mitarbeiter zur Verfügung: Ärzte, Pharmazeuten, Krankenpfleger, Dolmetscher, Kraftfahrer, Tierpfleger, Köche, Büroangestellte und »body guards« für den Schutz unserer deutschen Ärzte und Krankenschwestern. Bei der

Auswahl dieses Personals haben körperliche Fitness, Zuverlässigkeit, Loyalität und Verschwiegenheit denselben Stellenwert wie die fachlichen Fertigkeiten.

Unmittelbar neben unserem Wohnhaus lasse ich ein Medikamentenlager bauen, vollklimatisiert, damit wir Medikamente und Impfstoffe auch über längere Zeit aufbewahren können. Unsere »Hausapotheke« ist ständig gefüllt mit mehr als zwanzig Tonnen Medikamenten, Impfstoffen und Verbandsmaterial. Aus Bundeswehrbeständen steht mir ein ausgemustertes, feldtaugliches Röntgengerät für den Einsatz in Afghanistan zur Verfügung.

Zur Legalisierung unserer Arbeit benötigen wir eine Registrierung als anerkannte Hilfsorganisation bei den pakistanischen Behörden, beim so genannten Chief Commissionerate for Afghan Refugees in der Hauptstadt Islamabad. Der Chief Commissioner hatte damals den Status eines Ministers in Pakistan. Erst mit dieser Registrierung haben wir einen offiziellen Status, können wir unsere Visa im Land verlängern lassen, und – dies ist für meine Arbeit von ganz besonderer Bedeutung – ich kann eine so genannte Tax-Exemption, eine Befreiung von Einfuhrzoll bei der Lieferung von Hilfsgütern aus Europa, beantragen. Eine der Voraussetzungen zur Registrierung als anerkannte NGO ist es, auch in Pakistan Hilfsprojekte zu betreiben. Bezüglich unserer Hauptzielrichtung – medizinische Hilfe in Afghanistan – liegt es daher nahe, ein medizinisches Projekt in einem Flüchtlingslager zu etablieren.

Unmittelbar an der Grenze zu Afghanistan, in der Kurram Agency, circa vier Fahrstunden südwestlich von Peschawar entfernt, liegt Sadda, ein

malerischer Ort am Fuß der ganzjährig schneebedeckten »Weißen Berge« von Nangahar. Sadda ist
ein typisches Basardorf – eine Art Straßendorf
mit Basarhütten entlang der Straße. Hinter den
kleine Lädchen reihen sich einfache, aber saubere
Lehmhäuser. Nur unmittelbar am Fluss finden
sich grüne Felder und Obstbäume, ansonsten ist
Sadda von einer schmutziggrauen Geröllwüste
umgeben. Ursprünglich lebten hier wohl nur einige hundert Familien; seit Kriegsbeginn kamen
Zehntausende Flüchtlinge bei Teremangal über
die Grenze und vegetieren seither in zerschlissenen Zelten und wenigen Lehmhütten inmitten der
Steinwüste.

Etwa sechshundert solcher Flüchtlingslager
reihen sich wie an einer Perlenschnur von Belut-
schistan im Süden bis in den Nordwesten des
Landes. Dreieinhalb Millionen Afghanen verlassen während der sowjetischen Besatzungszeit ihr
Land gen Osten, weitere eineinhalb Millionen fliehen in das westliche Nachbarland Iran. Beide
Länder bürden sich mit den Flüchtlingen eine
enorme Last auf ihre ohnehin sehr schmalen
Schultern. Iran befindet sich seit 1979 im Krieg
mit dem Irak, und Pakistan ist eines der ärmsten
Länder der Welt. Es ist vor allem der Islam, die
gemeinsame Religion von Afghanen, Iranern und
Pakistani, der in Zeiten von Not und Elend zur
Hilfe und Unterstützung der Glaubensbrüder ver-
pflichtet.

Klaglos haben die pakistanische Regierung und
die Bevölkerung diesen Massen-Influx hingenom-
men und ihren Glaubens- und Stammesbrüdern –
nach Pakistan strömen vor allem Paschtunen und
afghanische Belutschen, Stämme, die sich auch in
Pakistan finden – vorbildliche Hilfestellung geleis-

tet. Natürlich nicht immer und nicht ausschließlich selbstlos. Schätzungen gehen davon aus, dass etwa zehn Prozent der Hilfe, die aus dem Ausland kommt und für die afghanischen Flüchtlinge bestimmt ist, in Pakistan »hängen« bleibt. Das ist – etwa im Vergleich zu ähnlichen Situationen in Afrika – ein verdammt gutes Ergebnis für die Afghanen, wenn man bedenkt, dass die pakistanischen Bauern und Tagelöhner in den Dörfern – genauso arme Teufel wie die afghanischen Flüchtlinge nebenan – keinen kostenlosen Zugang zu ärztlicher Versorgung haben und keine kostenlosen Essensrationen erhalten. Gleiche Religion und gleiche Stammeszugehörigkeit sind die entscheidenden Bindungen und Loyalitäten in diesem Kulturkreis. »Einer der Unseren wird niemals zugunsten der anderen geschädigt, bestraft oder gar ausgeliefert.« Letzteres erweist sich zum Zeitpunkt des Arbeitens an diesem Buch als geradezu hochaktuell.

Die Lager um Sadda sind zum Großteil so genannte Permanent Camps, also dauerhaft angelegte Flüchtlingslager. Sie verfügen über Trinkwasser, Basisgesundheitsstationen, Koranschulen und Moscheen. Regelmäßig erhalten die Familien Lebensmittelrationen des UNHCR, des Hochkommissariats für Flüchtlinge der Vereinten Nationen. Einige dieser Permanent Camps etablieren sich im Laufe der Kriegsjahre zu echten afghanischen Dörfern mit Handwerk, Handel und Viehzucht. Die pakistanische Flüchtlingspolitik ist in diesen Jahren ausgesprochen großzügig und liberal.

Andere Lager um Sadda sind auch als so genannte Transit Camps – als Durchgangslager – zum Weitertransport der Flüchtlinge ins Landesinnere angelegt. Hier gibt es keine regelmäßige ärztliche Betreuung und keine regelmäßige Versorgung mit Lebensmittelrationen durch die UNO. Um zu überleben, sind diese Ärmsten der Armen auf die Hilfe der NGOs angewiesen.

Die interne Gliederung und Aufteilung aller Lager orientiert sich an der Zugehörigkeit zu Familien, Großfamilien und Clans. *Eine* Familie, im Durchschnitt acht Köpfe stark, lebt in *einem* Zelt oder *einem* Lehmhaus; sie wird sich nie in zwei oder gar mehr Gruppen aufteilen. Die Großfamilie, bestehend aus oft zwei, drei Dutzend Familien von Großeltern, Eltern, Geschwistern, Söhnen und Enkelsöhnen, besetzt *ein* Lagerabteil, abgetrennt und optisch abgeschottet von anderen Großfamilien. Nur innerhalb dieser Großfamilien können sich die Frauen frei und ohne Burka bewegen. Die Großfamilien untereinander halten zwar regen Kontakt, aber nur Männer zu Männern und Frauen zu Frauen.

Ein Lagerkomplex besteht nur in Ausnahmefällen aus Mitgliedern verschiedener Clans, das heißt, die typische Größe eines Lagerkomplexes liegt bei etwa 10 000 Personen. Größere Lager, wie zum Beispiel Nasir Bagh, das älteste und kopfstärkste Dauerlager im Raum Peschawar, beherbergte zu »Hoch-Zeiten« der Flüchtlingsströme über 50 000 Flüchtlinge. Damals lebten selbst Angehörige verschiedener Stämme, in diesem Fall Paschtunen und Tadschiken, zwar voneinander getrennt, aber doch in *einem* Lager.

Eine weitere innere Struktur in den Lagern wird durch die Zugehörigkeit zu einer der sieben großen politischen Parteien des Widerstands – oft unabhängig von der Clanzugehörigkeit – bestimmt. So gibt es Lager des fundamentalistischen Wahabiten-Führers Sayaf oder des eher moderaten Paschtunen-Fürsten Pir Sayyed Gailani. Sie rekrutieren unter den jungen Männern in »ihren« Lagern die Widerstandskämpfer für »ihre« Front in Afghanistan, sie versorgen die Mitglieder ihrer Lager aber auch mit Lebensmitteln und organisieren die medizinische Versorgung. Die Zugehörigkeit zu einer dieser Parteilager wird durch eine Art Parteiausweis deklariert. Für Außenstehende sind diese Strukturen völlig undurchsichtig. Ich brauche Monate, um selbst bei meinen eigenen afghanischen Mitarbeitern Zuordnungen, Loyalitäten und Abhängigkeiten auch nur halbwegs zu verstehen.

Sadda liegt nahe bei den versteckten und geheimen Grenzübergängen nach Afghanistan, die auch wir für unsere Crossborder-Aktivitäten nutzen wollen. So bietet es sich an, in den Lagern um Sadda unser pakistanisches »Pflicht-Projekt« einzurichten. Der Chan des Lagers (einem »Lager-Bürgermeister« vergleichbar) erteilt uns regelrecht begeistert die Genehmigung, eine Krankenstation aufzubauen und zu betreiben.

Wir Deutschen gelten auch in der Welt der Hilfsorganisationen als Perfektionisten, nicht immer allerdings in einem positiven Kontext. Wir wollen in Sadda dem *guten* Ruf gerecht werden. Unsere Krankenstation wird nicht *irgendeine* Station unter vielen, sondern eine *Lehrkrankenstation*. Dr. Eqbal, vor dem Krieg als Hochschullehrer an der Universitätsklinik in Jalalabad tätig, wird Leiter dieser Krankenpflegerschule. Er entwickelt mit uns zusammen ein Curriculum, mit dem wir junge bildungsfähige Afghanen – nur Männer – in einem Halbjahreskursus zu selbstständig arbeitenden »Barfußärzten« für Afghanistan ausbilden.

Wir orientieren uns bei den Lehrinhalten an un-

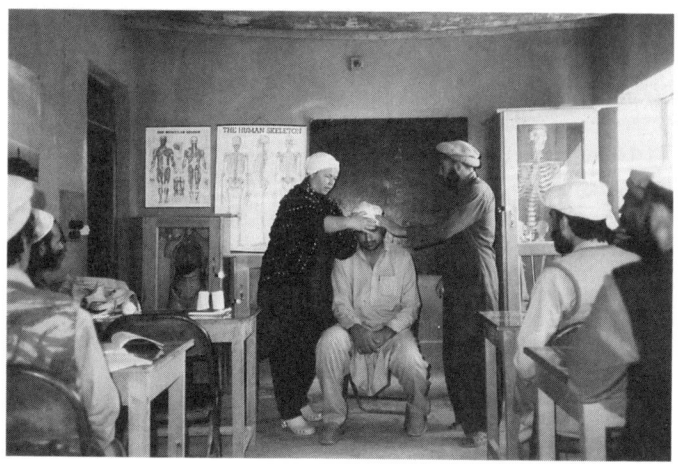

Krankenpflegeschule in Sadda. Schwester Karla Schefter demonstriert das Anlegen von Verbänden.

seren eigenen Erkenntnissen und den Erfahrungen der »Ärzte ohne Grenzen« aus Afghanistan, aber auch an militärmedizinischen Vorschriften und Lehrbüchern der NATO und der NVA, der Nationalen Volksarmee der DDR. Medizin unter Feld- und Kriegsbedingungen ist nun einmal eine Domäne des Militärs. Und gerade die medizinischen Lehrbücher der NVA sind ausgesprochen praxisorientiert, realistisch und kommen den Bedingungen Afghanistans sehr nah. Bei der Methodik und Didaktik des Unterrichts verlassen wir uns auf Dr. Eqbal. An afghanischen Bildungsanstalten – auch an den Universitäten – stehen Frontalunterricht, wörtliches Mitschreiben und Auswendiglernen im Vordergrund.

Der Unterricht ist fast ausschließlich an der Praxis medizinischen Handelns orientiert. In Deutschland undenkbar, in Afghanistan leider unumgänglich, bringen wir unseren afghanischen Studenten

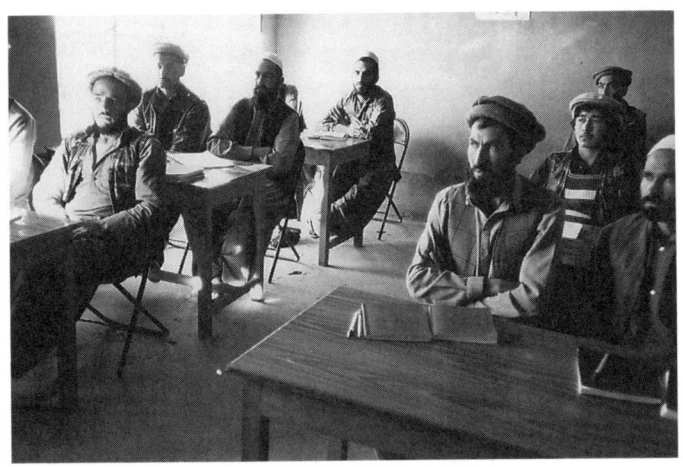

Männer in Krankenpflegerschule

in den wenigen Monaten ihrer Ausbildung unter anderem bei, Malaria zu erkennen und zu behandeln, Durchfallerkrankungen zu unterscheiden und differenziert zu therapieren und Arme und Beine zu amputieren. Unter Anleitung erfahrener deutscher, Schweizer und afghanischer Ärzte haben unsere Studenten während ihrer sechsmonatigen Ausbildung ausreichend Gelegenheit, Notamputationen an toten oder betäubten Schafen und Ziegen zu üben.

In den folgenden Jahren werden wir über zweihundert dieser »Feldschere« ausbilden. Oft monatelang auf sich allein gestellt, arbeiten diese blutjungen Burschen unter den primitivsten Bedingungen und in ständiger Gefahr in ihren Dörfern und Provinzen. Tausende Afghanen verdanken ihnen ihr Leben. Vielleicht setzt man ihnen eines Tages ein Denkmal. Sie hätten es eher verdient als so mancher Kriegsheld.

71

KULTURADÄQUATES VERHALTEN – INTERKULTURELLE KOMPETENZ

Die Arbeit als Leiter einer Hilfsorganisation im Peschawar des Jahres 1988 findet selten am Schreibtisch statt, zumindest kaum am eigenen. Das Telefon funktioniert sowieso regelmäßig nicht, und Probleme müssen in Pakistan in der Regel persönlich, das heißt Auge in Auge angepackt und gelöst werden. Anders als in Europa werden Geschäftsgespräche in Pakistan und Afghanistan nicht primär auf der *Sachebene* geführt, sondern entscheidend für den Verlauf und den Erfolg eines Gesprächs sind die *Persönlichkeiten,* die sich gegenübersitzen. Eine kultivierte, lebendige, »blumenreiche« Sprache, Bildung, Humor, »spannende Geschichtchen« und der Verweis auf gemeinsame Freunde und Bekannte sind die Grundlagen für eine stimmige Chemie zwischen den Gesprächspartnern. Im Grunde ist es ein Spiel, ein harmonisches Zusammenspiel zweier Persönlichkeiten.

Liegt man erst auf einer gemeinsamen Frequenz, wird das eigentliche Thema, die »Sache«, um die es geht, eingekreist, ohne mit der »Tür ins Haus zu fallen«. Man spricht die *Sache* eigentlich nie direkt an. Das war für mich nach einer soliden deutschen Ausbildung zum Arzt und Offizier nicht einfach zu lernen. In beiden Berufen wurde ich dazu erzogen, mich auf das sachlich »Wesentliche« zu beschränken, das Persönliche hintanzu-

72

stellen und Zeitmanagement und ökonomische Gesprächsdisziplin zu beachten. Ich hatte gelernt, die Dinge logisch, stringent, knapp und ohne schmückende Beiworte anzusprechen, um rasch zu klaren Ergebnissen zu kommen.

In Pakistan und bei Begegnungen mit hochrangigen Afghanen gilt diese Art der Gesprächsführung als kultur- und stillos. Sie ist eines gebildeten, kultivierten Gesprächspartners unwürdig. Europäer, die nicht willens oder nicht in der Lage sind, sich der regionalen Kultur der Gesprächsführung anzupassen, werden auf der Ebene der »Sachbearbeiter« bedient. Entscheidungsprozesse – häufig nur Unterschriften – ziehen sich dann oft tage- und wochenlang hin, und der Europäer schimpft über die »typisch« pakistanische Bürokratie, die Unfähigkeit der Verwaltung. Bei kulturangepasster Gesprächsführung mit dem »Chef« nimmt das Gespräch zwar einige Stunden in Anspruch, die Entscheidung selbst wird dann aber meist in wenigen Minuten getroffen.

Pakistan wird, vermutlich zu Recht, als eines der korruptesten Länder Asiens bezeichnet. Korruption – als ubiquitäres Phänomen nicht nur in Entwicklungsländern anzutreffen – ist in Pakistan allgegenwärtiger Bestandteil des Systems und für viele schlecht bezahlte Polizisten und Administratoren ein lebenswichtiges Zubrot zum kargen Lohn. Der Übergang von persönlicher Gefälligkeit zur blanken Bestechung ist deshalb naturgemäß viel fließender als bei uns.

Schon in den ersten Wochen werde ich mit dieser für mich neuen Kultur pakistanischen Geschäftsgebarens konfrontiert. Ein Telefax aus Karatschi trifft ein: Container mit medizinischen Hilfsgütern aus Deutschland warten im größten

Hafen Pakistans darauf, abgeholt zu werden. Die meisten Medikamente sind temperatursensibel und vertragen keine Hitze. Es gilt also, die Container möglichst rasch aus dem Zollhafen auszulösen und nach Peschawar in unseren klimatisierten Lagerraum zu transportieren. Das Komitee ist zwar grundsätzlich vom Einfuhrzoll befreit, es bedarf aber bei jeder Lieferung eines eigenen Bestätigungsschreibens aus dem Wirtschaftsministerium in Islamabad.

Der Sachbearbeiter im Ministerium ist mir vertraut und ich ihm. Bei meinem letzten Besuch war sein Vater ernsthaft erkrankt gewesen, und ich hatte den Vater persönlich aufgesucht, ihn mit Medikamenten versorgt und so zu seiner Genesung beigetragen. Dafür zeigt sich der Sachbearbeiter jetzt erkenntlich und bearbeitet meinen Antrag sofort. Nun bedarf das Schreiben noch der Unterschrift des Chefs der Abteilung. Dieser weiß um mein Engagement für den Vater seines Mitarbeiters und bittet mich in sein Dienstzimmer. Wir trinken Tee – welcher Beamte in Deutschland bietet seinem »Klienten« Tee an! – und unterhalten uns über Deutschland, das schlechte Wetter, den Sieg der pakistanischen Hockeymannschaft über den Erzrivalen Indien und landen irgendwann beim Thema »Wildschweinjagd«. Das Thema »Zollbefreiung« scheint völlig nebensächlich und wird auch nie direkt angesprochen.

Bald ist Jagd-Saison in Pakistan, und Mr. Nasseri, der Abteilungsleiter und begeisterte Wildschweinjäger, lädt mich zur Jagd ein. »Das Jagdrevier ist sehr sumpfig, und unsere pakistanischen Gummistiefel taugen nichts. Sie sind viel zu niedrig, immer läuft *mir* das Wasser in die Stiefel. In einem Katalog von Frankonia habe ich hohe Watstiefel gefunden.«

Er blättert tatsächlich in einem Katalog des deutschen Jagdausstatters Frankonia und zeigt mir die Stiefel: »Solche Watstiefel sollten *Sie* unbedingt tragen, wenn Sie mit zur Jagd gehen.«

Über eine Stunde verbringen wir so in liebenswerter, gastlicher Atmosphäre, haben über Gott und die Welt geplaudert, ohne auch nur einmal mein eigentliches Anliegen – die Zollbefreiung – angesprochen zu haben. Erst beim Händedruck zum Abschied an der Tür erwähnt der Beamte eher beiläufig: »Ich würde mich sehr freuen, wenn Sie mich in zwei Wochen wieder besuchen würden, dann ist Ihre Sache erledigt.«

Zwei Wochen würden die Medikamenten-Container also in glühender Sonne im Zollhafen von Karatschi stehen, für jeden Tag wären zweihundert US-Dollar an Lagergebühren zu zahlen ...

Ich haste zum nächsten Telefon und bestelle bei Frankonia in Deutschland *zwei* Paar Watstiefel, per Luft-Express.

Schon einen Tag später trifft das Paket mit den Stiefeln ein. Ein Paar – schön verpackt – gebe ich beim Sachbearbeiter im Vorzimmer des Herrn Nasseri ab und kann mir noch am selben Tag die Zollbefreiung abholen, ohne Nasseri zu sehen. Mit der letzten Maschine erreiche ich spätabends Karatschi und kann am Folgetag die Container auslösen und nach Peschawar verladen lassen. Nach meiner Berechnung habe ich mit diesem »Bestechungsakt« mindestens viertausend D-Mark an Spendengeldern eingespart und mir für die weiteren Zollbefreiungen die entscheidende Tür offen gehalten. Natürlich hätte ich mich bei meinem Antrag auf Zollbefreiung »deutsch korrekt« und »rechtlich einwandfrei« verhalten, die Watstiefel nicht bestellen und vierzehn Tage – oder länger! –

warten können; aber wem hätte es genützt? »In Rome do as the Romans do.« – Diese alte britische Kolonialweisheit werde ich in den kommenden Jahren auch weiter beherzigen und gut damit fahren.

Hilfsorganisationen arbeiten vorwiegend mit öffentlichen Mitteln und nur zum geringen Teil mit privaten Spenden. Private Spenden wiederum sind notwendig, um an die öffentlichen Geldtöpfe zu kommen. Die großen internationalen Organisationen der UNO und der EU delegieren die humanitäre Arbeit vor Ort gern an private, kleine Hilfsorganisationen und bezahlen diese für erbrachte Leistungen. Sie finanzieren aber auch eigene Aktivitäten der Privaten, wenn der Projektvorschlag sinnvoll und die Organisation seriös erscheint. In jedem Fall muss die private Hilfsorganisation aber zumindest über so viele Eigenmittel verfügen, um die eigenen »overhead costs«, das heißt Kosten für die interne Verwaltung etc., selbst zu tragen.

Um das Deutsche Afghanistan Komitee an die Geldtöpfe der UNO und EU zu bringen, ist viel Überzeugungsarbeit zu leisten. Hier erweist sich der Ratschlag meiner afghanischen Mitarbeiter, auf der Visitenkarte unter meinem Namen den Hinweis »Lieutenant Colonel« anzufügen, als ausgesprochen nützlich. Mein militärischer Dienstgrad bürgt allem Anschein nach bei zivilen UN- und EU-Organisationen für Seriosität und Zuverlässigkeit. Erst recht bei den Behörden im Militärstaat Pakistan öffnet mir der »deutsche Oberstleutnant« so manche Tür und beschleunigt so manches ansonsten bürokratisch langwierige Verfahren.

Die deutsche Botschaft in Islamabad ist über unsere Projekte diesseits und jenseits der Grenze zwar informiert, und der Botschafter selbst besucht mehrfach unsere Einrichtungen in Peschawar und auch die Sanitäterschule – er macht uns aber deutlich, dass wir bei unserer Arbeit in Afghanistan auf keinerlei Schutz durch die Botschaft zählen können. Einen gewissen Stolz auf dieses deutsche Crossborder-Projekt höre ich gleichwohl aus seinen Worten. Mit seiner Unterstützung gelingt es uns auch, einen deutschen Zivildienstleistenden für unser Pakistanprojekt zu gewinnen und in Peschawar einzusetzen. Ein Oberfeldarzt der Bundeswehr und ein deutscher »Zivi« arbeiten Hand in Hand an der gleichen »Front«. Für viele Journalisten, die uns besuchen, ist das natürlich ein Top-Thema.

Am schwierigsten gestaltete sich zu Beginn der persönliche Kontakt zu den Führern der afghanischen Widerstandsgruppen. Ohne ihre Mitarbeit, zumindest ohne ihre Duldung, ist an ein Arbeiten in Afghanistan nicht zu denken. Zu groß ist ihr Misstrauen gegenüber allen »Farangi«, den Fremden, die sich in Afghanistan humanitär engagieren wollten. Jeder Fremde steht zunächst im Generalverdacht, Spion zu sein. Hier wirkt die jahrhundertelange Kolonialzeit der verhassten Briten im Nachbarland, dem britisch-indischen Imperium, noch lange nach.

Erst nach Wochen und Dutzenden von Gesprächen gelingt es mir dann doch, das Vertrauen und die Unterstützung der Afghanen zu gewinnen. Verständnis, Toleranz und die unendliche Geduld aufzubringen, sich in eine mir so fremde Kultur hineinzudenken und kulturadäquat zu handeln, sind oft eine größere Herausforderung als die körperlichen und seelischen Strapazen durch Hitze, Lärm, Dreck und Elend. Was es bedeutet, die Kultur und gesellschaftlichen Regeln der Paschtunen zu missachten, wird mir schon bald dramatisch vor Augen geführt und hätte um ein Haar einen deutschen Arzt das Leben gekostet.

Unter Spionageverdacht

Nennen wir ihn Dr. Häberle – ein schwäbischer Name, denn er stammt aus Schwaben. Er ist Kinderarzt, erfahrener Mediziner, fünfunddreißig Jahre alt und war bereits mit anderen Hilfsorganisationen im freiwilligen Einsatz. Allerdings in Afrika, in einem nichtmoslemischen Land, bei einer Naturkatastrophe, kein Kriegseinsatz. Häberle ist überzeugter Pazifist, ein Pazifist aus tiefstem Herzen, bei dem schon der Anblick von Waffen und anderem Kriegsgerät Unwohlsein hervorruft.

Dies ist mir nicht bekannt, als er in Peschawar eintrifft, um einige Wochen für uns in Afghanistan zu arbeiten. Wir sprechen in den wenigen Tagen vor seinem Abmarsch auch nicht darüber; die Zeit ist zu knapp, und ich gehe selbstverständlich davon aus, dass er weiß, in welches Land er gehen wird, und dass in Afghanistan Krieg herrscht. Und zwar nicht irgendein Krieg, sondern Jihad, ein »heiliger Krieg« gegen die »gottlosen« kommunistischen Besatzer mit eigenen Regeln. Häberle ist körperlich topfit, im Marschieren in den Bergen geübt und erreicht nach wenigen Tagen mit seinen afghanischen Begleitern das kleine Dorf im Kunar-Gebirge, sein Einsatzgebiet. Einer seiner Begleiter kehrt wie verabredet nach Peschawar zurück und meldet mir, dass er den Doktor sicher und wohlbehalten beim Malik des Dorfes »abgeliefert« habe. Den Verlauf der folgenden Geschichte habe ich dann erst einige Wochen später erfahren, gerade noch rechtzeitig.

Die typisch paschtunische Gastfreundschaft gebietet es, dass der Arzt im besten Haus des Dorfes untergebracht wird, und das ist das Haus des Maliks Mansur. Der Malik ist nicht nur der Dorfbürgermeister, sondern auch der örtliche militärische Kommandant. Freudestrahlend begrüßt Mansur den Doktor – seit Monaten war kein Arzt mehr in dieser Gegend – und bittet ihn in sein Haus, das er für ihn vorbereitet hat und ihm als »sein« Haus zur Verfügung stellt. Er selbst wird mit seiner Familie in einem kleinen Nebenzimmer unterkommen.

Bereits beim Betreten des Gebäudes stolpert Häberle über Kisten mit Munition und Panzerminen, in den Ecken stehen Gewehre und Panzerfäuste, und auf dem Dach des Hauses ist ein kleines Fliegerabwehrgeschütz aufgebaut. Ein typisches Haus eines afghanischen Kommandanten eben, »untypisch« und unerträglich für den überzeugten Pazifisten Häberle. Er bittet den Kommandanten, entweder das »Teufelszeug« Kriegsgerät zu entfernen oder ihn in einem anderen Gebäude unterzubringen.

Mansur ist verwirrt und unsicher und fragt den Arzt, warum ihm denn sein Haus nicht zusage, es sei das geräumigste und schönste Haus im Dorf. Mit Häberles Antwort: »Das Haus ist voller Waffen, da fühle ich mich nicht wohl, da kann ich nicht arbeiten«, kommt Mansur schon gar nicht zurecht. In Afghanistan fühlt sich ein Mann *nur* in der Anwesenheit von Waffen wohl, insbesondere in Kriegszeiten. Aber: Der Doktor ist Gast des Maliks, und der Wunsch des Gastes, auch ein un-

79

verständlicher Wunsch, wird erfüllt. Man bringt Dr. Häberle am anderen Ende des Dorfes in einem Lehmhaus unter, dessen Bewohner schon vor Wochen das Dorf verlassen haben. Unverständlich bleibt das Verhalten des deutschen Arztes trotzdem und hinterlässt bei Mansur und den anderen Männern ein erstes Misstrauenskörnchen.

Häberle ist Kinderarzt im Urlaub und möchte optimal – er hat nur wenige Wochen Zeit –, möglichst »ökonomisch« arbeiten. Daher fordert er den Malik auf, ihm sämtliche Kinder der umliegenden Dörfer vorzustellen, auch die gesunden. Er ist erfahren genug, um zu wissen, dass der Krankheitsbegriff in Ländern wie Afghanistan wesentlich enger definiert ist als in Deutschland, und will ernsthaften Erkrankungen durch eine »Reihenuntersuchung« vorbeugen. Erwachsene, vor allem Männer, mit banalen Erkrankungen will Häberle erst nach den Kindern untersuchen und behandeln.

Dieses Vorgehen ist den Afghanen nicht geheuer: Der Arzt untersucht »Gesunde« – Kinder – und lässt Männer, Kämpfer, warten. Das Misstrauen wächst. Als Häberle dann bei der Untersuchung von Männern keine ernsthafte Erkrankung feststellt und diesen »nur« medizinische Ratschläge zum Essensverhalten und zur Hygiene erteilt, ihnen vom Zigarettenrauchen abrät, da ist Mansur überzeugt: »Dieser Fremde ist kein Arzt. Ein ›echter‹ Arzt schickt keinen Mudschahed ›unbehandelt‹ nach Hause. Ein Mann, der monatelang gekämpft hat, krank ist und einen Arzt aufsucht, hat das Recht, mit einer Injektion oder zumindest mit Tabletten ›geheilt‹ zu werden.«

Ohne Häberle über die wahren Gründe zu informieren, verbietet Mansur, dass weiterhin Patienten diesen »Betrüger« aufsuchen. Noch ist der Deutsche Gast im Dorf und wird daher nicht mit der unangenehmen »Wahrheit« – »wir glauben nicht, dass du ein richtiger Arzt bist« – konfrontiert. Der Malik beschließt zu diesem Zeitpunkt, mir einen Brief zu schreiben und mich zu bitten, diesen falschen Doktor abzuholen.

Dazu kommt es aber zunächst nicht. Dr. Häberle wundert sich zwar, dass die Patienten ausbleiben, lässt sich aber von den Ausflüchten Mansurs – derzeit seien alle gesund, bald werden wieder Kranke kommen – überzeugen. Um keine Langeweile aufkommen zu lassen, kramt Häberle in seinen Taschen und findet dort ein Wörterbuch »Deutsch-Russisch«. Neben einem Weltempfänger hatte ich ihn bei seinem Abmarsch in Pakistan auch mit diesem Lexikon ausgestattet, damit er bei der ärztlichen Behandlung russischer Kriegsgefangener sprachlich besser zurechtkommt. Abends, allein in seinem abgedunkelten Zimmer, übt Häberle russische Wörter. Bei leiser klassischer Radiomusik im Hintergrund lernt er russische Vokabeln, und zwar laut.

Zu seiner Sicherheit sitzen vor dem Haus des Doktors Chowkidars, bewaffnete Wächter. Die meisten Afghanen sind zwar des Russischen nicht mächtig, einzelne Wörter verstehen sie aber sehr wohl. Die Männer melden daher am nächsten Tag ihrem Kommandanten, dass in der vergangenen Nacht im Haus des Arztes seltsame Musik zu hören war und der Doktor, obgleich allein im Zimmer, leise, aber verständlich Russisch gesprochen habe.

Damit ist für Mansur der Fall klar: Der »deutsche Doktor« ist kein Arzt, sondern ein russischer KGB-Agent, dem es irgendwie gelungen ist, sich in unser Komitee einzuschmuggeln und ihn, Commander Mansur, und sein Dorf auszuspionieren.

Russische Spione werden von den Mudschahedin – wenn sie gnädig sind – erschossen. Dr. Häberle ahnt noch nicht einmal im Traum, welche Katastrophe sich über ihm zusammenbraut. Niemand gibt ihm zu erkennen, für wen man ihn hält und was ihn erwartet. Und selbst wenn er es wüsste, an Flucht – allein – ist nicht zu denken.

Auch Mansur steht vor einem Problem: Ein Vertrauter und guter Freund, nämlich Reinhard Erös aus Peschawar, hat ihm einen Arzt geschickt, um den Menschen in dieser abgelegenen Gegend zu helfen. Dieser Arzt ist damit sein Gast, und als Gastgeber ist er für die Unversehrtheit dieses Besuchers verantwortlich. Dieser Arzt ist nun aber kein Arzt, sondern ein feindlicher Agent. Und Spione und Agenten werden umgebracht. Ich als Entsender dieses Gastes und »Spions« wurde also auch getäuscht. Mansur entscheidet sich – Allah sei Dank –, mir einen Brief zu schicken, bevor er mit dem vermeintlichen Spion kurzen Prozess macht.

Faisal, einer meiner afghanischen Mitarbeiter im Büro, ist kreidebleich, als er den Brief gelesen hat und ihn mir übersetzt: »Der Arzt, den du uns geschickt hast, ist kein echter Arzt, sondern ein russischer Spion. Er ist nicht länger unser Gast. Du kannst ihn zurückholen und selbst bestrafen, oder wir erledigen das hier.« Mansur lässt mir eine Woche Zeit, mich zu entscheiden. Ich bin mir natürlich sicher, dass unser Kinderarzt kein Spion ist, und ahne, dass etwas furchtbar schief gelaufen sein muss. Die Zeit drängt.

Ohne große Vorbereitungen überqueren wir

schon in der nächsten Nacht auf Pferden die Grenze und erreichen am Folgetag das friedliche Dorf. Häberle ist freudig überrascht, mich zu sehen, er wundert sich allerdings, dass wir so früh kommen, um ihn nach Pakistan zurückzubringen. Eigentlich wollte er noch drei Wochen hier arbeiten. Er erzählt mir von »kleinen Schwierigkeiten«, die es im Augenblick mit den Patienten gäbe. Noch sage ich ihm nichts über die Hintergründe unseres Kommens; seinem lockeren, unbeschwerten Verhalten nach würde er sie mir auch gar nicht abnehmen.

Auf dem Weg zum Dorf hatte ich mich mit Alem, meinem engsten Mitarbeiter und Vertrauten, beraten und versucht, eine Strategie zu entwickeln, wie wir Mansur davon überzeugen könnten, dass unser Arzt kein Spion ist. Alem ist sich sicher, dass weder Argumente noch die beste Rhetorik den Kommandanten von seiner einmal getroffenen Entscheidung abbringen würden. Schon in den ersten Minuten meines Gesprächs mit Mansur weiß ich, dass Alem in seiner Einschätzung richtig liegt. Mansur ist felsenfest davon überzeugt, einen Spion im Dorf zu haben. Ich versuche also gar nicht erst, darüber zu diskutieren, sondern überlasse es Alem, das weitere Vorgehen mit dem Malik abzusprechen.

Bis nach Mitternacht sitzen wir zusammen. Alem und der Kommandant diskutieren heftig, niemand übersetzt. Ich dränge auch nicht darauf, der lange Ritt hat mich so erschöpft, dass ich auf dem weichen Teppichboden im Hause Mansur einschlafe. Beim Tee am nächsten Morgen nimmt mich Alem beiseite und schildert mir den Verlauf des nächtlichen Gesprächs.

»Mansur hat mir das Verhalten des Arztes seit

dem Tag seiner Ankunft beschrieben: Der Doktor wollte von Anfang an unbeobachtet sein und hat daher die Gastfreundschaft des Maliks abgelehnt, in dessen Haus zu wohnen. Er behauptete, in einem Haus mit Waffen nicht leben und arbeiten zu können. Kein ehrlicher Mann würde so etwas je sagen. Tagelang hat er gesunde Kinder untersucht. Unsere Mudschahedin hat er gar nicht oder falsch behandelt. Damit will er unsere Kampfkraft schwächen. In seinem Zimmer steht ein Funkgerät [das Weltempfänger-Radio]. Nachts spricht er heimlich und leise Russisch und informiert seine Auftraggeber in Moskau und Kabul. Mansur ist fest davon überzeugt, dass Häberle ein Spion ist, und beabsichtigt, ihn zu erschießen. Es wird schwer sein, ihn davon abzubringen.«

Mir schwindelt. Da soll also vor meinen Augen ein deutscher Arzt erschossen werden, ein Kollege, der seinen Urlaub opferte, körperliche Strapazen auf sich nahm und sich den Gefahren des Krieges aussetzte, um Kranken zu helfen. Jetzt erst bespreche ich mich mit Dr. Häberle und erfahre aus seinem Mund den tatsächlichen Ablauf und die Beweggründe seines Verhaltens. Absichtlich führe ich das Gespräch mit ihm vor dem Haus des Maliks in aller Öffentlichkeit, sitze bewusst distanziert zu Häberle und bemühe mich, streng und ernst zu wirken.

Wir sprechen natürlich Deutsch; das werden die uns umringenden neugierigen Zuhörer akzeptieren. Umso mehr muss ich bei ihnen in meiner Mimik und Sprechweise den Eindruck von Ablehnung und Abscheu vor diesem »Spion« erwecken. Es scheint mir zu gelingen. Denn als ich Mansur bitte, am Abend eine »Shura«, die Versammlung der Dorfältesten einzuberufen, stimmt er zu. Ich fordere Häberle auf, sich ab jetzt nur noch in seinem Zimmer aufzuhalten und nichts ohne meine Zustimmung zu unternehmen.

Mansur ist von meinem Vorschlag, vor dem Haus des »Spions« die Wache zu verstärken, sehr angetan. Natürlich läuft jetzt eine Art »Schmierenkomödie« ab, ein Theaterstück der dramatischen Art, von dem nur Häberle, Alem und ich wissen, dass es Theater ist. Denn über uns baumelt das Schwert des Damokles, und es hängt an einem seidenen Faden. Unter vier Augen entwickle ich mit Alem eine Strategie, wie wir Häberle unversehrt und zügig nach Pakistan zurückbringen können, ohne den Malik in seiner Überzeugung umstimmen zu müssen. Die Shura hat sich im Innenhof des Maliks versammelt. Zwei Dutzend bärtige Männer des Dorfsprengels sitzen im Kreis und schweigen, bis Mansur die Versammlung eröffnet.

Jirga und Shura sind in der Kultur der Paschtunen das politische Forum, auf dem alle Probleme und Fragen der Gemeinschaft diskutiert und entschieden werden. Der Malik, Chan und – bei der »Loya Jirga«, der Ratsversammlung auf Landesebene – selbst der König sind nur Primus inter Pares, Gleiche unter Gleichen. Jeder Teilnehmer der Versammlung hat dieselben Rechte, alle Entscheidungen müssen im einstimmigen Konsens getroffen werden. Nicht Rang, Reichtum und Besitz, sondern Überzeugungskraft, gute Argumente und die Fähigkeit, Kompromisse anzubieten und einzugehen, entscheiden in diesem basisdemokratischen System.

Das Eis, auf dem ich mich bewege, als ich im Kreis der Shura das Wort ergreifen darf, ist dünn. Von den Fähigkeiten meines jungen Mitarbeiters

Alem, meine Gedanken in die richtigen Worte zu fassen, hängt jetzt alles ab. Er weiß, um was es geht, und kennt meine Argumente.

»Ich danke Kommandant Mansur und allen Männern des Dorfes für die gastliche Aufnahme. Ihr kennt mich und wisst, dass wir Deutschen euch seit Jahren mit guten Ärzten helfen. Durch mein Verschulden ist es den Shurawis [den Sowjets] gelungen, einen Spion in unsere Gruppe einzuschleusen. Kommandant Mansur hat dies in seiner Weisheit und Vorsicht rechtzeitig erkannt, so dass der Spion keinen Schaden anrichten konnte. Es wäre jetzt euer gutes Recht, den Spion nach euren Gesetzen zu bestrafen. Aber wem wäre damit geholfen? Niemand außerhalb eurer Dörfer würde von der Feigheit und Schamlosigkeit der Shurawis erfahren, die mit falschen Ärzten euren Frauen, Kindern und Männern schaden. Niemand außerhalb eurer Dörfer würde erfahren, dass euer Kommandant Mansur es war, der diesen Spion entlarvte. Überlasst diesen Spion mir. Ich werde ihn mit nach Peschawar nehmen, um dort vor den Augen der ganzen Welt die Ruchlosigkeit der Sowjets anzuprangern und gleichzeitig die Klugheit eures Kommandanten und eures ganzen Dorfes zu preisen. Ich verspreche euch, schon in wenigen Wochen einen anderen Arzt zu schicken, dazu Saatgut und Werkzeuge. Ich stehe tief in eurer Schuld und bitte um Vergebung und eine weise Entscheidung.«

Den Gesichtern der Männer, die Alems Worten lauschten, ist keine Reaktion anzumerken. Es sind nicht die typischen Gesichter von Pokerspielern, sondern es ist die regungslose Mimik alter würdiger Männer, die vor einer schwierigen Entscheidung stehen. Alem und ich ziehen uns zurück, wir waren nur Gäste.

Die Entscheidung der Shura fällt noch in der Nacht. Mansur bittet mich zu sich und eröffnet mir mit knappen Worten den Beschluss: »Der Spion kam durch dich, einen Freund des Dorfes, ins Land. Du wurdest, genau wie wir, getäuscht. Wir wollen auch in Zukunft in Freundschaft zusammenarbeiten und überlassen ihn dir, so wie du es vorgeschlagen hast.«

Drei Tage später, zurück in Peschawar. Der Alptraum liegt hinter uns; es war allerdings kein Traum, sondern die Realität einer archaischen Welt. Um diesen Alptraum endgültig zu beenden, müssen wir das Schauspiel noch einen Tag fortsetzen. Mansur hat einen seiner Söhne mitgeschickt. Er soll Zeuge sein, wie ich den Spion und das schändliche Treiben der Shurawis der »Weltöffentlichkeit« anprangere und – der weitaus wichtigere Part – wie ich den Namen und die Ruhmestat seines Vaters bekannt mache.

Wir inszenieren eine »Pressekonferenz«. Ich bitte eine Hand voll guter Freunde zu mir und weihe sie grob in die »Spionage-Geschichte« ein. Mit Schreibblock und Tonbandgerät sitzen die sechs »Journalisten« am Tisch und lauschen, wie vereinbart, meinen Worten. Amon, der Sohn Mansurs, spricht kein Wort Englisch, und Alem übersetzt in blumigem Paschtu die abgesprochene Story. Als er die Rolle Mansurs bei der Entlarvung und seine Großherzigkeit bei der Behandlung des Spions schildert, glänzen Amons Augen. Ich ahne, was er seinem Vater erzählen wird.

Wir Europäer sitzen noch lange an diesem Abend zusammen und stoßen des Öfteren mit dünnem Murray-Bier auf diese »Räuberpistole« an. Mir und wohl auch Häberle wird erst jetzt so richtig bewusst, welchen Drahtseilakt wir hinter uns gebracht haben. Niemand hat mich oder Dr. Häberle gezwungen, sich dieser fremden und fremdartigen Welt auszusetzen. Wer es dennoch wagt, muss wissen, was ihn erwartet. Häberle hatte sich nach abendländischen Maßstäben nichts zu Schulden kommen lassen. Sein ärztliches Handeln war fachlich korrekt gewesen. Er hat mit der bevorzugten Behandlung von kleinen Mädchen und Jungen – den Schwächsten im Krieg – medizinisch und moralisch richtig gehandelt. Und auch als er nachts Russisch-Vokabeln paukte und dabei die Wörter laut hörbar aussprach, hat er sich »sprachdidaktisch« richtig verhalten.

In der Welt der Paschtunen, orientiert am Moral- und Verhaltenskodex der Afghanen im Krieg, hat er nur Fehler begangen: Er hat die Gastlichkeit eines bedeutenden Mannes zurückgewiesen, für den Gastfreundschaft das höchste Rechtsgut bedeutet. Sein Argument – ich kann Kriegsgerät nicht ertragen – versteht kein Afghane. Er hat die Prioritäten im Krieg – erst der Kämpfer, der Mann, dann der zukünftige Kämpfer, der Junge, dann die Gebärerin zukünftiger Kämpfer, die Frau und zuletzt die zukünftige Gebärerin zukünftiger Kämpfer, das Mädchen – bei seiner ärztlichen Tätigkeit missachtet. Er, der Ausländer, hat heimlich Russisch gesprochen, die Sprache des Feindes, der überall seine Spione hatte. Dies alles geschah bei Nacht, hinter verschlossenen Türen, mit einem den Afghanen unbekannten Radiogerät im Zimmer. Wer, wenn nicht ein Spion, würde so etwas tun.

Man kann natürlich die »Dummheit« und Rückständigkeit, die Brutalität und »Primitivität dieser

Unzivilisierten« anklagen und das alttestamentarische »Auge um Auge«-Denken und -Handeln der Paschtunen verdammen. Ändern kann ich es – jetzt und in meiner kurzen Zeit – nicht.

Ich erinnere mich an die Inschrift über dem Eingang einer bedeutenden Bildungseinrichtung der Bundeswehr: »Gott, gib mir die Kraft, die Dinge zu ändern, die ich ändern kann. Gib mir die Gelassenheit, die Dinge zu belassen, die ich nicht ändern kann. Und gib mir die Weisheit, beides voneinander zu unterscheiden.«

Allah hilf, dass es ein Junge wird

Marko, unser Gynäkologe, ist schon seit acht Wochen im Einsatz. Wir hatten abgesprochen, dass ich ihn die letzten Tage im Land unterstützen würde und wir dann gemeinsam zurückkehren würden.

In seinem recht feudalen kleinen Hospital – das Gebäude war früher eine Schule und ist bisher unbeschädigt geblieben – hat er es sich gemütlich eingerichtet: ein eigenes Wohnzimmer mit Teppich und Sitzkissen, im Nebenraum hängt eine Gießkanne mit Seilzug an der Decke – die Dusche –, die Räume verfügen über elektrisches Licht und einen Ventilator. In der kleinen Küche werkelt sein Koch am Herd, und vor dem Gebäude blüht gerade der Hanf. Über tausend Patienten sind in den vergangenen Wochen versorgt worden, der Vorrat an Medikamenten geht jetzt zu Ende. Der überwiegende Teil seiner Patienten waren Kinder und Frauen gewesen, und mit dem örtlichen Malik und den Männern des Dorfes hat er hervorragend zusammengearbeitet. Die nächsten Tage halten wir gemeinsam Sprechstunde ab, Marko übernimmt die Frauen und Mädchen, und ich versorge die Jungen und Männer.

Nach einigen Jahren Erfahrung kann man an den Krankheiten und Verletzungen der Patienten die Intensität und Art des Krieges in einem bestimmten Gebiet – und vice versa – ziemlich genau beschreiben: Unter- und Fehlernährung bei Kindern und Blutarmut bei Frauen bedeuten häufig, dass vor zwei, drei Jahren bei gezielten Hubschrauberangriffen mit Bordraketen die Kareze, die unterirdischen Bewässerungsanlagen, zerstört wurden, die Felder nicht mehr genügend bewässert werden konnten und die Ernten mager ausfielen. Alte Schussverletzungen durch Gewehr- und Pistolenmunition weisen darauf hin, dass vor längerer Zeit Schützenpanzer und Fallschirmjäger in der Gegend gekämpft haben. Schlecht abgeheilte Verbrennungswunden sind ein Hinweis, dass Flugzeuge vor Monaten Napalm- oder Phosphorbomben abgeworfen haben.

Die Menschen in den umliegenden Dörfern sind in einem schlechten Ernährungszustand, die Mütter- und Kindersterblichkeit ist überdurchschnittlich hoch – ein Hinweis auf zerstörte Bewässerungsanlagen. Bei meinem ersten Treffen mit dem Malik und dem Mullah des Dorfes wird meine Vermutung bestätigt. Trotzdem sind bisher erst wenige Menschen geflohen, der Weg nach Pakistan ist weit und beschwerlich, und in den vergangenen zwölf Monaten hat es auch keine Angriffe mehr gegeben.

Statt qualifizierter europäischer Ärzte bräuchten die Dörfer hier Baumaschinen und Handwerker, mit denen ihre Bewässerungsanlagen repariert werden könnten. Statt unserer Medikamente wären Getreide, Gemüse und Saatgut nötig. Marko hat sich auch nach sieben Wochen noch nicht damit abgefunden und trotz der Frustrationen engagiert gearbeitet. Frustrationen machen müde und erschöpfen. Und müde sieht er aus, obgleich er sicher ruhig schlafen konnte. Es gab nicht einen Angriff auf das Dorf, solange er dort war.

Wir arbeiten in zwei Räumen, Tür an Tür, haben aber nur einen Dolmetscher. Die Untersuchungen laufen daher etwas schleppend. Nazim, der Dolmetscher, spricht ausgezeichnet Deutsch. Er war bis 1980 Schüler an der deutschen Amani-Oberrealschule in Kabul gewesen, einer der besten Knabenschulen des Landes. Sie wurde schon in den zwanziger Jahren gegründet, und der Unterricht fand durch deutsche und afghanische Lehrer in beiden Sprachen statt. Die Jungen konnten nach erfolgreichem Abitur auch in Deutschland studieren und nutzten diese Gelegenheit reichlich. Hunderte afghanischer Studenten haben an deutschen Hochschulen Examen gemacht und nach ihrer Rückkehr als Ärzte, Chemiker, Physiker, Ingenieure und Hochschullehrer in vielen Bereichen ihres Heimatlandes Schlüsselpositionen übernommen und Karriere gemacht. Die ersten ausländischen Studenten in Deutschland nach dem Zweiten Weltkrieg kamen aus Afghanistan.

Die hervorragenden Beziehungen zwischen Deutschland und Afghanistan sind auch in der Existenz dieser Eliteschule begründet. Bis Anfang der achtziger Jahre unterrichteten hier Lehrer aus der Bundesrepublik, ab 1983 wurden sie von Lehrern aus der DDR abgelöst. Während der Monate, in denen sich die Lehrer West mit den Lehrern Ost überlappten, war es den Lehrern aus der DDR strikt verboten, mit ihren Kollegen West auch nur ein Wort zu wechseln. Der Kalte Krieg fand auch in Afghanistan statt. Jetzt war es ein heißer Krieg, der die einst hohe Qualität der Schule verkümmern ließ.

Nazim musste wegen des Krieges vorzeitig die Schule verlassen, sein Vater war ein erklärter Gegner des Regimes und floh mit seiner Familie nach Pakistan. Nazim will nach dem Krieg Medizin studieren und Kinderarzt werden, da passte es vorzüglich, dass er beim Deutschen Afghanistan Komitee einen Job als Dolmetscher fand und seinen Landsleuten jetzt zusammen mit deutschen Ärzten medizinisch helfen kann.

In meinem Nebenzimmer wird es unruhig, ich höre Marko ungewöhnlich laut und energisch sprechen und Nazim ebenso eindringlich übersetzen. Allem Anschein nach geht es um eine Schwangerschaft. Nach einigen Minuten ist es plötzlich still, und beide kommen in mein Zimmer. Ich habe eben die Schnittwunde eines kleinen Mädchens genäht und die Tapferkeit des Mädchens mit einem Riegel Schokolade belohnt. Die Kleine wischt sich die Tränen von den Wangen und verlässt mit der Schokolade in der Hand das Sprechzimmer. »Eine Hälfte der Schokolade bekommt mein kleiner Bruder, der ist nämlich krank«, antwortete sie auf meine Frage, warum sie die Schokolade mit nach Hause nähme. Ob das ihr Bruder umgekehrt genauso machen würde?

Marko ist wütend und lässt sich das deutlich anmerken: »Sieben Wochen lief alles glatt und jetzt, kurz bevor wir abziehen, dieser Mist.«

Eben hat eine hochschwangere Frau mit ihrem Mann die Sprechstunde wieder verlassen ohne die notwendige Untersuchung und Behandlung; aber warum diese Wut bei Marko?

»Die Frau hat starke Blutungen in der Spät-schwangerschaft. Du weißt, was das wahrscheinlich bedeutet. Und ihr Mann lässt nicht zu, dass ich sie anfasse.«

Nun verstehe ich die Reaktion des Schweizer Frauenarztes; er ist wütend über den Ehemann und fürchtet um das Leben der Schwangeren. Ich greife mir Nazim, und wir eilen dem Paar hinterher. Am Ende der Dorfstraße erreichen wir die beiden, und Nazim stellt mich dem Ehemann vor. Jetzt ist jedes Wort und jeder Satz wichtig, wenn wir den Mann überzeugen wollen. Von Nazim weiß ich, dass der Bauer Mahmud ein sehr frommer, aber auch recht sturer und ziemlich dummer Bursche ist. »Mahmud, das ist der Doktor aus Deutschland. Er möchte gern noch einmal mit dir über die Mutter deiner Kinder sprechen. Bitte komm mit uns zurück in das Hospital.«

Mit der Formulierung »Mutter deiner Kinder« hatte Nazim dem Bauern Mahmud gegenüber zum Ausdruck gebracht, dass uns seine Frau in ihrer Eigenschaft als Ehefrau nichts angeht, sondern die Kinder im Vordergrund stehen. Für den Europäer nicht einfach nachzuvollziehen. Mahmud kommt mit uns, seine Frau lässt er zu Hause. Da das vorausgegangene Gespräch des Bauern mit Marko etwas heftig gewesen war, lasse ich den Schweizer, obwohl er der Fachmann ist, beim Gespräch außen vor und führe es mit Nazim allein. Auf was es jetzt ankommt, weiß ich: Marko muss die Frau schnellstmöglich untersuchen können und sie dann wahrscheinlich operieren.

In der einfachen Welt des Mahmud darf kein Mann, auch kein männlicher Arzt, ohne seine Zustimmung als Ehemann – bei unverheirateten Frauen auch des Vaters oder großen Bruders –

seine Frau untersuchen und sie anfassen. Seine Ehre und die Würde seiner Frau stehen dem entgegen. Der Wille der Frau spielt hier so gut wie keine Rolle. Nazim kennt die Welt seiner Landsleute und weiß auch, wie man sie aufbricht. Ich muss fast nicht sprechen, Nazim übersetzt meine Gedanken.

Das Gespräch zwischen den beiden Paschtunen zieht sich hin. Ich unterbreche es für eine Teepause und rede mit dem Bauern über seine Familie, ohne seine Frau ins Spiel zu bringen, wir diskutieren über die schlechten Ernten, die zerstörten und verminten Felder, den Krieg. Dabei erfahre ich, dass seine beiden erwachsenen Söhne im Jihad gefallen sind. Er lebt jetzt nur noch mit seiner Frau und drei Töchtern zusammen. Weitere Söhne hat die Familie nicht. Im Gespräch merke ich, wie sehr er darunter leidet. Ich lasse ihn für kurze Zeit allein und berate mich im Nebenzimmer mit Nazim und dem Schweizer. Marko, der die Frau zwar noch nicht untersuchen konnte, ist sich ziemlich sicher, dass sich die Plazenta gelöst hat und dass dies der Grund für die starken Blutungen ist. Wir werden einen Kaiserschnitt vornehmen müssen, wenn wir das Leben der Frau und des Ungeborenen retten wollen.

Ich erzähle Marko von den gefallenen Söhnen des Bauern und dass Mahmud seine Söhne sehr vermisst. Hier könnten wir ansetzen, müssten aber alles auf eine Karte setzen. Ein verdammt gefährliches Spiel, auf das wir uns dabei einlassen. Marko kann natürlich durch eine rein manuelle Untersuchung des Bauches der Frau nicht feststellen, ob das Ungeborene ein Junge oder ein Mädchen ist. Aber genau darauf kommt es bei unserem Pokerspiel jetzt an.

Nazim erklärt dem Vater, dass der deutsche

Arzt – Marko müssen wir zunächst weiter aus dem Spiel lassen – überzeugt sei, dass sich im Bauch der Mutter seiner Kinder ein Junge befinde. Wenn seine Frau nicht untersucht und operiert werden dürfe, würde nicht nur seine Frau sterben, sondern auch der »Sohn«. Der Bauer wirkt jetzt sehr unschlüssig, man merkt ihm an, wie er mit sich und seiner »Kultur« ringt. Nazim hakt nach und erzählt Mahmud von meinen vier Söhnen, wie stolz ich auf sie sei und wie glücklich ich wäre, wenn auch er, Mahmud, wieder einen Sohn hätte.

Nach einer halben Stunde hat Nazim ihn weich geklopft. Mahmud stimmt zu, dass die Ärzte seiner Frau den Bauch aufschneiden dürfen. Marko setzt den Kaiserschnitt schon für den kommenden Tag an. Jetzt haben wir zwei Sorgen: Wird die Frau den Blutverlust überleben, den ein solcher Eingriff mit sich bringt? Und ist es ein Junge, den sie zur Welt bringen wird? Sollte die Frau den Eingriff nicht überleben, wäre dies nach den Vorstellungen des Ehemannes »Allahs Wille«. Sollte es kein Sohn werden, hätten Marko, Nazim und ich »großen Ärger«, nicht mit Allah, sondern mit dem Ehemann.

Als ich diese Geschichte einige Jahre später bei einem Vortrag erzähle, vergesse ich, den Zuhörern den Ausgang des Geschehens zu berichten. Auf die aufgeregte Frage einer Zuhörerin, ob es denn nun ein Junge oder ein Mädchen geworden sei, antwortete meine Frau, die an diesem Abend dabei war: »Wenn es kein Junge gewesen wäre, könnte mein Mann heute Abend nicht zu Ihnen sprechen. Er wäre nicht lebend aus Afghanistan zurückgekehrt.«

FAMILIENLEBEN
IN PESCHAWAR

Wie (über)lebt man mit einer Familie mit vier kleinen Kindern und Hund in diesem fernen, wilden
Peschawar? Dazu kann meine Frau viel mehr erzählen:

Als ich Ende Februar 1988 das Flugzeug besteige,
weiß ich bereits, auf welches Abenteuer ich mich
eingelassen habe. Ein dreiviertel Jahr zuvor, im
Sommer 1987, hatte ich meinen Mann bei seinem
»Urlaubseinsatz« für das Deutsche Afghanistan
Komitee in Peschawar eine Woche begleitet. Sofort war ich damals in diese völlig andere Welt
aus Tausendundeiner Nacht eingetaucht und
hatte mich hier zu Hause gefühlt. Ich konnte gar
nicht genug bekommen vom alten Basar in der In-
nenstadt mit seinen unzähligen kleinen Schmuck-
lädchen, den endlosen Stoffballen in allen Farben
und Mustern der Welt, den Bergen verschiedenster Reissorten, den tausenden Säcken mit allen
Gewürzen des Orients, den Silber- und Kupfer-
kesselmachern, den Teppichhändlern, den herrlich angerichteten überquellenden Obst- und Ge-
müseständen, den Esels- und Kamelkarren und
den Pferdegespannen, dem permanenten Hupen
und Rattern der kleinen bunten Tuktuk-Rikschas.
Ich war wie benommen von der Masse der Menschen, zwischen denen ich mich durch die engen
Gassen drängte: bärtige Männer im paschtunischen Shalwar Kamiz, auf dem Kopf den Pakoll
oder einen Turban, Frauen in der afghanisch-

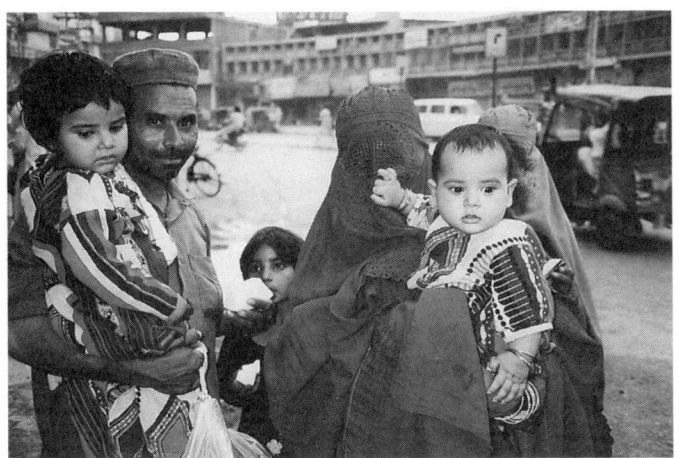

Afghanische Familie auf dem Basar

paschtunischen Burka oder ebenfalls im Shalwar, der leichten weiten Hose mit einem passenden, ebenfalls weiten und doch irgendwie figurbetonten Oberteil, dem Kamiz, der über das Knie reicht. Dazu ein eleganter Schal um den Hals oder auch über dem Kopf. Auch ich hatte mir gleich am ersten Tag ein solches in der Hitze praktisches und vor allem kulturadäquates Gewand zugelegt.

Kennen gelernt hatte ich aber auch die schreiend hässliche und traurige Armut in den afghanischen Flüchtlingslagern, die primitiven Krankenhäuser, in denen Hunderte meist amputierter Mudschahedinkämpfer auf Genesung hofften. Erschüttert war ich von den ausgemergelten Müttern in zerschlissenen, schmutzigen Burkas, die mit ihren spindeldürren, oft sterbenskranken Kindern im Arm in den kleinen Ambulanzen der Flüchtlingslager Hilfe erhofften. Die Vorstellung, wenigstens ein wenig dazu beitragen zu können,

diesen im Gegensatz zu unserem Leben so be-
nachteiligten Menschen helfen zu können, bewegte mich ebenfalls.

Und die unvergleichliche Gastfreundschaft der
Afghanen überwältigte mich. Sie luden uns ein in
ihre kleinen Lehmhäuser, die sie sich in den pakistanischen Flüchtlingslagern dicht an dicht aus
dem Lehm des Erdreiches gebaut hatten. Ein kleines Zimmer für Vater, Mutter und die Kinder, ein
Teppich auf dem Lehmboden, wenn man ihn
aus Afghanistan mitgebracht hatte. Daneben, im
Rechteck um einen kleinen Innenhof angeordnet,
die anderen kleinen Lehmhäuschen, in denen die
Söhne des Familienoberhauptes mit ihren Familien wohnen und natürlich der Großvater und
die Großmutter der Großfamilie. In der größten
Hütte werden die Gäste empfangen; man breitet
ein großes Wachstuch auf dem Boden aus, um das
herum wir Platz nehmen. Wir, das sind die anwesenden erwachsenen Männer der Familie, und
das bin ich als einzige Frau. Als Ausländerin gelten für mich nicht die strengen Regeln der Purdah,
des schicklichen Sich-Zurückziehens der Frau vor
fremden Männern. Auch die Männer der Familie
sind nicht vollzählig anwesend. Einige haben ihre
Frauen der Obhut ihrer Brüder überlassen und
sind wieder zurück über die Berge nach Afghanistan gezogen, um den Jihad gegen die Sowjets
weiterzukämpfen.

Einer der Söhne bringt eine Kanne mit Wasser
und eine große Schale, damit sich jeder vor dem
Gastmahl die Hände säubern kann. Dann laden
die jungen Burschen eine Köstlichkeit nach der
anderen auf dem Tuch ab: riesige Platten voller
Berge mit Reis, gemischt mit Hammelfleisch, darüber klein geschnetzelte Karotten, geröstete Man-

delsplitter und Rosinen, Teigtaschen, gefüllt mit Hackfleisch (eine Spezialität von Alem, die er selbst zubereitet!), Fleischspießchen, gebratene Hähnchenteile, würzig zubereiteter Spinat und köstlich mit Tomate angebratene Auberginen. Dazu Fladenbrot und viel grüner Tee mit Kardamom und Zucker. Es ist ein langes, ausgedehntes Mahl. Es schmeckt wunderbar, und ich lausche den interessanten Gesprächen. Mir ist aber auch ein bisschen unbehaglich, denn ich weiß, dass die Familien all das, was sie für uns zubereitet haben, sich selbst nicht einmal an den höchsten Feiertagen gönnen können. Und ich muss an die Frauen der Familie denken, die erst essen werden, wenn wir fertig sind; sie bekommen, was die Gäste und die Männer übrig gelassen haben.

Wir als vergleichsweise reiche Westler können uns aus all der Armut des Lebens in Peschawar heraushalten, weil wir uns zurückziehen können aus dem brodelnden Hexenkessel der Stadt; aus Hitze, Staub, Lärm, Gestank, Dreck und dichtestem Menschengedränge in ein großes sauberes und gekühltes Haus in University Town. Umgeben von hohen Mauern, damit die Frauen vor den Blicken Fremder geschützt sind, und inmitten eines herrlichen Gartens, der bei ausreichender Bewässerung das ganze Jahr über die schönsten Rosen und Bougainvilleen blühen lässt, wohnen die reichen Pakistani der Oberschicht. Und dort wohnten in den Jahren des russisch-afghanischen Krieges auch circa zweitausend so genannte Expatriates, Leute aus aller Herren Länder, die sich im Dienste der verschiedensten Hilfsorganisationen um die Millionen afghanischer Flüchtlinge in und um Peschawar kümmerten oder in wagemutigen »Trips« in Afghanistan selbst versuchten, die Not der Menschen zu lindern.

Nach drei Tagen »Urlaub« hatten mein Mann und ich damals beschlossen, zunächst erst mal für ein Jahr mit der Familie nach Peschawar zu ziehen. Mein Mann wollte die Leitung des DAK vor Ort übernehmen und diese Hilfsorganisation weiter ausbauen.

Aufbruch in eine neue Welt

Zu diesem aufregenden Ort brechen wir also Ende Februar 1988 auf: Die Kinder Veit (8), Urs (7), Welf (5) und Trutz, der gerade zwei Jahre alt geworden ist, sowie der Familienhund Argos, ein großer Airdale-Terrier, und drei große Koffer. Wir bilden sozusagen die »Vorhut« der Familienexpedition: Der »Chef« hat noch dienstlichen Verpflichtungen in Deutschland nachzukommen und wird zehn Tage später nachreisen. Das zweite Schulhalbjahr der internationalen amerikanischen Schule Peschawar beginnt aber bereits am 1. März, und unsere ältesten zwei schulpflichtigen Kinder sollen pünktlich anfangen. Ich werde das erste Mal seit meiner Referendarzeit meinen Lehrerberuf so richtig ausüben können. Darauf freue ich mich riesig und will ebenfalls rechtzeitig antreten.

Dem Hund zuliebe besteigen wir eine Boeing 747 der PIA, der pakistanischen Luftfahrtgesellschaft. PIA – von Spöttern auch mit »Perhaps It will Arrive« oder »Please Inform Allah« übersetzt, ist damals nicht nur die zu Recht preisgünstigste, sondern auch die einzige Fluglinie, die Pakistan im Non-Stop-Flug anfliegt. Und Argos fliegt nicht gern. Er ist es auch, der mir zunächst die größte Sorge bereitet: Sicher würde er nie freiwillig in den engen Zwinger steigen. Doch weit gefehlt: Der Hund hatte schon seit Tagen das Reise- und Aufbruchsfieber aller Familienmitglieder gespürt, und wie alle Hunde der Welt will er auf keinen Fall allein zurückbleiben. Er ist schneller in der Kiste, als wir gucken können! Und obwohl man in Afghanistan und Pakistan den Hund als Haustier nicht kennt, sondern dort nur räudige Straßenköter nachts durch die Gassen streunen, sind die Pakistani nett zu dem Hund. Sie laden ihn am Zielflughafen Islamabad gleich als erstes »Gepäckstück« auf das Kofferband. Die hundert Kilometer lange Fahrt im Pick-up von Islamabad nach Peschawar ist für unsere Buben bereits das erste der heiß ersehnten Abenteuer: Über jedes große Schlagloch in der Straße, über jedes Pferdefuhrwerk, das uns auf der falschen Straßenseite entgegenkommt, bricht Jubel aus, sind dies doch erste untrügliche Anzeichen, dass wir das langweilige, geordnete europäische Leben hinter uns gelassen haben.

Mit gleicher Begeisterung nehmen die Kinder auch ihre neue Umgebung an. Die deutschen Winterklamotten werden gegen kurze Hosen und T-Shirts getauscht, denn es ist mehr als frühlingshaft warm. Zum Outfit der Jungs gehören schnell große martialische Stöcke, die ihre Gewehre sind, so wie sie unsere zwei Tschokidas, die Torwächter, tragen. Auch wenn die Kommunikation zwischen den Kindern und den Afghanen zunächst nur mit Hilfe von Händen und Füßen klappt, freunden sich die Jungs sofort mit Dilba an, dem einen der beiden Wächter. Er ist ein kleiner drahtiger Hazara, dessen mongolische Schlitzaugen immer lustig blitzen. Nie sieht man ihn ohne seine Kalaschnikow. Das imponiert den Buben, und sie lassen sich sofort in diesen attraktiven Posten »einarbeiten«: Das große schwere Eisentor einen Spalt öffnen, wenn ein Besucher kommt, prüfen und nachfragen, ob man den Gast, den Bittsteller, den Fremden oder Freund einlassen soll, gegebenenfalls das Eisentor öffnen.

Auch das Essen im Tschokida-Häuschen zusammen mit den anderen afghanischen Hausangestellten ist viel aufregender als am großen Esstisch im gekühlten Speisezimmer. Auf einer Decke am Boden hockend und mit den Händen (der rechten wohlgemerkt, die linke ist für andere Verrichtungen zu gebrauchen!) die Speisen aus der großen Gemeinschaftsschüssel aufnehmen zu dürfen, kommt den Vorstellungen der Jungs von Tischmanieren durchaus entgegen. Schnell bringen sie es zur Perfektion und zeigen mir stolz, dass sie sogar Suppen schon mit Händen essen können: Fast so geschickt wie die Afghanen klemmen sie ein Stückchen Fladenbrot, das Nan, zwischen drei Finger der rechten Hand und »löffeln« damit auch flüssigste Gerichte gekonnt auf. Mit größtem Erstaunen stelle ich fest, dass die Kinder bei den ihnen zunächst unbekannten afghanischen Gerichten begeistert zulangen, während sie die Nase rümpfen, wenn unser Koch Spaghetti oder Haferflocken vorsetzt. Die schmecken »pakistanisch«. Das Maulen der Kinder hört erst auf, als ich auf einen Trick zurückgreife und die »Basarhaferflocken« in eine sorgsam gehütete echte deutsche Haferflockentüte umfülle, die Besucher aus Deutschland eigens mitgebracht haben.

Argos, unser Hund, fühlt sich zu Hause, wo seine Familie ist. Aber unsere Afghanen beäugen den für sie ungewohnten Hausgenossen allerdings zunächst mit Argwohn und manch einer mit

102

verhohlener Angst. Auch der Hund ist offensichtlich verunsichert von den bärtigen Männern mit ihren weiten stoffreichen Gewändern, den großen Turbanen und den Kalaschnikows in ihren Händen.

Eines Tages meldet Dilba Commander Zamon an. Wir freuen uns, ihn zu empfangen – nur – er kommt nicht herein. Wir warten, fünf Minuten, zehn Minuten; irgendetwas stimmt nicht. Stattdessen draußen vor dem Haus wüstes Hundegebell – und ein Bild, über das wir heute noch schmunzeln müssen: Ein großer schwerer Mitsubishi-Pajero, darinnen der stattliche Commander Zamon samt acht ängstlich dreinblickenden, obwohl schwerstbewaffneten Mudschaheds; um das Auto herum rennt Argos wie ein Verrückter, wild bellend! Vorsichtig kurbelt der Commander sein Fenster einen kleinen Spalt herunter und ruft uns zu: »Please, tell the dog he knows me!« Bevor wir Argos nicht weggebracht haben, steigt keiner der so erfolgreichen Freiheitskämpfer aus dem Auto.

Gleich in den ersten Wochen wird Argos Zeuge eines dramatischen Vorfalls auf dem Anwesen. Es ist Freitag, und unsere Familie genießt diesen einzigen freien Tag der Woche im Schwimmbad des Pearl Continental, dem einzigen Hotel mit Weststandard und dem einzigen quasi öffentlich zugänglichen Schwimmbad in ganz Peschawar. Zu Hause sind nur der Hund und die beiden Tschokidas, der nette Dilba und Chalid, ein stets finster dreinblickender Geselle, den keiner unserer anderen afghanischen Hausangestellten richtig leiden mag und dessen Herkunft keinem bekannt ist – für Afghanen ist das Wissen über die Familie des Vaters von viel größerer Bedeutung als das Geburtsdatum!

Offensichtlich kommt es zu einem Streit zwischen den Tschokidas, so wild, dass in die Luft geschossen wird, erzählen uns am Abend aufgeregt die Nachbarn. Was passiert war, ist nicht rauszubekommen, weder von Dilba noch von Chalid. Aber jeder der beiden schwört auf den Koran, nicht geschossen zu haben. Wegen der Kinder haben die Tschokidas eigentlich die strikte Anweisung, ihre Kalaschnikows tagsüber ungeladen zu tragen. Eine Maßnahme zur Wahrung der Autorität müsste erfolgen – nur wen bestrafen?

Plötzlich ist vorne am Tor wilder Lärm zu hören. Argos steht aufgeregt bellend und wütend knurrend vor dem Tschokida-Häuschen, drinnen der völlig verängstigte Chalid. Er wagt sich keinen Schritt heraus, während Dilba seelenruhig neben dem Hund seinen Posten steht. In den Augen der anwesenden Afghanen ist das Urteil sofort und eindeutig gefällt, und bis zum nächsten Tag wissen es alle zweihundert afghanischen Angestellten des DAK in Peschawar: Der Hund der Familie Erös ist etwas ganz Besonderes – er kann zwischen Guten und Bösen unterscheiden. Wir müssen den Wächter Chalid entlassen, denn Argos lässt den völlig eingeschüchterten Mann nicht mehr aus seinem Tschokida-Häuschen. Alle sind tief beeindruckt von der Weisheit dieses Hundes, und fortan wird er wie eine »Respektsperson« behandelt. Besonders unser Koch Abid, der seine Angst vor Argos nie ganz verliert, nutzt seine Stellung und sorgt mit extra Fleischportionen bei Argos für ein gutes Klima.

Die ersten Tage in Peschawar lassen bei mir und den Kindern schnell Urlaubsstimmung aufkommen: strahlender Sonnenschein, Erkunden einer neuen und fremden Umgebung, Baden gehen, wenn in Deutschland dickstes Schmuddelwetter herrscht; im Haus unsere liebenswürdigen afghanischen Helfer: der Koch, der Hausboy, zwei Gärtner und zwei Tschokidas. Sie sind glücklich, bei uns einen vergleichsweise sehr gut bezahlten Arbeitsplatz zu haben, mit dem sie sich und ihre vielköpfigen Familien im Flüchtlingslager einigermaßen gut über die Runden bringen können. Sie lesen uns jeden Wunsch von den Augen ab, während es für mich zunächst regelrecht ungewohnt ist, mich derartig bedienen zu lassen.

Meine einzige Haushaltspflicht der kommenden Monate wird es sein, in der Frühe mit dem Koch »Stabsbesprechung« zu halten. Er ist keiner der gewieften Köche, von denen es damals in Peschawar bereits wimmelt, die schon Erfahrung und Sprachkenntnisse in amerikanischen, französischen oder deutschen Haushalten gesammelt hatten. Das ist zwar am Anfang etwas mühsam, hat aber viele Vorteile: Wir lernen gleich die große

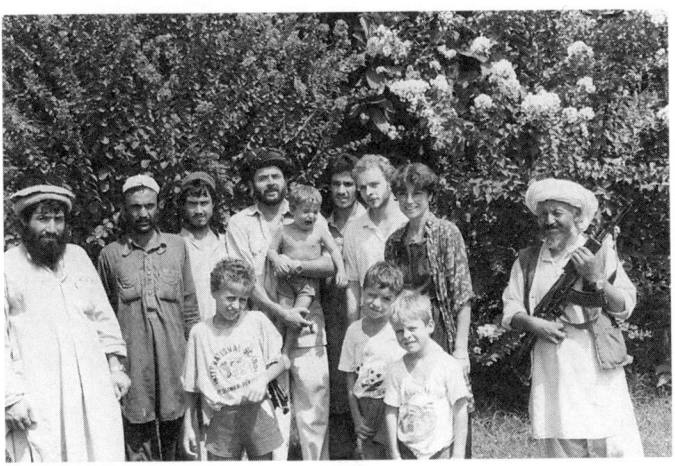

Familie Erös mit afghanischen Mitarbeitern
1988 in Peschawar

105

und schmackhafte Palette der afghanischen Küche kennen. Und unsere morgendliche gemeinsame Tagesplanung ist gleichzeitig meine effektivste Unterrichtsstunde, um Farsi zu lernen. Am Anfang kommen wir zwar ohne Finger, gemalte Bildchen und, wenn's gar nicht anders geht, einen Dolmetscher nicht aus. Doch wir machen beide schnell Fortschritte im Lernen der Sprache des jeweils anderen. Die Trefflichkeit des Ausdrucks »Küchenlatein« ist mir nie so bewusst geworden!

Eine gute Tagesplanung für den Koch ist sehr wichtig, denn neben unserer sechsköpfigen Familie gehören im Schnitt täglich fünf bis zehn Gäste beziehungsweise Mitarbeiter zum Haushalt. Das Büro des DAK ist im Erdgeschoss unseres Hauses untergebracht, und Reinhards afghanische Assistenten, Alem und Farid, der deutsche Zivildienstleistende sowie die Schweizer Krankenschwester

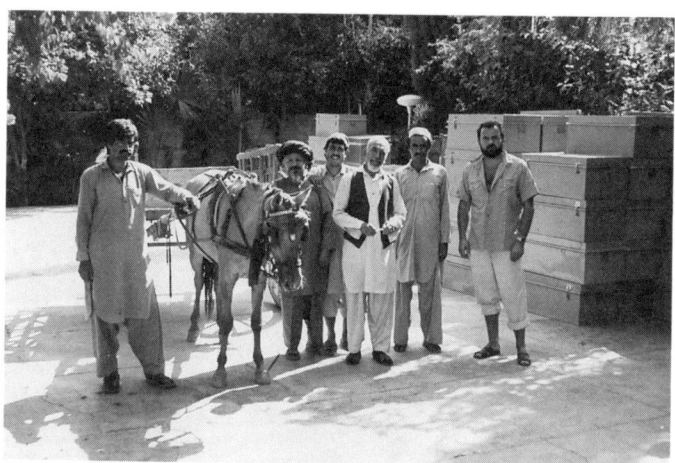

Ein Eselskarren hat viele neue Eisenkisten auf den Hof gebracht, die zum Transport der Medikamente nach Afghanistan dienen. Rechts neben dem Esel der nette Hazara-Wächter Dilba.

106

Barbara, die für das Medikamentenlager zuständig ist, gehören quasi zur Familie. Außerdem beherbergt unser großes Haus die Ärzteteams, die für einige Wochen entweder in Peschawar selbst arbeiten oder sich hier für ihre mehrwöchigen Trips nach Afghanistan vorbereiten. Und immer ganz besonders aufmerksam zu versorgen sind die zahlreichen Journalisten aus Europa, die unter dem Dach des DAK Insiderwissen über Afghanistan erhalten möchten oder im Idealfall die illegalen Ärzteteam-Einsätze nach Afghanistan für ein paar Tage begleiten dürfen. Unsere Tischrunden sind also immer groß, die Gespräche immer interessant, und unser Gästebuch wird zusehends dicker. Unser Haus Park Avenue Road gleicht fast einem Hotel, aber dank der zahlreichen afghanischen Hausangestellten lässt sich alles (meist) reibungslos organisieren.

Die amerikanische Schule

Selbstverständlich war eine der notwendigen Voraussetzungen für unsere Entscheidung, mit »Kind und Kegel« nach Peschawar zu ziehen, dass unsere Kinder ein geregeltes Schulleben haben würden. Und das würde, so waren wir überzeugt, die International American School of Peschawar, die ISP, bieten. Und nicht nur das: Die ISP suchte auch gerade händeringend einen Lehrer für Mathematik, also genau mein Fach. Am zweiten Ankunftstag unterschreibe ich gleich meinen Arbeitsvertrag. Für mich bietet sich erstmals seit meinem Examen und unserer ausgeprägten Familienphase die Gelegenheit, meinen Beruf als Lehrerin auszuüben, und das gleich unter ausgesprochen außergewöhnlichen, aber durchaus reizvollen Umständen und Bedingungen. Und am dritten Tag – der kleine Trutz ist gut versorgt, wahrscheinlich sogar verwöhnt von Tahir, dem Hausboy – mache ich mich mit Veit, Urs und Welf auf den Weg zu unserer gemeinsamen Schule: Fünf Minuten zu Fuß die Park Avenue Road stadteinwärts, dann stehen wir bereits vor dem großen Tor, das, wie alle amerikanischen Einrichtungen, von zwei gut bewaffneten pakistanischen Soldaten Tag und Nacht bewacht wird.

Die Kinder und ich sind gleichermaßen gespannt, was uns erwartet. Wir wissen eigentlich nur, dass hinter dem Schultor alles englisch, nein, pardon!, amerikanisch sein wird! Der fünfjährige Welf wird in den Kindergarten – hier ist es die Pre-School – gehen. Seine Lehrerin ist eine sehr liebe Philippinin, die anderen Kinder der kleinen Gruppe kommen aus England, Japan, Italien, Norwegen und den USA. Veit und Urs gehen, wie in Deutschland angefangen, in die zweite beziehungsweise erste Klasse, ihre Lehrerinnen sind zwei nette ältere Amerikanerinnen, die Klassenkameraden kommen aus England, Schweden, Norwegen, Österreich, Italien, Holland und Dänemark.

Ich übernehme den Kunstunterricht für alle Klassen sowie Mathematik und das Fach Science (eine Mixtur aus Biologie, Physik und Erdkunde) für die acht Schüler, die die Klasse 5/6 bilden: Sie kommen aus Frankreich, der Schweiz, Italien, der Türkei, Deutschland und ein Kind aus Amerika. Die Unterrichtssprache ist sinnvollerweise das Englische, und da lerne ich in jeder Schulstunde mindestens genau soviel wie meine Schüler. Die Schüler, die schon länger die ISP besuchen und im Englischen fit sind, sind mächtig stolz, ihrer Lehrerin weiterhelfen zu können, wenn es um so alltägliche Vokabeln wie »Schmierstoff«, »Mittel-senkrechte« oder »Teilmenge« geht.

Ich bin überrascht, wie schnell man sich daran gewöhnen kann, ganz bestimmte Situationen, in dem Fall die Schule, in Englisch zu denken und »abzuwickeln«. Nicht viel schwerer fällt das den Kindern, obwohl sie ja zunächst kein Wort dieser Sprache verstehen. Auf diesem Gebiet haben die amerikanischen Lehrer viel Erfahrung, denn in amerikanischen Schulen ist es das täglich Brot, des Englischen nicht mächtige Einwandererkin-der in den Unterricht zu integrieren. »Drei Mo-nate dauert es, dann ist der Groschen gefallen, die Kinder fangen plötzlich an, richtig zu verstehen, und dann geht's mit der Sprachkompetenz schnell wie bei einem Schneeball im Pappschnee.« Ich be-zweifle dieses kategorische Statement zunächst, aber es trifft tatsächlich zu bei unseren Kindern, die viel Spaß an der neuen Sprache haben und sie auch untereinander beim Spielen und mit unseren Afghanen zu Hause ausprobieren und anwenden. Diese Dreimonatsregel stimmt sogar bei der klei-nen Chiara aus Italien, die eigentlich von Anfang an beschlossen hatte, diese Sprache nicht zu ler-nen. Und obwohl sie einen Großteil des Unter-richts schmollend, mit dem Kopf auf der Schulbank liegend, ihren Widerwillen und Trotz demons-triert: Genau nach drei Monaten merkt sie, und wir Lehrer auch, dass sie zu verstehen beginnt!

Ich genieße meine ersten eigenen Lehrererfah-rungen in dieser nicht ganz alltäglichen Schule: Es macht Spaß, und es ist spannend, mit Kindern aus so vielen Ländern, aus so unterschiedlichen Bildungssystemen und verschiedener Herkunft zu arbeiten. Die Eltern aller Kinder arbeiten sozusagen am gleichen Objekt, sie helfen Afghanistan und seinen Menschen, sind Mitarbeiter der zahlreichen Hilfsorganisationen in Peschawar. Auch das schlägt sich irgendwie im Unterricht und im Schulleben nieder und prägt die kleine Schulgemeinschaft. Alle Familien in dieser Expatriate Community kennen sich gut, und enge Familienfreundschaften ziehen sich quer durch alle Nationalitäten.

Eine unerwartete Erfahrung überrascht mich gleich in den ersten Wochen an der Schule: ein Gefühl, über das ich bis dato überhaupt nie nachgedacht hatte, nämlich das einer gewissen »europäischen Identität«. Es manifestiert sich in Gemeinsamkeiten, die ich zwischen meinen verschiedenen europäischen Schülern und mir wahrnehme, im Gegensatz zu den Amerikanern und Asiaten. Es sind dies besonders Sprachenkompetenz, ein Geschichtsbewusstsein und die geballte Fülle einer gemeinsamen europäischen Geschichte überhaupt.

Immer mehr »typische« Eigenschaften des amerikanischen Schulwesens fallen mir auf und befremden mich teilweise: zunächst die amerikanische Schreibschrift, die ein ganz anderes Schriftbild abgibt, als es unsere Erstklässler lernen. Die Art, Rechtschreibung zu erlernen, erinnert mich fast an die Methodik von Koranschulen: Die ganze Klasse buchstabiert in lautem Chor stundenlang die Wörter. Die Kinder lernen weniger mit ihren Büchern, sondern viel mit Arbeitsblättern, auf denen sie nicht mehr kreativ und eigenständig Sätze denken und formulieren müssen, sie füllen nur noch Lücken aus. Das Niveau der amerikanischen Mathematikbücher der

110

höheren Klassen entspricht kaum dem unserer Hauptschulbücher. Und mit meiner Frage an die amerikanische Schulleitung, wie es mit einer Berücksichtigung von Fremdsprachen beziehungsweise der Pflege der diversen Muttersprachen all unserer internationalen Schüler sei, stoße ich auf Unverständnis des Problems an sich! Fremdsprachen scheinen ein Nullthema für die amerikanischen Lehrer der International School of Peschawar zu sein, die Muttersprachen der Kinder erst recht.

Auf große Zurückhaltung bei den amerikanischen Kollegen stoße ich im Kunstunterricht. Sie bevorzugen die so genannten Kits, teure, weil aus Amerika importierte Packungen mit Arbeitsmaterial und genauen Vorgaben, wie das »Kunstwerk« anzufertigen sei und hinterher auszusehen habe. Ich besorge auf dem Basar wunderbares farbiges Papier und herrlichste Farben verschiedenster Art und lasse der Kreativität der Kinder freien Lauf. Das sieht dann zwar nicht so »mickymausperfekt« aus, aber es werden eindrucksvolle große Bühnenbilder für das große Theaterstück zum Thanksgiving-Fest. Dieses wird ausgiebig gefeiert und natürlich auch Halloween. Eine internationale Schule – aber nur amerikanische Feste? Schließlich zahlen wir ja auch für die Schule. Und das nicht zu knapp! Ein Schuljahr kostet pro Kind dreitausend Dollar. Und weil das so viel Geld ist, sei auch jegliche Kritik an der Schule unbegründet: »Denn wenn etwas teuer ist, dann ist es auch gut: Die ehemalige amerikanische Schule in Kabul, die war noch besser, die kostete nämlich noch mehr.« So das ständig wiederholte, typisch amerikanische Totschlagargument.

Wir können die Schule für unsere Kinder bezahlen, weil ich das Geld dafür durch meinen Unterricht verdiene. Unserer Hilfsorganisation, das DAK, übernimmt diese horrenden Schoolfees nicht, denn es finanziert sich ausschließlich aus Spendengeldern, die für Afghanistan gegeben wurden. Die meisten der zahlreichen staatlichen und internationalen Hilfsorganisationen bezahlen die Gebühren für die Kinder ihrer Mitarbeiter. Doch gibt es auch einige private, meist kleinere Organisationen, NGOs so wie unsere hier in Peschawar, die wunderbare und effektive Arbeit leisten bei sehr »idealistischen« Löhnen für ihre Mitarbeiter. Die können sich die amerikanische Schule für ihre Kinder nicht leisten. So zum Beispiel die nette philippinische Lehrerin von Welf: Ihr zwölfjähriger Sohn sitzt zu Hause und versucht, sich die nötigsten Dinge selbst anzueignen. Wenigstens bringt er aus seiner Heimat die englischen Sprachkenntnisse mit, so dass er am Nachmittag gemeinsam mit den anderen Kindern spielen kann.

Schlechter ist da die nette Jasmine dran. Sie ist mit ihrer französischen Mutter und ihrem afghanischen Vater Faruk nach Peschawar gekommen. Faruk arbeitet in einer afghanischen Hilfsorganisation, die versucht, die brachliegende Landwirtschaft in Afghanistan wiederzubeleben. Da wird jede Rupie gebraucht, für die Schulgebühren reicht das Geld nicht. So hat Jasmine nicht nur Schulprobleme, sondern auch Kommunikationsschwierigkeiten mit den anderen Kindern, denn allein zu Hause lernt sie kein Englisch. Die Schulleitung der ISP ist nicht bereit, für Ausnahme- oder Sozialfälle die Schulgebühren zu reduzieren. »Wenn sich einer etwas nicht leisten kann, so wird das seinen Grund haben«, so die amerikani-

sche »Philosophie« und die entsprechende stereo-
type Antwort.

Im Verlauf des Schuljahres 1988/89 werden unsere Differenzen mit der amerikanischen Schule
immer handfester und unauflöslicher. Wir haben
inzwischen beschlossen, unsere Zeit in Peschawar
um ein Jahr zu verlängern. Und wir beschließen
gleich mit, eine andere, wirklich internationale
und sozialere Schule, eine europäische Schule, zu
gründen, die allen Expatriate-Kindern in Peschawar einen Schulbesuch ermöglicht.

Die europäische Schule

Damit ist Arbeit für die Sommerferien angesagt.
Den in Peschawar besonders heißen Wochen des
Juli und August – fünfundvierzig Grad im Schatten sind die Regel – werden wir nach Deutschland
entfliehen. In München, so wissen wir, gibt es
eine europäische Schule. Ihr Leiter hört sich unseren Plan sehr interessiert an und erklärt uns
ausführlichst die Strukturen der europäischen
Schulen. Diese sind Einrichtungen der EU speziell
für die Kinder von Mitarbeitern der europäischen
Behörden. Die beiden größten derartigen Schulen befinden sich in Brüssel, jeweils eine in Nord-
italien, Holland, Südengland, Luxemburg und
Frankreich. Die in München wurde für die Angestellten des europäischen Patentamtes eingerichtet. Ihr Rektor avisiert uns in Brüssel beim obers-
ten Chef aller europäischen Schulen, und er
überlässt mir großzügig genügend Exemplare der
hervorragenden Unterrichtsmaterialien für Mathematik. Dies sind Arbeitsunterlagen für Klasse
1 bis 6, die völlig sprachunabhängig sind, meinen

Schulbedürfnissen also optimal entgegen kommen. Sie sind inhaltlich hervorragend, denn das gesamte Curriculum der europäischen Schulen orientiert sich am jeweils höchsten Unterrichtsniveau der einzelnen Fächer, das die beteiligten EU-Länder bieten können.

Was die Schulen für unsere Bedürfnisse in Peschawar besonders attraktiv macht, ist das Prinzip der Zweisprachigkeit, das von der ersten Klasse an gilt; es gibt also ab Klasse 1 genügend Raum für die erste Fremdsprache im Curriculum *und* für die Muttersprache. Wir wandeln das etwas um und nutzen die Fremdsprachenstunden, um unsere Schüler in ihren jeweiligen Muttersprachen so auf dem Laufenden zu halten, dass sie

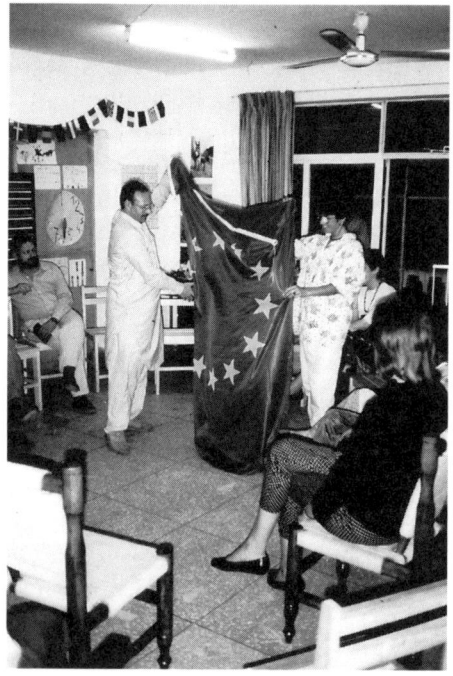

Überreichung der europäischen Flagge durch einen offiziellen Vertreter aus der Bundesrepublik Deutschland.

nach ihrer Rückkehr in ihre Heimatschulen wieder den Anschluss finden können. Die erste Fremdsprache unserer Kinder, das Englische, bildet die Grundsprache aller Fächer. Unsere beiden englischen Kinder aber lernen dafür Französisch.

Der Chef in Brüssel steht dem Versuch, die first »Private European School« ins Leben zu rufen, sehr positiv und interessiert gegenüber, könnte sie doch Modell stehen für weitere solcher Schulen »oversea«. Er wird uns hilfreich unterstützen und dafür sorgen, dass neben unserer schwarz-rot-goldenen Flagge am Eingangstor des DAK fortan auch das Sternenbanner der EU flattert.

Unsere Schule wird ihre Räumlichkeiten nämlich ebenfalls in unserem Haus in der Park Avenue Road haben. Das DAK hatte in den letzten Wochen ein weiteres kleines Haus für die stetig wachsende Zahl der Ärzteteams angemietet. Damit wurden einige der Gästezimmer in unserem Haus frei; die werden wir nun zu Schulräumen umfunktionieren, denn wir wollen die Grundkosten (Miete, Gehälter für Tschokidas, Hausmeister, Strom etc.) für die Schule so gering wie möglich halten, damit wir mit wesentlich geringeren Schulgebühren allen Kindern aus den Hilfsorganisationen, vor allem auch denen der afghanischen Mitarbeiter, den Schulbesuch ermöglichen können.

Noch drei Wochen haben wir Zeit bis zum Schulbeginn: Eine Holztrennwand macht aus einem Riesenraum zwei kleinere; einfache Holzbänke und Tische werden auf dem Basar in Auftrag gegeben, ebenfalls die Herstellung dreier Tafeln. Das Unterrichtsmaterial habe ich teilweise aus Deutschland mitgebracht, was an Englischbüchern noch fehlt, bekomme ich im »British

115

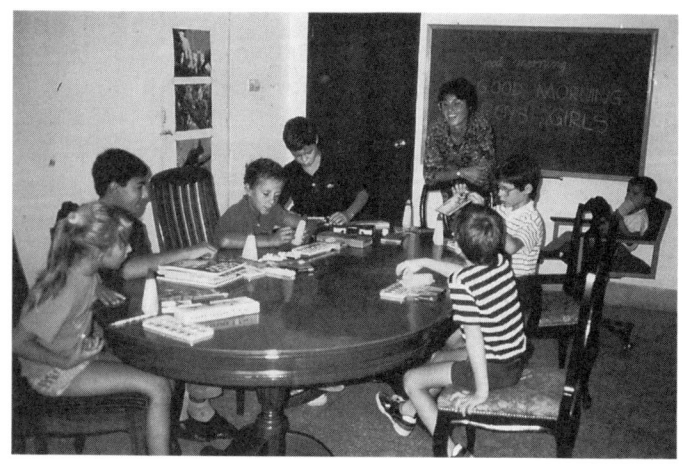

Der erste Schultag

Bookstore« auf dem Basar. Auch Hefte, Kreide, Farben etc. kann man in Peschawar kaufen.

Das Wichtigste für eine gute Schule sind gute Lehrer! Und da werde ich in unserer wunderbaren Community fündig: Veda, eine kleine, zierliche, liebevolle, aber äußerst energische Südinderin mit britischem, französischem und mauretanischem (ihr Heimatland) Pass, die alle Sprachen ihrer Pässe auch fließend beherrscht, wird nicht nur meine beste Lehrerin werden, sondern auch eine treue Freundin in guten und in traurigen Stunden und bis heute. Sie ist mit ihrem Mann, der als Spezialist für Wirbelsäulenverletzungen für das Internationale Rote Kreuz (IKRK) arbeitet, nach Peschawar gekommen. Begeistert setzt sie sich für den Aufbau unserer kleinen Schule mit ein und hilft mir, dass alles rechtzeitig zum angesetzten Schulbeginn Ende August fertig wird. Wir gewinnen noch eine fließend Englisch

116

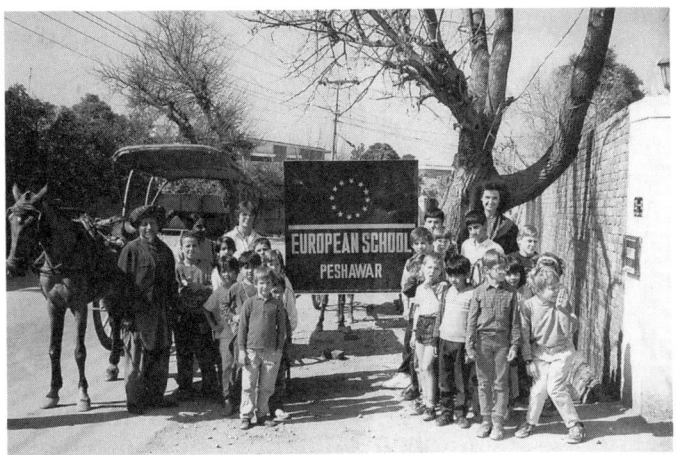

Vor dem Haus auf der Straße mit einem Teil der Schulkinder

sprechende, bereits promovierte pakistanische Studentin der Biologie, denn wir werden mit drei Klassen beginnen. Die verschiedenen Muttersprachenstunden werden teilweise Mütter oder Ehefrauen von Mitarbeitern des IKRK übernehmen, in dem die exotischsten Fremdsprachenkenntnisse geballt vertreten sind. Den Sportunterricht in unserem Garten wird einer unserer afghanischen Hausangestellten übernehmen: Er hatte in besseren Zeiten in Leipzig Sport studiert; jetzt freut er sich riesig auf seinen neuen Job.

Der große Coup in unserem Fächerangebot lässt die Kollegen der amerikanischen Schule allerdings fast die Fassung verlieren: Der einzige Computer, den das DAK in dieser Zeit besitzt, soll einmal in der Woche der Schule gehören. Und dieses selbst an deutschen Schulen im Jahre 1989 nicht selbstverständliche Fach wird ein Afghane,

Jalal, der cleverste unserer afghanischen Office-Mitarbeiter, unterrichten.

Wir beginnen pünktlich am 20. August 1989 mit fünfundzwanzig Kindern. Die Schulgebühren richten sich nach der Finanzkraft der Eltern beziehungsweise dem, was die jeweiligen Hilfsorganisationen davon übernehmen. Wie in Deutschland Tradition, bekommen alle unsere Erstklässler selbst gebastelte Schultüten: der kleine Japaner Kim, die Schweizerin Lisa, der umtriebige Matteo aus Italien, Welf, Ruben und Alexandra aus Deutschland und Max aus Malaysia mit deutschem Vater. In Klasse 2 und 3 haben wir einen kleinen Finnen, einen Engländer mit amerikanischer Mutter, die mich ganz besonders ermutigt hatte, die europäische Schule aufzubauen, zwei afghanische Jungs, die Schwester von Kim und eine Französin. Und in Klasse 4/5/6 sitzen drei Afghanen, zwei französische Mädchen, der Sohn der philippinischen Lehrerin der amerikanischen Schule, die kleine Italienerin, die erst nicht Englisch sprechen wollte, und die zwei älteren Brüder des kleinen Finnen und des Amerikaners sowie Hannah aus Deutschland und unsere zwei großen Buben. Und jeden Tag schmuggelt sich in irgendeines der drei Klassenzimmer auch der Hund Argos mit hinein; gelingt es ihm nicht, ist er unglücklich bis beleidigt. Alle Kinder lieben ihn.

In der Mitte des Schuljahres kommt noch ein zwölfjähriger Afghanenjunge zu uns: Er war sechzehn Monate in Deutschland medizinisch behandelt worden. Seine beiden völlig zerschossenen Beine haben deutsche Ärzte soweit wieder hergestellt, dass er wenigstens humpeln kann. Jetzt ist er aus einem blitzsauberen, weißen deutschen Krankenhaus, von deutschen Pflegeeltern

in einem schönen deutschen Reihenhaus, zurückgekehrt zu seinen Eltern, die in einem der primitivsten Flüchtlingslager gleich am Stadtrand von
Peschawar leben: in einer winzigen Lehmhütte
zusammen mit zwei Ziegen und ein paar Hüh-
nern, vielen Geschwistern, ohne Strom und ohne
Wasser. Wir wollen versuchen, ihm mit dem Besuch unserer Schule diese brutale Rückkehr wenigstens etwas abzufedern. Es wird uns leider
nicht dauerhaft gelingen. Von Freunden erfahre
ich zwei Jahre nach unserer Heimkehr nach
Deutschland – unsere Schule gibt es leider nicht
mehr –, dass Hamid von seinen Eltern verheiratet
worden ist. Doch Hamid ist seiner Realität mit
Opium entflohen, ohne Rückkehr.

Wenn ich heute dieses erste und leider einzige
Schuljahr unserer europäischen Schule Revue
passieren lasse, weiß ich nicht mehr, wie alle unsere Unternehmungen in diese kurze Zeit passten.

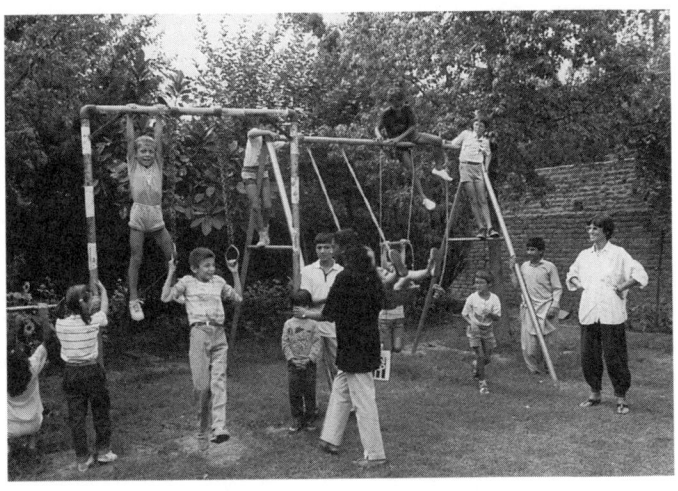

Schulpause im Garten; im Vordergrund die Lehrerin Veda.

119

Dabei haben wir den Schulstoff nicht vernachläs-
sigt, im Gegenteil: Dank der kleinen Klassen
schaffen zum Beispiel einige unserer Erstklässler
spielend noch die Hälfte des Zweitklässler-Stoffes
in Mathe, die Großen lernen mit Begeisterung
jede Woche eine Stunde Französisch mit Veda.
Und dennoch findet nach diesem Schuljahr jedes
Kind zu Hause den Anschluss an seine alte Schule
beziehungsweise sogar den Übertritt in das Gym-
nasium. Unseren beiden englisch-amerikanischen
Brüdern gelingt sogar der erfolgreiche Sprung
auf die reguläre europäische Schule in Oxford, in
deren Nähe sie nach ihrer Rückkehr aus Peschawar wohnen.

Schüler, Lehrer, Eltern, wir feiern alle zusammen wunderbare Feste: venezianischen Karneval
mit Masken und Theaterspiel und ein »Sommer-
fest der Nationen«. Die Weihnachtsfeier bringt
alle Kinder fast wieder so weit, an den Nikolaus zu
glauben, denn unser Nikolaus spricht jedes Kind
in seiner Muttersprache an (die Sprachgenies
vom IKRK!).

Wir beobachten das Training der Minenräum-
hunde, die in einer Art Sisyphusarbeit die Millionen von Kriegsminen in Afghanistan aufspüren
sollen. Wir besuchen die einzige Wurstfabrik in
ganz Mittelasien, am Rande von Peschawar gele-
gen und von der Frau des deutschen Honorarkon-
suls Pschybarowsky betrieben. Sie stellen Wie-
nerl und herrlichen geräucherten Schinken ohne
jedes Schweinefleisch her und tragen so zur an-
genehmen Erweiterung des Speisezettels von uns
»Westlern« in Peschawar bei. Sie versorgen auch
Fluggesellschaften vieler muslimischer Länder
mit ihren Wurstspezialitäten.

Zusammen mit allen Schülern und Eltern erholen wir uns für ein Wochenende in der klaren Luft der kühleren, frischen und grünen Täler des Swat circa zweihundert Kilometer nördlich von Peschawar. Dort proben wir »Überlebenstraining« in der Wildnis, wir sitzen abends am Lagerfeuer und singen gemeinsam alle Lieder dieser Welt. Und wir sind entzückt von den wunderschönen kleinen Buddhas und Skulpturen der so genannten Ghandarakultur, die nur in einigen nordpakistanischen Tälern und in Afghanistan zu finden ist. Diese Steinmonumente sind etwas ganz Einmaliges in der Kulturgeschichte der Menschheit: Hier haben sich die Buddhastatuen, die Chinesen und Inder in den ersten Jahrhunderten nach Christus hinterlassen haben, Figur und Gewänder griechischer Skulpturen zugelegt. Diese wohlgelungenen Proportionen und den klassischen Faltenwurf hatte Alexander der Große bei seinem großen Feldzug nach Osten bis hin in diese entlegenen Bergtäler Jahrhunderte zuvor hinterlassen.

Der wahre Höhepunkt im Schulleben für Schüler und für uns Lehrer wird – man mag es zunächst kaum glauben – der Religionsunterricht. Jeden Donnerstag, vierte Stunde, für alle Kinder und alle Lehrer gemeinsam, gestaltet von Veda, die eine tiefgläubige Hinduistin ist. Gestaltet von Bascharat, der pakistanischen Lehrerin, die ihren muslimischen Glauben sehr ernst nimmt, gleichzeitig aber den für sie so ungewohnten Freiraum in unserem Haus genießt, im Gegensatz zu den doch sehr fundamentalistischen pakistanischen Gesellschaftsstrukturen außerhalb unserer hohen Grundstücksmauern. Mein Unterrichtsbeitrag als Christin bietet natürlich besonders für unsere Afghanenbuben »Sprengstoff«, aber sie sind eifrige Lauscher.

Erstaunlicherweise gibt es auch keinerlei Vorbehalte oder Einschränkungen seitens der muslimischen Eltern. Besonders Matteo, der sofort zappelig und frech wird, wenn er sich langweilt und unterfordert fühlt, fragt jede Woche bereits ab Montag nach diesem Fach. Dann hört er gebannt den Geschichten zu, die Veda über die vielen farbigen Heiligen des Hinduhimmels erzählt: über Ganesha, den Elefantengott, von Durga, die auf dem Tiger reitet, von einem kleinen Göttersohn, der in einem Bastkörbchen im Flussschilf ausgesetzt wird und dem zwei Königstöchter das Leben retten. In unserer Vorstellung feiern wir die lauten und bunten Hindu-Feste mit, die Veda uns schildert. Und wir lernen, dass auch im vielgestaltigen Hinduglauben *ein* Gott der Herr der Schöpfung ist, dass er gütig ist und die Menschen liebt: Brahman, der Absolute. Bascharat lässt die Kinder die spannende Geschichte Mohammeds noch einmal erleben, die Offenbarungen in den Berghöhlen durch den Erzengel Gabriel, die Mohammeds Haut fast genauso zum Brennen brachten wie die von Moses, als er die Stimme Gottes auf dem Berg Sinai hörte.

In den vier Fastenwochen des Islam, dem Ramadan, hören wir, dass auch ein Muslim sich um seine Nächsten, die Armen, kümmern muss. Er fastet auch, damit mehr zum Teilen bleibt. Das Almosengeben für die Armen und das Teilen der Speisen mit den Armen, wenn das Fasten bei Eintreten der Dunkelheit unterbrochen wird (ein schwarzer Faden darf in der Dunkelheit nicht mehr zu erkennen sein), gehört zu den fünf Säulen des Islams. Genauso die fünf Gebete am Tag, die in dieser Zeit besonders wichtig sind. Wir bewundern Bascharat und unsere älteren afghanischen

Mitschüler, die die Fastenzeit streng einhalten, in der Hitze tagsüber keinen Schluck Wasser trinken und einen Mondmonat lang nur abends das Fasten brechen und früh am Morgen, bevor die Sonne aufgeht, frühstücken. Natürlich feiern wir zusammen auch das dreitägige Eid, welches das Fasten beendet und das höchste der muslimischen Feste ist. Die Kinder so vieler Nationalitäten und verschiedener Religionen spüren die großen Gemeinsamkeiten und wissen, dass der eine Gott viele Namen tragen kann. Sie sind genauso fasziniert wie ihre Lehrerinnen.

In den Wochen des Fastens beginnt unsere Schule immer besonders pünktlich. Unsere afghanischen Schüler haben noch vor der Morgendämmerung mit ihren Eltern gefrühstückt und turnen bereits ab sechs Uhr früh an den dicken Hanfseilen, die in unseren großen Garten-Gummibäumen hängen, direkt vor unserem Schlafzimmer! Welche Lehrerin wird schon in der Früh von ihren Schülern durch fröhliches Kinderlachen geweckt?

Trutz

Die erste Septemberwoche 1989: Unsere Schule ist prima angelaufen, alles klappt, es macht ungeheuer Spaß, so komplett der eigene Chef sein und eine eigene Schule kreieren zu können. Es ist aber auch immens viel Arbeit, jeden Vormittag fünf Stunden zu unterrichten, als »Principal of the Private European School Peschawar« (so tituliert mich der Brüsseler Chef) am Nachmittag den Schulbetrieb zu organisieren; und der Unterricht muss ja schließlich auch vorbereitet werden. In diesen ersten Septembertagen sind auch die deutschen Vorstandsmitglieder des DAK aus Bonn zur großen Lagebesprechung in Peschawar.

Und in dieser Zeit heftigster und intensivster Arbeit wird unser kleiner Trutz krank. Das erste Mal seit den fünfzehn Monaten, die wir nun schon in Peschawar leben, bekommt er Durchfall und Erbrechen. In den Nächten kommen wir beide kaum zum Schlafen, während des Unterrichts sitzt er auf meinem Schoß. Er muss viel trinken, am besten Cola. Aber jeden mühsam eingeflößten Tropfen verliert er wieder. Ich bekomme Angst, obwohl Durchfall und Erbrechen in diesen Breitengraden zu den normalen Begleiterscheinungen gehören. Doch trotz Medikamenten geht es Trutz nicht besser.

Nach fünf Tagen überlässt mein Mann dem DAK-Vorstand die Arbeit und fliegt mit Trutz nach München. Ich bin erleichtert, denn die Überzeugung, unsere Medizin in Deutschland kann alles, sitzt mir irgendwo im Hinterkopf. Meine innere Unruhe lindere ich am besten, indem ich am Abend mit den drei Buben die Honorarkonsulin Erna Psybarowsky besuche. Vor drei Wochen ist ganz plötzlich ihr Mann gestorben, jetzt ist sie allein und wird auch allein hier in Peschawar bleiben. Seit über dreißig Jahren lebte sie mit ihrem Mann im afghanischen Jalalabad und nun in Peschawar – nach so vielen Jahren kann man nicht mehr nach Deutschland zurückkehren. Die viele Arbeit und die Anspannung der letzten Tage hatten mir keine Zeit gelassen, zu ihr zu fahren, um sie zu trösten und abzulenken. Jetzt brauche ich selber Ablenkung. Und, wider meinen eigentlichen Willen, rutschen mir Worte aus dem Mund, von deren Richtigkeit ich überzeugt bin, die ich mir aber instinktiv verbieten will und die mir heute noch genau so im Kopf sind: »Ich weiß, liebe Erna, wie wenig ich dich trösten kann; wahrscheinlich weiß man erst dann, wenn man selbst jemanden Lieben verloren hat, wie schwer der Tod zu verkraften ist.«

Zehn Minuten später betritt, unerwartet und unangemeldet, ein Vertreter der Außenstelle Peschawar der deutschen Botschaft das Zimmer, tuschelt ganz kurz mit der Konsulin und nimmt mich dann beiseite. »Trutz ist vor zwei Stunden in Deutschland gestorben – in den Armen seiner Großmutter – fünfhundert Meter vor dem Schwabinger Krankenhaus in München.«

Für kurze Sekunden glaube ich, den Boden unter den Füßen zu verlieren. Aber irgendwie fasse ich mich ganz schnell (heute ist mir klar, wie »hilfreich« ein Schock sein kann und das Noch-nicht-Realisieren-Können dessen, was eigentlich gerade geschieht). Im Wohnzimmer von Erna sitzen Veit, Urs und Welf. Der Botschaftsangehörige bringt uns schnell nach Hause, die Kinder sind verwirrt. Zu Hause, allein, muss ich ihnen sagen, dass ihr kleiner Bruder tot ist. Sie realisieren alles genauso wenig wie ich, obwohl jeder der drei genau so reagiert, wie er ist: Veit weint, ja schreit ganz laut, die zwei anderen gehen regungslos und geschockt ins Bett. Gute Freunde, die mein Mann angerufen hat, kommen noch vorbei. Denn er ist doppelt verzweifelt nach diesem Unglück, weil er uns jetzt hier alleine weiß. Ich habe im Augenblick nur einen Wunsch: Ich will allein sein, und ich schicke unsere Freunde weg. Die absolute Erschöpfung der vergangenen Tage gönnt mir den sofortigen Tiefschlaf ohne jeden Traum.

Der nächste Tag verläuft wie in Trance: Viele Freunde kommen vorbei, die Mitarbeiter besorgen die Tickets nach Deutschland, die Wiedereinreisevisa für mich und die Kinder. Ich sitze in den diversen pakistanischen Amtsstuben, obwohl Freitag – also »Sonntag« – in Pakistan ist, aber alles klappt reibungslos und schnell, die pakistanischen Beamten erkennen die Situation.

Am Samstag fliege ich mit den Buben nach München. Die Beerdigung wird in Feldkirchen stattfinden, unserem damaligen deutschen Heimatort. Es ist ein strahlend sonniger, warmer Septembertag. Ich stehe neben mir, neben der Realität, und nur so kann ich die Sonne, diesen blauen Himmel, die vielen Freunde und Verwandten, die zu meinem Erstaunen so zahlreich gekommen sind, ertragen – heute tröstet mich diese große Anteilnahme.

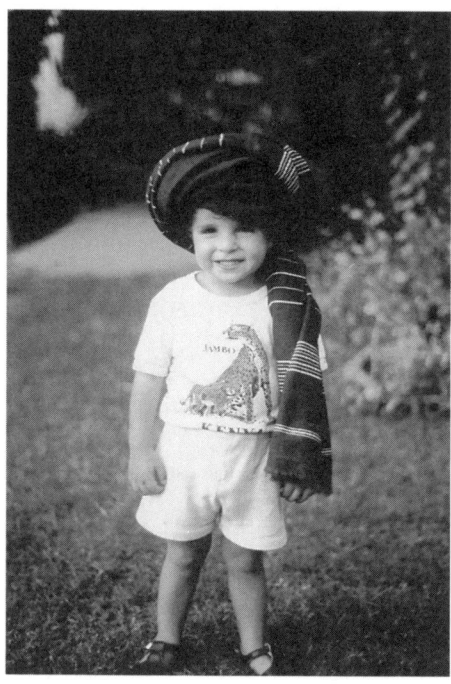

Trutz

Nach einer Woche fliegen wir alle gemeinsam wieder zurück nach Peschawar. Die Arbeit wartet, und wir hoffen, sie wird uns helfen und ablenken. Meine Lehrerinnen hatten mit unseren Schülern dieses traurige Ereignis gut aufgearbeitet. Jedes Kind hatte für Trutz etwas gemalt und geschrieben. Unsere muslimischen Kinder trösten mich mit ihren Bildern und ihrer festen Überzeugung, wie sie sich Trutz im Himmel vorstellen, ganz besonders. Sie bestärken mich in meiner Gewissheit und einem sehr intensiven Gefühl, das ich auch sofort verspürt hatte, als ich von Trutz' Tod erfuhr: das fast körperliche Gefühl seiner unmittelbaren Nähe, nicht in unserer materiellen Welt, sondern in der, die vor unser aller Geburt liegt

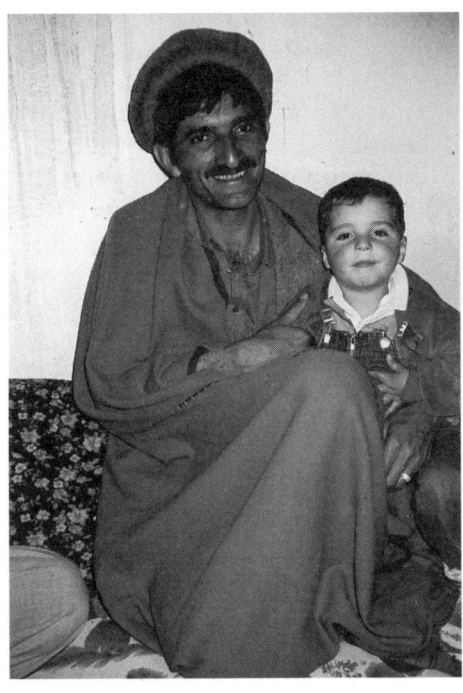

Trutz mit
Dr. Zalmei

127

und in die wir alle nach unserem Tod wieder eingehen werden. Nie zuvor war mir so klar geworden, dass unser irdisches Universum nur der kleinere, endliche Teil der großen Schöpfung ist.

Mit einem Trauergottesdienst in der großen katholischen Kirche von Peschawar nimmt Pater Steger mit uns und der ganzen Expatriate-Community Abschied von Trutz. Alle kommen, Christen, Muslime, Hindus, fast alle unsere afghanischen Mitarbeiter. Ich weiß, dass Trutz sich freut, dass sie alle zusammen in einem Gotteshaus an ihn denken, traurig sind, dass er nicht mehr da ist. Denn fast alle haben diesen kleinen, lustigen Jungen gekannt. Mit seinen drei Jahren war er ein ungewöhnlich kommunikatives Kind gewesen, ging auf jeden zu, konnte mit jedem, in welcher Sprache auch immer, irgendwie kommunizieren. In seinen letzten Lebenswochen, das stelle ich jetzt im Nachhinein erstaunt fest, sind seine Tage besonders intensiv gewesen, als habe er in seinen drei Jahren ein ganzes Leben durchleben wollen: Einige Wochen bevor er krank wurde, hatte er sogar eine kleine Freundin gehabt, Pia, die Tochter unseres besten Freundes Lorenz, gleich um die Ecke. Er war richtig verliebt in sie und musste sie jeden Tag mindestens einmal gesehen haben; sonst war der Tag nichts.

Auch nach Afghanistan wollte er unbedingt noch gehen. Dr. Zalmei, einer unserer afghanischen Ärzte, hatte einige Tage bei uns im Haus zugebracht, um seinen Einsatz in Afghanistan vorzubereiten. Trutz und er waren engste Freunde geworden, und für Trutz stand fest, Dr. Zalmei zu begleiten. Als er dann eines Morgens aufwachte und feststellen musste, dass sein Freund während der Nacht ohne ihn aufgebrochen war, war Trutz untröstlich und richtig böse, dass wir ihn nicht geweckt hatten.

Es dauert lange, viele Wochen, bis wir alle realisieren, dass der kleine Trutz nie mehr in der Früh aufstehen wird, nie mehr mit uns am Tisch sitzen wird, nie mehr wieder da sein wird – ein langer Prozess, der zunächst immer schmerzlicher wird. Es wird sehr lange dauern, bis die sprichwörtliche Zeit die Wunden heilt.

Selbstvorwürfe, etwas falsch gemacht oder unterlassen zu haben, zermürben und plagen immer wieder. Noch heute trösten mich dann die Verse des 139. Psalms, die ausgerechnet am 14. September 1989, an Trutz' Sterbetag, die Worte meiner evangelischen Tageslosung waren: »Deine Augen sahen mich, als ich noch nicht bereitet war, und alle meine Tage waren in dein Buch geschrieben, die noch werden sollten und von denen noch keiner war.«

Einige Wochen nach Trutz' Tod nimmt mich unser afghanischer Buchhalter, ein sehr netter und gescheiter Mann, zur Seite, er möchte mich etwas fragen. Er hat selbst bereits vier Kinder verloren, und er möchte von mir wissen, ob es wirklich so sei, dass uns der Tod eines Kindes viel weniger berühre als zum Beispiel afghanische Eltern. Afghanen stellen sich das gemeinhin so vor, da sie denken, uns trösten Reichtum und Materialismus. Bestürzt und fast beschämt realisiere ich unsere wechselseitigen Vorurteile. Denn ich meinerseits wollte ihn fast fragen, ob er vom Tod eines Kindes so betroffen sei wie wir, weil es für Afghanen ja leider ziemlich »normal« sei, ja quasi zur Lebensplanung gehört, viele Kinder zu haben, da ja auch viele der Kinder früh wieder sterben.

Wir bleiben noch fast ein ganzes Jahr in Peschawar. Im Sommer 1990 geht das erste Schuljahr der »First Private European School« erfolgreich zu Ende. Veda wird mit ihrem Mann für das IKRK in das bitterarme Rumänien gehen, Bascharat bekommt ihr lang ersehntes Stipendium in den USA. Wir werden wieder nach Deutschland zurückkehren, und ein Engländer wird »unsere« Schule noch einige Monate führen, doch leider bricht schnell alles auseinander.

Trutz ist jetzt der Schutzengel unserer Familie geworden: seiner Brüder, seiner Eltern und seiner beiden Zwillingsschwestern, Cosima und Veda, die zwei Jahre nach seinem Tod das Licht dieser Welt erblicken werden. Diese Gewissheit, dass Trutz für uns da ist, ist mehr als nur die Suche danach, einen Sinn in den schrecklichen Ereignissen zu finden. Es ist die Gewissheit, dass unsere Wege nicht Zufälligkeiten sind, sondern auf Ziele zusteuern, die wir nicht immer direkt wahrnehmen und erkennen können, die aber jemand »mitplant«, der bereits einen weiteren und besseren »Überblick« hat. Diese Gewissheit wird uns allen helfen und den Mut geben, immer wieder neue Herausforderungen anzupacken und zu wagen.

UNTER DER BURKA
ZUM EINSATZ
IN DIE HÖHLENKLINIK

Seit ihrem Bestehen wird die Grenze zwischen Pakistan und Afghanistan nur von einem der beiden Nachbarn anerkannt. Für die meisten Afghanen, insbesondere die Paschtunen im Osten und Süden, ist diese Grenze nur ein Strich auf der Landkarte, der mitten durch ihre Stammesgebiete verläuft. Als internationale Grenze respektiert sie keiner. Wenn man die Landkarten der Region genauer studiert, stellt man fest, dass mitten durch die an Afghanistan grenzende pakistanische Provinz, die North West Frontier Province, NWFP, eine weitere Grenzlinie verläuft. Sie schneidet einen Landstrich heraus, der fünfzig bis achtzig Kilometer tief entlang der Landesgrenze zu Afghanistan verläuft.

Diese Region heißt offiziell »Federally Administered Tribal Areas«, im Volksmund nur »Tribal Areas«, Stammesgebiete, genannt. Im Unterschied zu allen anderen Provinzgrenzen Pakistans ist der Zugang zu ihnen eingeschränkt. Wer etwa die Provinzhauptstadt Peschawar westlich in Richtung Khyber-Pass verlässt, stößt schon am Stadtrand auf einen Schlagbaum des »Frontier Corps«, der pakistanischen Grenzpolizei. Ohne eine gesonderte Genehmigung darf kein Besucher Peschawar Richtung Afghanistan verlassen und in die Tribal Areas einreisen oder sie durchqueren. Nur den Bewohnern der Stammesgebiete ist der Zutritt ohne Ausweis gestattet. Sie, nicht die paki-

131

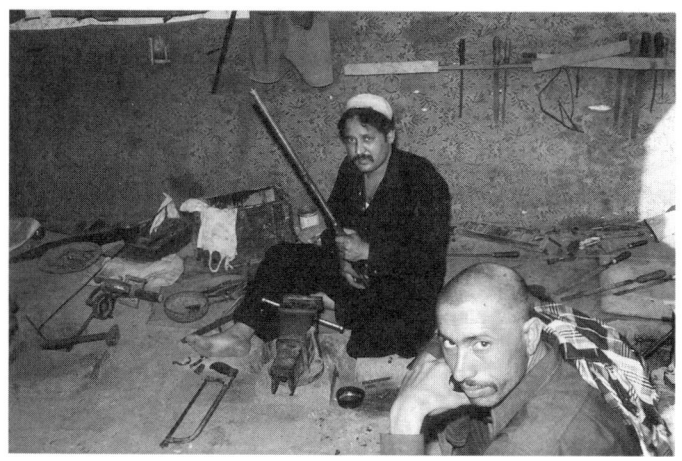

In kleinen Hinterhofbuden stellen die Männer aus
einfachsten Rohstoffen mit primitivem Handwerkszeug
perfekte Waffen her.

stanische Regierung, sind die eigentlichen Herren
dieser Zone.

Die Tribal-Gebiete mit ihren Sonderrechten
sind ein Überbleibsel aus der Kolonialzeit des britischen Imperiums. Nach zwei kostspieligen Nie-
derlagen, bei denen die englischen Expeditions-
korps Tausende ihrer besten Männer gegen die
Afghanen verloren hatten, waren es die Briten
leid, die paschtunischen Bergstämme der Afridi,
Ghilzai, Mohammadzai, Barakzai und Waziri
ständig zu bekämpfen oder mit Waffen zu befrieden. Sie setzten sich 1893 mit dem afghanischen
König Abdurrahman Durrani an den Verhand-
lungstisch und einigten sich auf eine neue Grenz-
ziehung. Der englische Unterhändler hieß Sir
Mortimer Durand, und die neue Ost-, Süd- und
Nordgrenze Afghanistans ging fortan als »Du-
rand-Line« in die Geschichte ein.

Was im restlichen Pakistan ein kriminelles Delikt wäre, ist den Bewohnern der Stammesgebiete erlaubt: Die Tribals dürfen ihre Waffen offen tragen, und – sie dürfen Waffen herstellen. Die kleine Stadt Darra etwa, eine knappe Fahrstunde südwestlich von Peschawar, ist seit Jahrhunderten eine der größten Waffenschmieden auf dem indischen Subkontinent. In Hunderten kleiner und größerer Fabriken werden dort mit technisch einfachen Werkzeugen Pistolen, Maschinengewehre, Flugabwehrgeschütze und Panzerfäuste in Mengen hergestellt, mit denen man ganze Infanterie-Bataillone ausrüsten kann. Die Waffenindustrie von Darra produziert ohne jede Kontrolle durch die staatlichen pakistanischen Behörden. Wer bereit ist zu bezahlen, bekommt, was er bestellt.

Die Waffenfirmen sind zumeist Familienbetriebe, in denen die Väter ihre Kenntnisse und Fertigkeiten – insbesondere im Kopieren auslän-

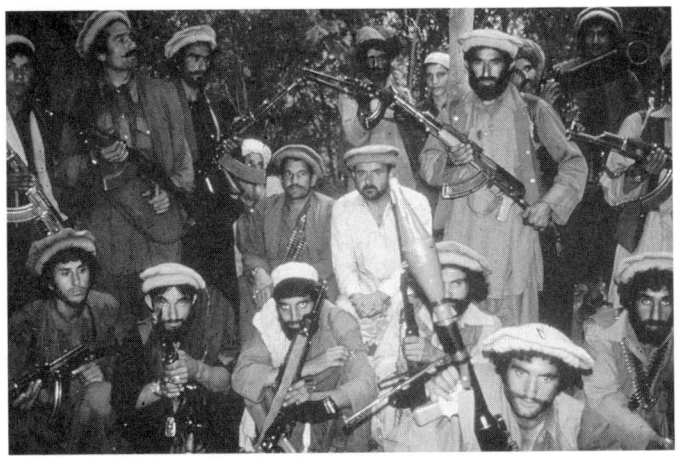

Begleitgruppe von Mudschahedin;
in der Mitte Reinhard Erös.

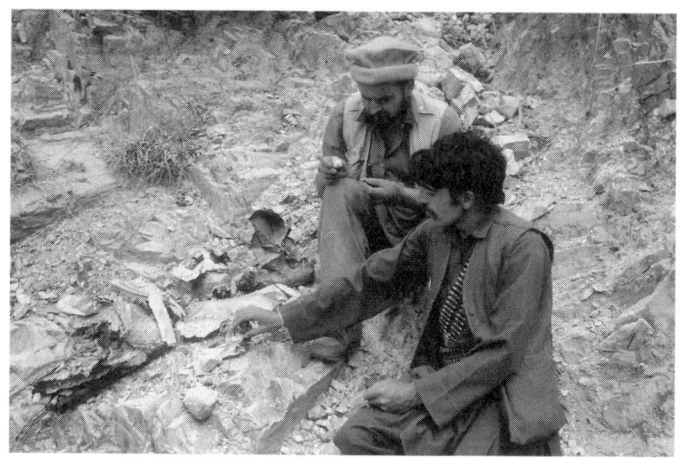

Erös und Zamon beim Untersuchen von Wrackteilen eines
kurz zuvor abgeschossenen Kampfjets der Sowjets.

discher Waffen – an Söhne und Enkel weiterge-
ben. Die Qualität einer Kalaschnikow-Maschinen-
pistole AK47, »Made in Darra«, steht der einer
original russischen Waffe in nichts nach. Für weniger als dreihundert US-Dollar kann man selbst
die perfekte Kopie des Sturmgewehrs G3, die
Standardwaffe der Bundeswehr, erwerben.

In den achtziger Jahren herrscht in Sadda
Hochkonjunktur. Die Mudschahedin-Gruppen benötigen für ihren Kampf in Afghanistan riesige
Mengen an Waffen. Den Großteil liefert der pakistanische militärische Geheimdienst ISI – Inter
Services Intelligence – in enger Zusammenarbeit
mit der CIA der Amerikaner und dem saudi-ara-
bischen Königshaus. Die Amerikaner legen großen Wert darauf, dass nur russische Waffenty-
pen, nie US-Waffen, gekauft werden.

Ägypten und China zählen zu den Hauptlieferanten; unter Präsident Nasser wurde die ägyptische Armee aus den Waffen-Arsenalen der UdSSR ausgerüstet, und China produziert Kopien russischer Waffen. Für beide Länder ist der russisch-afghanische Krieg ein phantastisches Geschäft. Die Gelder zur Waffenbeschaffung kommen aus den Geheimfonds der CIA oder sind Petrodollars der Saudis. Im Verlauf des zehnjährigen Krieges reichen diese Mittel nicht immer aus, und wie so oft bei den »schmutzigen« Kriegen der Neuzeit bietet sich der Rauschgifthandel als Geldbeschaffungsmaschine an.

Das Land am Hindukusch besitzt eine jahrhundertealte Tradition in der Produktion der Drogen-Rohstoffe Cannabis und Opium. Rauchopium, der

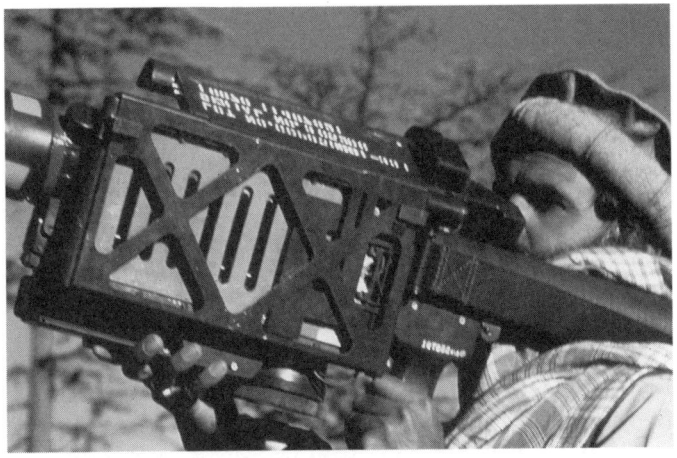

Mudschahed beim Abfeuern einer »Stinger«-Flugabwehrrakete. Dieses High-Tech-Waffensystem der Amerikaner trägt entscheidend zur Niederlage der sowjetischen Besatzungstruppen bei. Geheimdienste befürchten, dass noch heute circa vierhundert Stück bei den Taliban oder Al-Qaida-Truppen in Afghanistan vorhanden sind.

135

so genannte Teriak, wird vorwiegend von alten Männern in den »Jilom«, einer Pfeife mit Tonkopf und einem Bambusrohr, geraucht. Rohopium ist über Jahrhunderte Bestandteil vieler Heilmittel und wird gegen starke Schmerzen und als Beruhigungsmittel auch bei Säuglingen und Kleinkindern eingesetzt.

In den sechziger und siebziger Jahren war es vor allem das Haschisch gewesen, das die Hippie-Generation aus Westeuropa über Persien oder Indien nach Kabul pilgern ließ, weil dort das Rauschgift, der berühmte »Schwarze Afghane«, in einer einzigartigen Qualität zu konkurrenzlos tiefen Preisen konsumiert werden konnte. Opium und Haschisch waren bis Mitte des zwanzigsten Jahrhunderts in Afghanistan kulturell weitgehend akzeptierte, auch als Medikamente genutzte Drogen, ähnlich dem Alkohol in Europa. Wirtschaftlich spielten Drogenanbau, Drogengebrauch und -missbrauch eine geringe Rolle. Die wenigen Opium-Raucher und »-Trinker« – Opium wurde auch in Tee aufgelöst und bei »Kaffeekränzchen« von Frauen getrunken – waren in die Dorfgemeinschaft integriert und wurden nur selten verachtet.

Anfang der achtziger Jahre vervielfacht sich in wenigen Jahren die bis dahin geringe Zahl und Größe der durchschnittlich ein bis zwei Hektar großen Schlafmohnfelder Afghanistans. Schlafmohn, die Pflanze, aus der Opium gewonnen wird, ist recht einfach zu kultivieren, benötigt nur wenig Bewässerung und wirft verglichen mit Cannabis ungleich höhere Erlöse ab. Nach dem Verblühen der Mohnblume, wenn die roten Blätter abgefallen sind, reifen die Mohnkapseln. Mit einem speziell gebogenen, mehrklingigen Messer

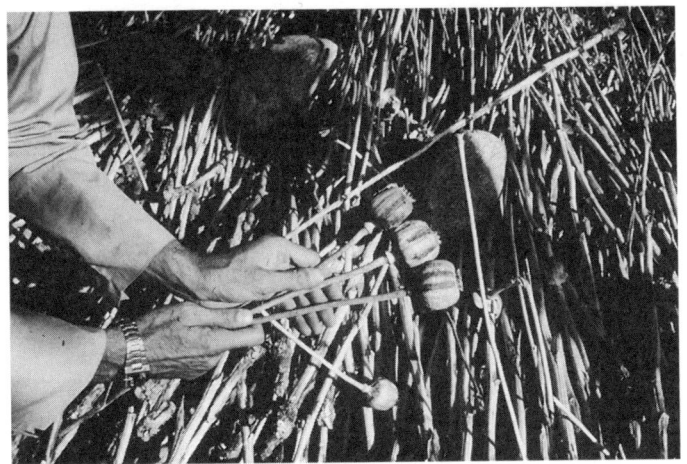
Bereits angeritzte Kapseln des Schlafmohns
zur Gewinnung von Rohopium.

muss nun jede einzelne Kapsel angeritzt werden,
bis ein milchiger Saft austritt. Die Flüssigkeit
trocknet an der Kapselwand zu einer klebrigen
Masse, die dann mehrmals täglich abgestreift
wird. Die rohe Masse wird geröstet, extrahiert
und zu Rohopium fermentiert. In den Grenzprovinzen Kunar und Nangahar, nahe zu Peschawar,
wird das qualitativ beste Opium produziert.

Mit Wissen und Duldung der pakistanischen
Regierung und auch der CIA entstehen in den Tribal Areas Pakistans Hunderte von versteckten
Heroin-Labors. Mehr als dreihundert Tonnen rei-
nes Heroin werden dort pro Jahr produziert und
überschwemmen den europäischen und amerikanischen Markt.

Heroin, ein Destillat des Rohopiums, wurde auf
den Rauschgiftmärkten Europas damals zu einem
Kilogrammpreis von über einhunderttausend
Mark vertrieben. Dem afghanischen Schlafmohn-

137

Bauern verbleiben davon weniger als ein Prozent. Sein durchschnittliches Jahreseinkommen von dreihundert Dollar reicht gerade aus, seine Familie zu ernähren. Die Milliardengewinne aus dem Heroinhandel fließen in die Taschen der Warlords, werden in den Nobelvierteln von Karatschi, Lahore, Islamabad und Peschawar sowie ins arabische Ausland investiert. Und vor allem werden damit Waffen gekauft. Vermutlich noch nie in der jüngsten Geschichte eines Entwicklungslandes ist in so kurzer Zeit so viel Geld auf so wenige Bankkonten einbezahlt worden.

Die Gemengelage aus Heroinproduktionsstätten und Waffenhandel großen Stils ist für jeden Beteiligten und insbesondere für unbeteiligte »Passanten« ein explosives Pulverfass. Bei unseren Einsätzen in Afghanistan sind wir gezwungen, die Tribal Areas zu durchqueren, Gebiete also, wo in geheimen Drogenlabors Tonnen von Heroin hergestellt werden und der Waffenhandel blüht. Eine Gegend, in der Besucher, erst recht Ausländer, mehr als unwillkommen sind.

Natürlich wäre es mir möglich, mit einem entsprechenden »Bakschisch« von den pakistanischen Grenzbehörden ein »Travel Permit«, die offizielle Genehmigung zur Durchfahrt durch die Stammesgebiete, zu erhalten, um – begleitet von Milizsoldaten – an die afghanische Grenze zu gelangen. Damit würde ich uns allerdings dem Risiko aussetzen, dass die auch in Pakistan aktiven Geheimdienste KHAD (Afghanischer Dienst) und KGB vorzeitig über unsere Einsätze informiert würden. Dies gilt es unter allen Umständen zu verhindern. Bereits 1986 wurde einer unserer Ärzte wenige Kilometer hinter der Grenze von sowjetischen Spezialtruppen erwartet und mit seinen sechzehn Begleitern erschossen. Ein weiterer Arzt und eine Krankenschwester, beide Mitarbeiter einer befreundeten deutschen Hilfsorganisation, gerieten ebenfalls in einen Hinterhalt der kommunistischen Truppen. Ihr Leben wurde zwar geschont, stattdessen wurden sie aber wegen »Spionage« zu jahrelanger Haft verurteilt. Erst auf Drängen des damaligen Bundespräsidenten von Weizsäcker beim sowjetischen Präsidenten Gorbatschow sind die humanitären Helfer vorzeitig freigelassen worden. Diesen Risiken will ich mich und die für meine Organisation arbeitenden Schweizer und deutschen Mediziner unter keinen Umständen aussetzen.

Man kann versuchen, ohne Travel-Permit, unter Umgehung der pakistanischen Kontrollposten, zu Fuß und bei Nacht und abseits der Straßen durch die Stammesgebiete die afghanische Grenze zu erreichen. Damit begibt man sich in die Hand der »Tribal Chiefs« der jeweiligen Region.

Die Stammesführer in den Tribal Areas sind unberechenbar. Einige paktieren mit dem kommunistischen Regime in Kabul, andere unterstützen die Widerstandskämpfer der Mudschahedin-Gruppen. Nicht selten wechseln sie die Fronten. Mit simpler Bestechung, der in dieser Gegend üblichen Art, Dinge schnell zu regeln, ist es da oft nicht getan. Zu groß ist für einige der Paschtunen-Chiefs die Verlockung, sich beides zu verdienen: das Bakschisch von uns plus die Kopfgeldprämien aus Kabul, die auf ausländische »Spione« ausgesetzt sind. Und dann sind da noch ihre Befürchtungen, dass wir Ausländer Einblick in ihre Drogengeschäfte bekommen könnten. Das Risiko erscheint mir nicht berechenbar. Ich muss andere Wege finden.

Nach den ungeschriebenen Gesetzen des Paschtunwali, des jahrhundertealten Kulturkodex der Paschtunen, verbieten es die Ehre des Ehemanns und die Würde der Frau, dass fremde Männer die Frau oder die erwachsene Tochter eines anderen anfassen oder auch nur unverschleiert sehen. In der Öffentlichkeit tragen die Frauen der paschtunischen Stämme daher die Burka. Kein Paschtune würde es wagen, einer fremden Frau unter die Burka zu sehen. Dies machen wir uns bei unserem nächsten Einsatz zu Nutze.

Gemeinsam mit dem Schweizer Gynäkologen Marko, der bereits in Afghanistan gearbeitet hat, bereite ich mich für einen kürzeren Trip in eine der Ostprovinzen vor. Neben der medizinischen Ausstattung packen wir zu unserer persönlichen Ausrüstung eine Burka. Mit zwei Pick-ups erreichen wir mit unseren afghanischen Begleitern kurz vor Mitternacht den pakistanischen Kontrollposten bei Miranshar. Die Afghanen sind eingeweiht und darauf vorbereitet, dass wir beiden Ausländer jetzt als ihre Frauen weiterreisen. Auf der Hinterbank des Fahrzeugs stülpen wir uns die Burka über, rechts und links von uns je ein Afghane, unsere Ehemänner. Wir beiden Frauen sitzen in der Mitte. Über unsere Füße – mit Schuhgrößen jenseits der einer durchschnittlichen Afghanin – haben wir große Taschen mit Stoffballen ausgebreitet. Die Innenbeleuchtung des Fahrzeugs hat der Fahrer durch Entfernen der Sicherung ausgeschaltet und vorübergehend funktionsuntüchtig gemacht.

Zwei schon etwas ältere Milizposten stoppen unsere Fahrzeuge. Schweißperlen rinnen mir von der Stirn – nicht nur wegen der schrecklichen Hitze unter der Burka. Denn sollten uns die Kontrollposten entdecken, würden sie uns zwar nicht erschießen, aber auch einige Wochen in einem pakistanischen Gefängnis sind kein Abenteuer-Urlaub im Robinson-Club. Das übliche Bakschisch bei Polizeikontrollen – einhundert Rupies (circa vier Mark) – wechselt durch das Fenster des Fahrers den Besitzer. Mir kommt es vor wie eine Ewigkeit, als sich unsere Afghanen mit den Milizen freundlich und lachend unterhalten. Das Bakschisch ist bezahlt, warum geht es denn nicht weiter? Plötzlich öffnet einer der Pakistanis die Hintertür des Wagens, leuchtet mit seiner Taschenlampe zunächst »meinem Ehemann« ins Gesicht, dann sieht er sich den anderen Mann genau an, fasst vorsichtig – ohne meine »Frauenbeine« zu berühren – in die beiden Taschen und prüft sorgfältig die Stoffballen. Gott sei Dank haben wir nichts in den Taschen versteckt, was auf unsere Identität als Europäer rückschließen lässt. Er fordert die Männer auf, auszusteigen.

Das Palaver der fünf Paschtunen neben dem Schlagbaum zieht sich unendlich hin. Jetzt trinken sie auch noch Tee zusammen! Warum – um Allahs willen – lassen sich unsere Männer so lange Zeit und uns schwitzen und warten? Sie müssen doch wissen, dass wir wie auf glühenden Kohlen sitzen! Endlich kommt Bewegung in die Gruppe, die Männer umarmen und verabschieden sich. Ohne uns auch nur eines Blickes zu würdigen, steigen unsere Afghanen langsam und gelassen wieder ins Auto, der Motor wird gestartet, und wir fahren unter dem nun geöffneten Schlagbaum durch. »Pahmane choda – choda hafes«, »Auf Wiedersehen«, ruft man sich gegenseitig zu. Ab jetzt befinden wir uns im Stammesgebiet der Afridis.

Bacha, unser Dolmetscher auf dem Beifahrersitz, klopft sich auf die Schenkel vor Lachen, als Marko und ich nach einigen hundert Metern unsere Burkas ausgezogen haben und uns schweißtriefend und wütend über das lange Warten beschweren.

»Es waren doch nur fünfzehn Minuten! Die Pakistanis wollten zunächst auch euch, unsere »Frauen«, aussteigen lassen, und dann hätten sie eure riesigen deutschen Plattfüße gesehen, und wir wären alle zusammen in den Knast marschiert. Wir mussten sie überzeugen, dass du hochschwanger bist und ›Frau Marko‹, deine Schwester, sich Sorgen um dich macht und dich nicht allein im Auto lassen will. Eine Geburt an der Grenzstation wollten die Milizen dann doch nicht riskieren.«

Mein immer noch hoher Adrenalinspiegel wird durch minutenlanges befreiendes Gelächter ge-

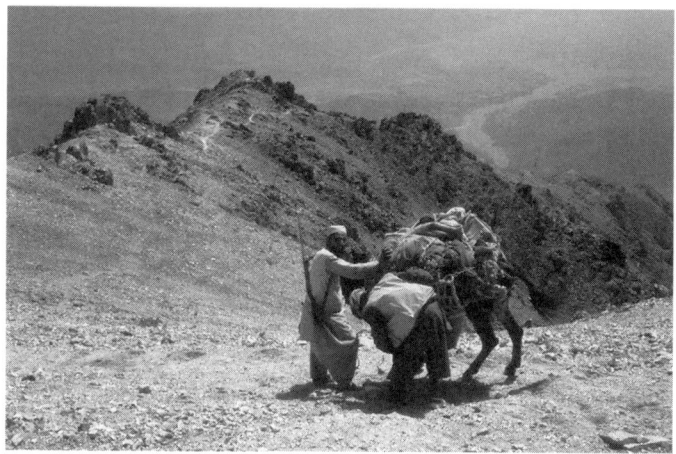

Die gesamte Ausrüstung muss zu Fuß und mit Tieren über die Berge nach Afghanistan gebracht werden.

142

senkt. Auf der gesamten Strecke bis zur afghanischen Grenze liegen unsere beiden Burkas immer griffbereit, und unsere Afghanen nennen Marko und mich von nun an »Frau Doktor«.

An der Grenze wechseln wir »die Pferde«. Von nun an geht es – wie immer – mit Maultier und Pferd weiter ins Landesinnere. Die Burkas verschwinden ganz unten im Rucksack, jetzt sind wir wieder »Männer«. Nahe Tora Bora erreichen wir die erste »cave clinic«, eine Medizin-Station der besonderen Art. Die Sowjets hatten die meisten unserer Krankenstationen in den Dörfern gezielt zerstört; das Rotkreuz-Zeichen auf den Dächern der kleinen Stationen diente ihren Flugzeugen und Kampfhubschraubern als »Zielkreuz«, und sie hatten es nur selten verfehlt. Im südlichen Nangahar-Gebirge gibt es Tausende natürlicher Höhlen, oft recht nahe an den Dörfern. In den vergangenen Monaten hat ein Ingenieur-Team unserer Organisation mit Dynamit und Pressluftbohrern einige dieser Höhlen so ausgebaut, dass wir jetzt, geschützt nicht nur vor Wind und Wetter, sondern im wörtlichen Sinne »bombensicher« unsere Patienten versorgen können.

Ein aus der Luft nicht einsehbarer Eingang, gerade so breit, dass man auf einer Trage Verletzte hineintragen kann, führt zehn bis fünfzehn Meter tief in den Berg. Am Ende weitet sich der schmale Gang zu einem Raum von Wohnzimmergröße. Die etwa drei Meter hohe Höhle ist bereits zu einer Mini-Klinik eingerichtet: ein einfacher Holztisch in der Mitte dient als Operationstisch, an den Wänden stehen Holzregale gefüllt mit Medikamenten und Verbandmaterialien, in der hinteren Hälfte des Raumes sind Strohballen aufgehäuft – die »Bettenstation«. Um genügend Luft in

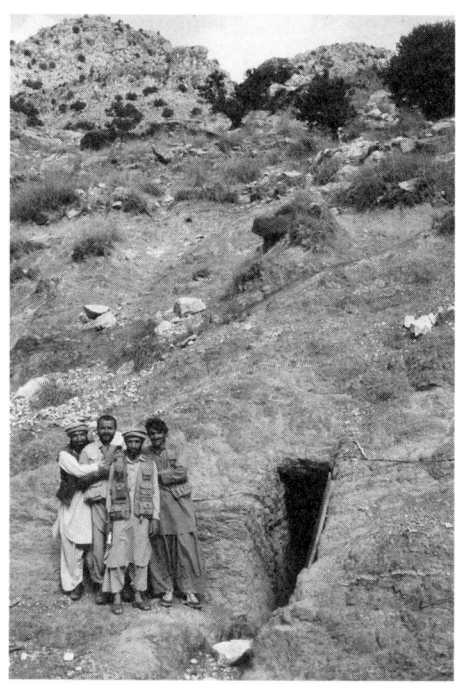

Eingang zu
einer der Höhlen-
kliniken bei Tora
Bora im Süden
von Nangahar.

die Höhle zu leiten und als »Notausgang« ist ein
zweiter, nur brusthoher Ausgang schräg zum
Haupteingang in den Felsen gesprengt worden.
Durch ihn müssen wir notfalls kriechend die
Höhle verlassen.

Der örtliche Malik Wali, ein noch recht junger
Mann, ist sichtlich stolz, als er uns durch die »Klinik« führt. Es fehlen eigentlich nur elektrisches
Licht und eine Heizung in dieser finsteren und
kalten Umgebung. Der Dieselgenerator, mit dem
die Pressluftbohrer gearbeitet hatten und der
auch die Energie für Licht und Wärme liefern
könnte, ist zwar noch vorhanden, es fehlt aber an
Treibstoff. Wali verspricht uns, sich darum zu

144

kümmern und Diesel bei den Shurawis zu besorgen.

»Wie kommst du denn bei den Russen an Treibstoff?«, frage ich ihn erstaunt. – Wali kämpft seit Jahren mit seinen Männern gegen die Truppen aus Kabul und Jalalabad.

»Bist du nicht auf deinem Weg zu uns durch rote Felder geritten? Bei uns wächst der beste Teriak in ganz Nangahar!«

Ich kann es nicht fassen. »Ihr verkauft Opium an den Feind?«

»Nun«, antwortet Wali, jetzt nicht mehr in seiner Rolle als militärischer Kommandant, sondern mit der Gerissenheit eines Basarhändlers, »wir verkaufen ihn nicht, sondern wir tauschen. Ein Kilo Teriak gegen tausend Liter Diesel. Jeder zweite Shurawi-Soldat nimmt Rauschgift, sie sind so scharf auf das Zeug, dass sie uns selbst Waffen und Munition dafür geben.«

Tatsächlich haben die sowjetischen Truppen in Afghanistan während des gesamten Krieges ein Problem mit Haschisch, Opium und Heroin. Seit Mitte der achtziger Jahre kiffte, rauchte oder spritzte jeder zehnte Sowjetsoldat die Drogen des besetzten Landes. Selbst mit drakonischen Strafen gelang es der militärischen Führung nicht, diese »Vietnam-Krankheit« der Amerikaner in Afghanistan einzudämmen oder in den Griff zu bekommen. Hanf und Mohnblumen haben zur Niederlage der Sowjets mindestens genauso viel beigetragen wie die »Stinger«-Flugabwehrraketen, mit denen die USA seit 1988 die Mudschahedin ausgerüstet haben. Tausende junger Soldaten kehrten als Drogenabhängige heim zu »Mütterchen« Russland. Eine besondere Fürsorge oder ärztliche Behandlung haben nur die wenigsten erfahren dürfen, die meisten wurden verachtet und landeten auf der Straße und im Gefängnis.

In den ersten Tagen unserer »Höhlenarbeit« verschaffen uns Öllampen das notwendige Licht. Die Felder und Dörfer sind mit Blindgängern der abgeworfenen Bomben und Hubschrauber-Raketen und mit Antipersonenminen übersät. Erstmals sehe ich die berüchtigten »Schmetterlingsminen«, handtellergroße grüne Plastik-Flügel, die tatsächlich einem Schmetterling ähnlich sehen. Deshalb sind auch Kinder die häufigsten Opfer.

Ein Junge, nicht älter als zehn Jahre, wird auf den OP-Tisch gelegt. Er hatte versucht, mit einem Stein auf einen »Schmetterling« zu werfen, dabei war die Mine explodiert. In beiden Unterschenkeln finden sich Dutzende von stecknadelkopfgroßen Plastikeinsprengungen. Die Wunden bluten kaum, und rein äußerlich sehen die Verletzungen – für den Laien – auch nicht besonders dramatisch aus. Die Plastikfragmente sind durch die Wucht der Explosion tief in das Gewebe eingedrungen, die Einschussöffnungen sind kaum zu sehen, sie sehen eher wie schwarze Flecken aus.

Beide Beine sind funktionell intakt, Bewegungen sind zwar sehr schmerzhaft, aber möglich. Die Crux bei dieser Art der Verletzung ist die Infektionsgefahr. Mit den Plastikteilchen wurden Milliarden von Keimen in Muskeln und in die Unterschenkelknochen geschossen. Ein chirurgisches Entfernen aller Fremdkörper aus Muskeln und Knochen ist nicht sinnvoll, wir würden das Gewebe zu sehr beschädigen. Natürlich könnte man in wochenlanger konservativer Therapie unter Einsatz großer Mengen an Antibiotika, Schmerzmitteln und Verbandstoff versuchen, die

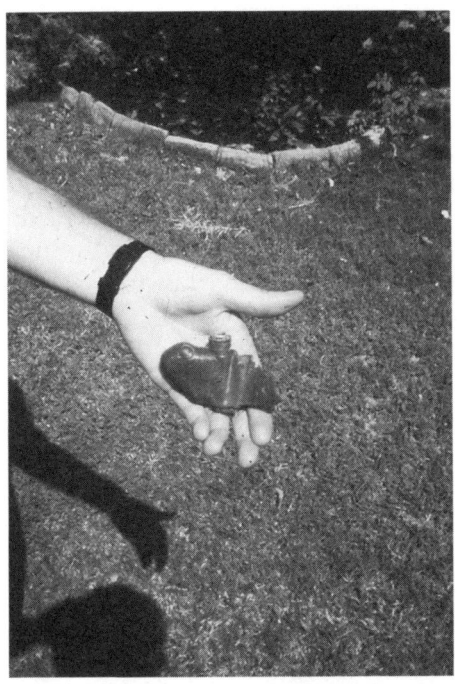

Schmetterlingsmine

Beine zu erhalten. Aber unsere Mittel sind beschränkt, gemessen an den Möglichkeiten zu
Hause, dramatisch beschränkt. Wir können auch
nur wenige Tage in dieser Gegend bleiben, in anderen Dörfern wartet man sehnsüchtig auf uns
Ärzte. Eine Infektion der Beine nach unserer Abreise würde für den Jungen mit großer Wahr-
scheinlichkeit zu einer Sepsis, einer »Blutvergif-
tung«, führen und dann mit Sicherheit den Tod
des kleinen Patienten bedeuten.

Marko und ich überlegen hin und her, schließlich
schlagen wir dem Vater die Amputation der beiden

147

Unterschenkel seines Sohnes vor. Eine »Wahn-
sinnsentscheidung« gemessen an den Maßstäben
und Möglichkeiten moderner Medizin. Im Afghanistan des Jahres 1988 wohl die einzig richtige Lösung, um einem Kind das Leben zu erhalten. Der
Vater lehnt die Amputation ab. Ich kann es fast
verstehen, denn wie können wir ihm, dem Analphabeten, der von Infektionsrisiko und Sepsis
nichts weiß, klar machen, dass die »kleinen Split-
terchen« in den Beinen seines Sohnes, die noch
nicht einmal bluten, zum Tod führen werden?
Stundenlang reden wir auf ihn ein, doch er bleibt
bei seiner Entscheidung. Als wir nach einigen Wo-

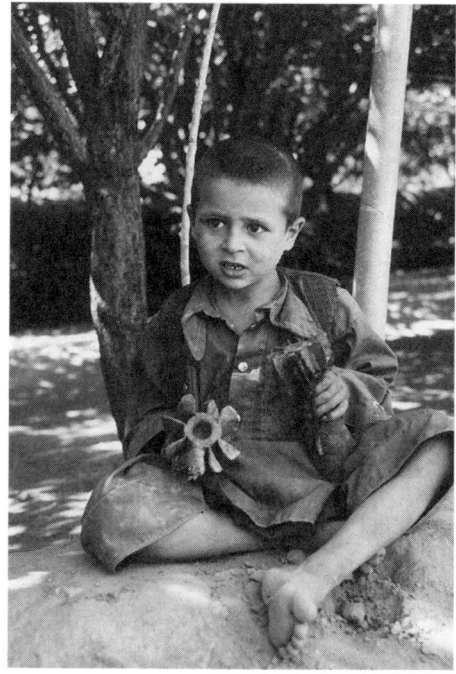

Gefährliches Spielzeug

chen wieder durch das Dorf kommen, führt uns der Vater zu einem kleinen Steingrab am Dorffriedhof. Wir hatten – leider – Recht behalten.

Mehr als eine Million Afghanen sind durch den Krieg verstümmelt worden, die meisten waren Kinder, als sie beim Spielen mit glitzernden Metallkörpern oder spielzeugähnlichen Minen Hände, Arme und Beine verloren haben. Im Jahr 2002 sind sie junge Erwachsene, Frauen und Männer, und ihr Land benötigt sie eigentlich für den Wiederaufbau. Stattdessen quälen sie sich mit Holz-

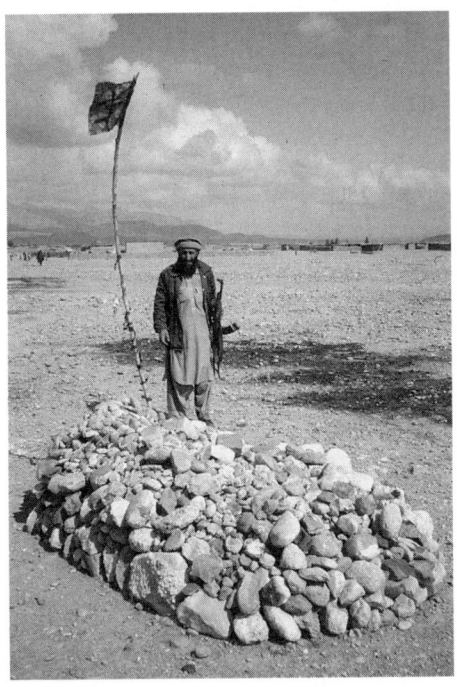

Eines der unzähligen Steingräber
der Märtyrer, die ihr Leben im Krieg
gegen die »Ungläubigen«
verloren haben.

krücken oder in primitiven Rollstühlen, humpeln mit billigen, häufig schlecht angepassten Prothesen durch Flüchtlingslager, zerstörte Dörfer und in den Straßen von Kabul.

Millionen von Minen warten noch immer auf weitere Opfer. Das »De-Mining-Program« der Vereinten Nationen (Programm zum Auffinden und Vernichten der Minen) in der Verantwortung eines ehemaligen Offiziers der Nationalen Volksarmee

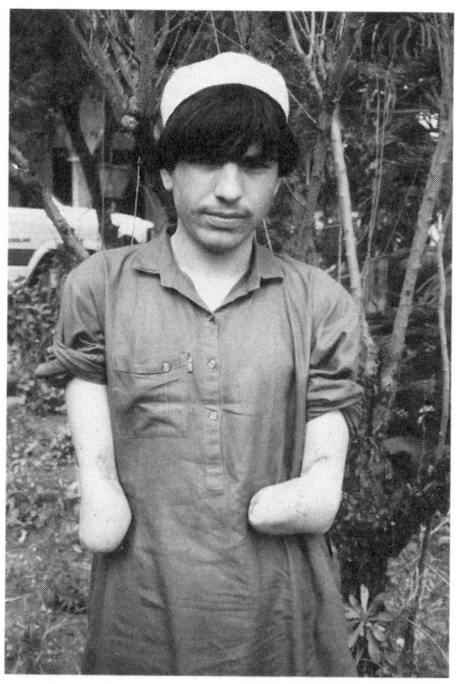

Etwa jeder 15. junge Afghane hat Hände oder Füße oder beides verloren. Jeden Tag werden in Afghanistan im Schnitt elf Menschen durch explodierende Minen verletzt oder getötet.

arbeitet seit den neunziger Jahren unter schwierigen und gefährlichen Bedingungen daran, die Minen mit Sprengstoffspürhunden aufzufinden und
zu vernichten. Sisyphus wäre »begeistert«, denn
bei der derzeitigen »Geschwindigkeit« des Auffin-
dens und Sprengens der Minen in Afghanistan
wird es noch circa viertausend Jahre dauern, bis
alle Minen beseitigt sind. Aber auch nur, wenn bis
dahin nicht wieder neue Minen verlegt werden.

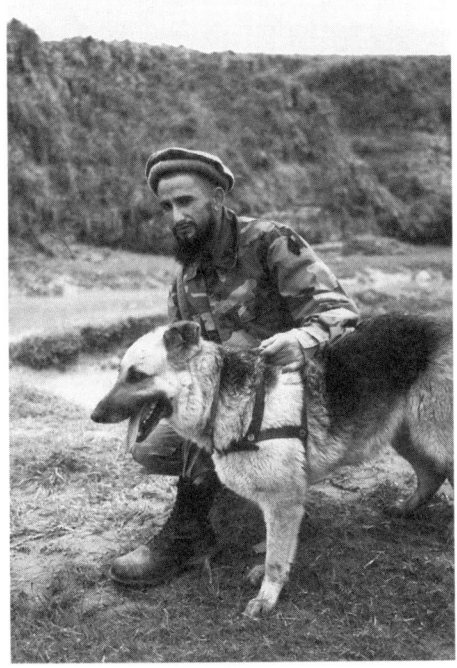

Minensuchhund

»INFERNO«

Ein halbes Dutzend »Trips«, wie wir die beschwerlichen Fußmärsche von Pakistan ins Landesinnere Afghanistans zynisch-flapsig nennen, liegen bereits hinter mir. Unvorstellbares und so manches Mal unerträgliches, weil nicht zu linderndes Leid ist mir begegnet: Zerbombte Dörfer, verwüstete Felder, durch Hunger und Eiweißmangel aufgeblähte Kinderbäuche, zerfetzte Menschenleiber, von Phosphorgranaten entstellte Frauengesichter, durch Napalmbomben verbrannte Kinder, weinende Männer an den Steingräbern ihrer Familien.

Zwanzig Jahre nach der Schullektüre bekomme ich eine zunehmend reale Vorstellung vom ersten Teil der »Divina Commedia«, dem »Inferno« des Dante Alighieri. Natürlich sah der Arzt in mir diese körperlichen Leiden mit dem Blick des »Professionals«; natürlich konnte der »Doktor« viel Leid lindern, Krankheiten heilen, Körper wieder zusammenflicken, Todgeweihten wieder zum Leben verhelfen. Natürlich hatte ich viele Erfolgserlebnisse: lachende Kinder nach ihrer Genesung, dankbare Blicke glücklicher Mütter und stolzer Väter.

In der Retrospektive der Jahre danach wurde mir klar, was mir 1989 nicht bewusst war: Die Summe der physischen und psychischen Stressfaktoren, denen ich mich in Afghanistan aussetzte, zeigte zunehmend ihre Wirkung: Wir waren tage- und nächtelang bis zur körperlichen Erschöpfung marschiert und hatten uns über Wochen nur unzureichend ernährt. Nur selten gab es die Möglichkeit, sich richtig zu waschen oder gar ein Bad in den eiskalten Gebirgsflüssen zu nehmen. Die extremen Temperaturen des Landes – tagsüber brütende Hitze, nachts bitter kalt – führten zu Flüssigkeitsdefiziten. Dieser Flüssigkeitsmangel im Körper vermindert die körperliche Leistungsfähigkeit. Ein Teufelskreis setzt sich in Gang.

Nie hatte ich Kontakt zur Familie; ich wusste nicht, wie es meiner Frau und den Kindern in Pakistan erging. In meinen Träumen sah ich manchmal Bomben neben unserem Haus in Peschawar explodieren und hörte meine Kinder nach ihrem Vater rufen. Wir waren permanent auf der Flucht; ich wusste ja, dass die sowjetischen Truppen gezielt Jagd auf alle Ausländer machten. Wir blieben daher nie länger als zwei bis drei Tage in einem Dorf. Ich war und fühlte mich nie und nirgends richtig sicher. Die sowjetische Luftwaffe beherrschte den Luftraum. Tag und Nacht hörten und sahen wir Jagdbomber und Kampfhubschrauber über uns, und ich hoffte und betete, dass sie uns nicht erkennen würden. Die Gebete waren nicht immer erfolgreich.

Die Wirkung, insbesondere die psychische Wirkung eines Kampfhubschraubers »Hind«, des »fliegenden Schlachtschiffes« im Frontalangriffsflug, war auch für den gut ausgebildeten Fallschirmjägeroffizier Erös ein Alptraum. Das zwar nur Sekunden dauernde widerliche Pfeifen der abgefeuerten Bordraketen, die Explosion der Hundert-Kilogramm-Bomben wenige Meter neben der eigenen Stellung, das Schwirren der Metall- und Steinsplitter nach dem Einschlag, einstürzende Hausdächer und kollabierende Wände neben und hinter mir, die Schmerzensschreie Getroffener, denen zu helfen ich mich während des anhaltenden Bombardements nicht getraute, lähmten mich und auch meine Begleiter oft für Stunden.

Stundenlanges Schweigen, anhaltendes Pfeifen in den Ohren, das nicht durch physischen Lärm verursacht war, Sehstörungen, unangenehmer, schmerzhafter Harndrang, tagelange Appetitlosigkeit, dann plötzlich Heißhunger, Erbrechen, Durchfall: klassische Symptome der Gefechts-Stress-Reaktion, von denen ich damals allerdings nichts wusste. Das Fehlen wirksamer Abwehrwaffen bewirkt nicht nur militärische Hilflosigkeit, sondern auch lähmende Wut und Hass, Depression und Aggression zugleich.

Hoch fliegende, daher unsichtbare, aber hörbare Jagdbomber ersetzten später dann die tief fliegenden Hind-Hubschrauber, nachdem die Mudschahedin mit Stinger-Flugabwehrraketen ausge-

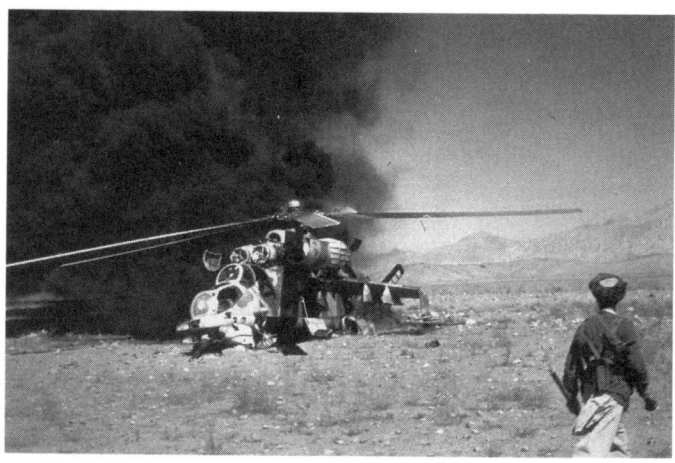

Hind, abgeschossen mit amerikanischen Stinger, der einzigen amerikanischen Waffe in diesem Krieg.

rüstet waren und die Kampfhubschrauber zu Dutzenden abschossen. Die physische und psychische Wirkung ihrer Fünfhundert-Kilogramm-Bomben standen der Wirkung der Hubschrauberangriffe in nichts nach. Im Gegenteil: Die »Anonymität« aufgrund der Unsichtbarkeit verstärkte eher deren psychische Wirkung. Ich erlebte an mir und anderen nicht selten Panikattacken. Und dies alles war nicht zu Ende, wenn der Angriff zu Ende war. Der Krieg im Kopf hielt an und ging weiter.

Ich verlor zunehmend die Fähigkeit zum erholsamen Tiefschlaf. Jedes Fluggeräusch bei Nacht zerstörte den beginnenden Schlaf oder weckte mich aus dem Schlaf. Schlafdefizite über längere Zeit bewirken unter anderem ein Nachlassen der intellektuellen Leistungsfähigkeit. Ich machte zunehmend Fehler in meiner ärztlichen Arbeit. Einige davon hatten fatale Folgen. Ich ordnete diese tödlichen Fehler nicht meinem Schlafdefizit, sondern meiner fachlichen Inkompetenz zu. Diese falsche Zuordnung verstärkte meine Unsicherheit und Angst und verminderte mein Selbstbewusstsein. Ich bewegte mich immer mehr und schneller in einem Circulus vitiosus.

Neben der Dauerbedrohung aus der Luft waren wir auf unseren Märschen permanent der Bedrohung durch Minen, in verlassenen Dörfern auch durch Sprengfallen und insbesondere in unübersichtlichen Gebirgsregionen durch Hinterhalte von russischen Kommando-Trupps ausgesetzt. Natürlich gab es wiederum auch tagelange Ruhephasen, in denen ich mich erholte oder mich zu erholen glaubte.

Eine in der Retrospektive besondere Qualität an psychischer Belastung bedeutete das Erleben des

Umgangs der Afghanen mit sowjetischen Kriegs-
gefangenen: Einfache Soldaten, die ja zumeist, in
den Wehrdienst gepresst, gegen ihren Willen zum
Einsatz nach Afghanistan befohlen waren, wurden
in Gefangenschaft fair behandelt und ordentlich
versorgt, insbesondere, wenn es sich um usbeki-
sche, tadschikische oder turkmenische Moslems
handelte. Sie dienten häufig als »Tauschware« gegen von den Sowjets gefangene Mudschahedin.

Gefangene Agenten, Offiziere oder abgeschos-
sene Piloten dagegen wurden – wenn sie »Glück«
hatten – umgehend erschossen. Etliche unter ihnen hatten kein Glück: Ihnen wurde bei lebendigem Leib die Bauchhaut über den Kopf gezogen,

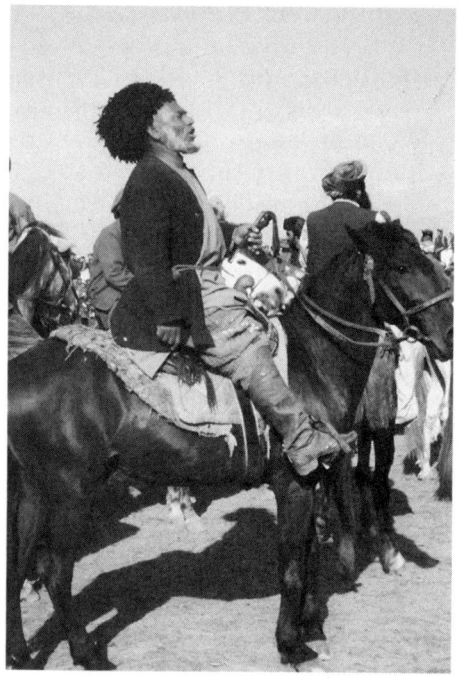

Buskaschi

man begrub sie hüfttief in einer Grube, über Tage
der prallen Sonne ausgesetzt – manche von ihnen
lebten und brüllten tatsächlich noch tagelang –
und Hunden und Raubvögeln zum Fraß überlassen. Andere wurden beim »Buskaschi«, dem afghanischen Nationalsport, als »Ersatz« für tote
Ziegen benutzt.

Beim Buskaschi, von dem angeblich das Polospiel abstammt, muss der Reiter, der Tschapandas, aus einem Kreis in der Mitte des Spielfelds
eine tote Ziege aufnehmen, mit ihr um das Spielfeld reiten und sie wieder im Kreis ablegen. Die
Spieler der gegnerischen Mannschaft versuchen,
ihm die Ziege abzujagen oder zu entreißen. Fäuste, Ellbogen, Peitsche – alle Mittel sind erlaubt:
Ein Spiel von ungewöhnlicher Härte und Brutalität – schon das »normale« »Ziege-Ziehen«, wie
Buskaschi in der Übersetzung heißt. Beim »Spiel«
mit Gefangenen wurden diese bei lebendigem
Leib, zu einem Bündel verschnürt, über das Spielfeld getrieben, von Pferden zertreten. Sie »verendeten« häufig erst nach Stunden als undefinierbare blutige Masse.

Natürlich habe ich alles versucht, die Afghanen
von diesen Grausamkeiten abzuhalten. Ich habe
gebettelt und sie angefleht, sie als Barbaren
beschimpft, ihnen feiges Verhalten vorgeworfen,
ihnen gedroht, meine Arbeit einzustellen und
nach Deutschland zurückzukehren. Vergeblich.
Ihr jahrhundertealter Kulturkodex schreibt den
Afghanen nicht nur die Gastfreundschaft bis zur
eigenen Selbstaufgabe vor, sondern eben auch
die Rache im quasi alttestamentarischen Sinne »Auge um Auge, Zahn um Zahn« als konsequentes Mittel zum Überleben der eigenen Art.
Kriegsvölkerrecht, die Haager Landkriegsord-

nung, die Genfer Konventionen waren nicht Bestandteil der militärischen Ausbildung der Mudschahedin.

Piloten, die aus gepanzerten Kampfhubschraubern und hoch fliegenden Kampfflugzeugen feige Napalmbomben und Phosphorgranaten auf ihre Dörfer geworfen und damit Dutzende von unschuldigen Frauen, Greisen und Kindern zerfetzten und verbrannten, hatten – so die Logik und das ungeschriebene Recht der Afghanen – kein anderes Schicksal verdient. Und ich hatte die verbrannten Kinder und zerfetzten Frauen und Greise ja mit eigenen Augen gesehen und dabei, wie die Afghanen, unvorstellbaren Hass und Wut verspürt.

Ich bin in Afghanistan geblieben, habe weiter gearbeitet und versucht zu verdrängen. Tagsüber gelang mir dies über Wochen und Monate tatsächlich. Ich wurde zum »Tageslicht-Verdrängungskünstler«. »Tageslicht« deshalb, weil mich die Bilder und Schreie, die Gräueltaten und Ungerechtigkeiten nur nachts als Alpträume, schweißgebadetes Aufwachen, nächtliches Aufschreien heimsuchten. Tagsüber ging ich weiter meiner Arbeit nach, behandelte Kinder und Frauen, linderte Schmerzen. Ich wurde zwar zunehmend schweigsamer, blieb aber engagiert und von der Sinnhaftigkeit meines Tuns weiterhin überzeugt. Als größte Belastung empfand ich die Unmöglichkeit beziehungsweise meine Unfähigkeit, mit einer vertrauten Person darüber zu sprechen.

Natürlich waren meine afghanischen Begleiter gute Kameraden, einige sogar gute Freunde. Aber ihrem Kriegs- und Kulturverständnis entsprechend sprachen sie nie über ihre Empfindungen, Ängste und Nöte, denen sie objektiv wohl genauso ausgesetzt waren wie ich. Sie zeigten auch keine Bereitschaft, mich deswegen anzusprechen. Und ich wiederum war zu stolz, um mich meinerseits mit meinen Ängsten zu »outen«: Ein deutscher Offizier und Arzt hält das aus und durch! Vielleicht kamen die Afghanen aber auch deshalb besser damit zurecht als ich, weil es »ihr« Krieg war, weil ihr Hass stärker war als meiner, weil es ihre Frauen und Kinder waren, die im Bombenhagel starben, weil sie fest daran glaubten, dass der im Jihad, dem »heiligen Krieg« gegen die Ungläubigen, Gefallene unmittelbar ins Himmelreich eingehen werde, weil sie den Sinn ihres Kämpfens und Sterbens, anders als ich, tief verinnerlicht hatten. Bis heute habe ich keine sichere Erklärung dafür.

Alem

Es ist ein beschauliches kleines, vom Krieg bislang weitgehend verschontes Gebirgsdorf in etwa zweitausend Meter Höhe; tagsüber steigt das Thermometer nicht über fünfundzwanzig Grad, nachts kühlt es angenehm ab. Die Männer, sofern sie nicht als Mudschahedin im Krieg kämpfen, gehen der Feldarbeit nach; die Frauen, außerhalb ihrer Häuser kaum sichtbar, kümmern sich um den Haushalt, und die Kinder können – wie im Frieden – spielen, fröhlich sein und lachen. Neugierig wie alle Kinder der Welt sehen sie dem »doctor sahib« aus Germani bei der Arbeit zu. Die Menschen sind arm wie die meisten Menschen in Afghanistan; aber sie haben zumindest ausreichend zu essen, es gibt sauberes Wasser, die Lehmhäu-

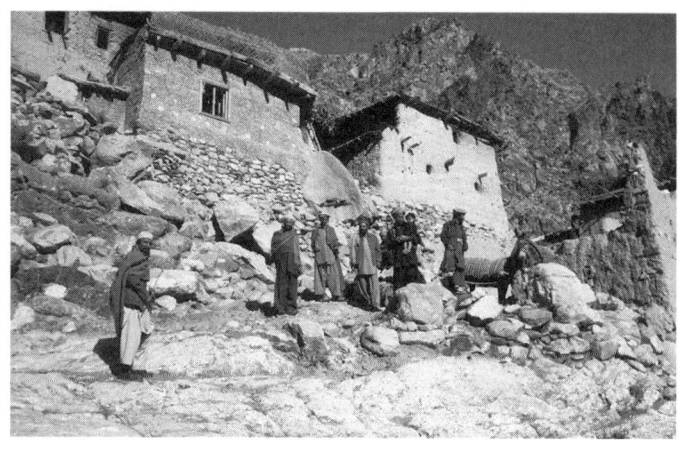

Gebirgsdorf

ser sind nicht zerstört. Freitags gehen sie zur kleinen Moschee, beten und lauschen der Predigt ihres Dorf-Mullahs. Die Krankenstation befindet
sich in einem zwar kleinen Häuschen ohne elektrisches Licht und Wasserleitung, ist aber sauber
und erfüllt ihren Zweck.

Der Fußmarsch von Peschawar in das Dorf, über
den viertausend Meter hohen, im April noch mit
Schnee bedeckten Spin Rar, die höchste Erhebung
in Nangahar, ist wie immer anstrengend und gefährlich. Zweimal werden wir unterwegs von
Kampfflugzeugen entdeckt und aus großer Höhe
beschossen. Einer meiner Begleiter wird leicht
verletzt, einem Tragtier von einem Splitter der
Bauch aufgerissen. Wir müssen es erschießen.
Beim Überqueren der Hauptverkehrsstraße westlich von Jalalabad werden wir von einer Anhöhe
mit Granatwerfern beschossen. Sechs Stunden liegen wir in Deckung, ich zähle sechsundvierzig Einschläge; erst bei Einbruch der Dunkelheit können

160

wir unseren Marsch unbehelligt und unversehrt fortsetzen. Es war ein Anmarsch wie immer gewesen; in Afghanistan nichts Neues.

Zwei Wochen lebe und arbeite ich nunmehr schon in diesem kleinen Dorf; ich habe, trotz des friedlichen Umfeldes, genug zu tun: Häusliche Unfälle oder Verletzungen bei der Feldarbeit werden versorgt, Erkältungs- und Hautkrankheiten behandelt, betagte Hochdruckpatienten oder Diabetiker – auch das gibt es in Afghanistan – mit Medikamenten eingestellt, Schwangere betreut und entbunden, unter- und fehlernährte Kinder und Säuglinge aufgepäppelt. Ich lebe, arbeite und fühle mich wie ein Hausarzt im Bayerischen Wald vor fünfzig Jahren. Hatten mich die Dorfbewoh-

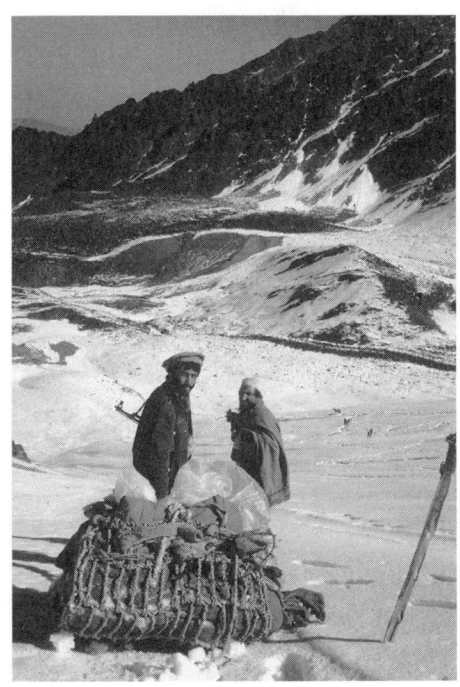

Auf dem
Spin Rar

161

ner zu Anfang noch mit etwas Argwohn und der in Afghanistan typischen Zurückhaltung betrachtet und behandelt, so gehöre ich doch nach wenigen Wochen zu ihnen. Ich bin »ihr Doktor« geworden, zu dem sie Vertrauen haben und dem sie mit Dankbarkeit und Achtung begegnen. Ihre Gastfreundschaft ist überwältigend – so, wie ich das schon immer in diesem gastfreundlichsten Land der Welt erlebt hatte. Ich werde regelmäßig zum Essen eingeladen; ein karges Essen zwar, aber die Menschen teilen mit mir das Wenige, was sie haben.

Eines Tages bringt ein Dorfbewohner seinen Neffen, einen Jungen von etwa zehn Jahren, zu mir in die Krankenstation. Sein Vater ist als Mudschahed im Krieg unterwegs, seine Mutter vor einigen Jahren an einer Lungenentzündung gestorben. Der Junge, er heißt Alem, hat noch einen älteren Bruder, Zahir, der sich um die Schwestern kümmert. Alem ist vom Alter, seinem Äußeren

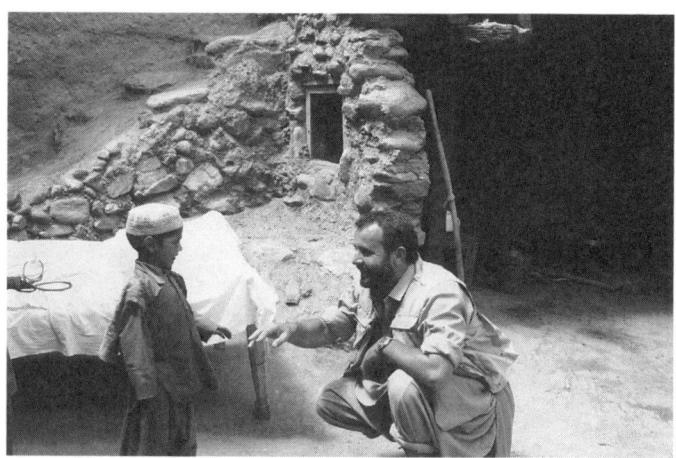

Der kleine Alem wird mein Freund.

und seinem Verhalten her meinem ältesten Sohn überaus ähnlich: Fremden gegenüber zunächst zurückhaltend, fast scheu, überaus intelligent und handwerklich geschickt. Sein Onkel ist überzeugt, dass aus ihm einmal ein afghanischer »doctor sahib« werden könne. Und deshalb bringt er ihn zu mir, damit er mir bei meiner ärztlichen Arbeit zur Hand gehen und lernen kann.

Der Junge spricht natürlich weder Deutsch noch Englisch, so dass wir uns mit meinem geringen Wortschatz an Paschtu, der Sprache der Region, und mit Zeichen und Gesten verständigen. Dies gelingt von Anfang an vortrefflich, der Junge ist wirklich überdurchschnittlich intelligent, fasst rasch auf und erweist sich als zuverlässig und fleißig. Er kommt morgens um sechs Uhr pünktlich zur »Arbeit«, bereitet mein Frühstück, bestehend aus schwarzem Tee und frischem Nan, dem besten Fladenbrot der Welt. Manchmal bringt er mir auch ein Ei mit, wo immer er das auch besorgt haben mag.

Während der Sprechstunde organisiert er schon bald einen geordneten Patientenfluss, bei kleineren chirurgischen Eingriffen darf er mir assistieren. In den Pausen unterrichten wir uns gegenseitig in der Muttersprache; er lehrt mich Paschtu, ich bringe ihm deutsche Begriffe und Ausdrücke bei. Nach wenigen Tagen begrüßt er mich morgens mit »Grüß Gott«, der bayerischen Form des »Salam aleikum«. Abends, nach Ende der Sprechstunde, reinigt er das Sprechzimmer – so gründlich wie eine deutsche Sprechstundenhilfe. Wir essen meistens noch zusammen Abendbrot, Tee mit Nan und Gemüse. Dann verabschiedet er sich höflich mit einem »Gute Nacht Doktor« und erscheint am nächsten Tag pünktlich, gut ausgeschlafen und immer fröhlich und versessen darauf, wieder etwas Neues zu lernen. Diese tägliche Erinnerung an meinen ältesten Sohn – Alem ist genauso offen und neugierig – lässt mich die Trennung von meiner Familie, die ich vor Wochen in Peschawar zurückgelassen habe, besser verschmerzen. Nach drei Wochen sind wir wie Vater und Sohn geworden.

In der Nacht zu einem Samstag – am Freitag, dem islamischen »Sonntag«, wird auch in meiner Krankenstation nicht gearbeitet – sind aus der Ferne Kettengeräusche zu hören. Es ist eine sternenklare Nacht, und ich kann am westlichen Horizont – die Sonne ist gerade untergegangen – die Staubwolken einer Panzerkolonne erkennen. Die Panzerfahrzeuge fahren etwa zwei Kilometer vom Dorfrand entfernt Richtung Kabul. Da stoppt plötzlich das Spitzenfahrzeug. Ein bis zwei Minuten später blitzen kleine Feuerspitzen aus den ersten Panzerfahrzeugen, und Sekunden später schlagen Granaten vor dem Dorf und an der Dorfmauer ein. Vier, fünf, sechs Einschläge in wenigen Sekunden. Die Fahrzeuge setzen sich wieder in Bewegung, so als wäre nichts geschehen. Ein – so fährt es mir zynisch durch den Kopf – »Gute-Nacht-Gruß« eines in die Kaserne heimkehrenden Panzerzugs.

Kein Einschlag direkt im Dorf. Kein Gebäude getroffen. Wir haben – wieder einmal – Glück gehabt, so denke ich, tief und erleichtert durchatmend, für einige Minuten. Dann sind am Dorfrand, etwa dreihundert Meter von meiner Station entfernt, plötzlich laute Stimmen zu vernehmen. Ich verstehe zunächst nicht, um was es geht. Ein Menschenpulk versammelt sich an der Stelle, an der kurz vorher Granaten eingeschlagen sind.

Plötzlich rennt jemand aus der Menschenansammlung los.

Völlig aufgelöst und weinend erscheint wenig später ein Mädchen an meiner Tür: »Doktor, komm, Doktor, komm bitte schnell!« Ich laufe dem Kind hinterher, ohne jede Vorahnung, was mich am Dorfrand erwarten würde. Da die Panzerfahrzeuge noch in Sichtweite sind, wagt niemand offenes Licht anzumachen. Im Dorf ist es mittlerweile stockfinster geworden. Nur am Horizont im Westen glimmt letztes Abendlicht.

Ich verstehe erste Wortfetzen: »Wo ist Zahir? Alem, Alem, nicht bewegen, bleib ruhig liegen!« Zahir, Alem?

»Zahir«, das ist der Name des älteren Bruders meines Ziehsohnes Alem. Und »Alem«, das ist doch hoffentlich nicht »mein« Alem! Je näher ich der Gruppe komme, desto unruhiger werde ich. »Nein, nein«, versuche ich mich zu beruhigen, es gibt im Dorf mindestens fünf weitere Alems. Alem ist einer der häufigsten Namen in islamischen Ländern.

Und dann liegt er vor mir. Es ist »mein« Alem. Ich leuchte mit dem Rot meiner Taschenlampe seinen Körper ab. Seine Augen sind weit geöffnet, er ist bei Bewusstsein und atmet hastig und ängstlich. Am Kopf sehe ich keine Verletzungen. Auch Brust- und Bauchraum erscheinen zunächst ohne größere Blessur. Alem bewegt auf meine Anweisung hin seine Arme und Beine. An beiden Oberschenkeln sind Stahl- und Steinsplitter in die Beine eingedrungen. Aus dem rechten Oberschenkel spritzt Blut. Mit einem Tuch kann ich die Blutung schnell zum Stillstand bringen. Aus der Leiste tropft etwas Blut. Sein Penis ist oberflächlich verletzt. Wir drehen Alem vorsichtig auf den

Bauch. Auch am Rücken sind keine größeren Verletzungen zu sehen. Die Wirbelsäule scheint intakt, Beine und Arme hat er ja bereits bewegt. Sein Puls ist beschleunigt, aber kräftig. Der Blutverlust ist, soweit ich die Blutflecken unter und neben ihm quantifizieren kann, eher gering.

Ich bitte darum, aus der Station eine Trage zu beschaffen und Alem in meine Krankenstation zu tragen. Dort kann ich mir im abgedunkelten Zimmer bei weißem Licht ein genaueres Bild von den Verletzungen machen. Wo aber ist Zahir, sein Bruder? Plötzlich ertönt ein heller Schrei aus der Dunkelheit – Alems Vater, der erst vor einigen Tagen ins Dorf zurückgekehrt war. Er hat seinen ältesten Sohn oder viel mehr das, was von ihm übrig geblieben ist, gefunden. Dutzende von Körperteilen liegen weit verstreut jenseits der Dorfmauer.

Zahir hatte sich beim Einschlag der Granaten außerhalb der Dorfmauer aufgehalten und war wohl durch einen Volltreffer regelrecht atomisiert worden. Ich kümmere mich ausschließlich um Alem, für seinen Bruder gibt es nichts mehr zu tun. Nach einer Stunde sind Alems Wunden in der Krankenstation gut versorgt; er ist stabil und klagt nicht über Schmerzen. Da er noch immer einen ängstlichen und agitierten Eindruck macht, verabreiche ich ihm ein leichtes Beruhigungsmittel. Eigentlich will ich ihn über Nacht in der Krankenstation behalten; sein Onkel, der mir bei der Behandlung assistiert hatte, besteht aber darauf, ihn zu seinem Vater zu bringen, und trägt ihn zurück in sein Haus.

Es ist inzwischen Mitternacht geworden. Erschöpft und todmüde schlafe ich trotz der Tragödie um Zahir schnell ein; ich bin überglücklich und danke Gott, dass Alem überlebt hat und in wenigen Tagen wieder auf den Beinen sein wird. Ich habe sicher nicht länger als zwei Stunden geschlafen, als mich ein Rütteln an den Schultern weckt. Alems kleine Schwester kniet neben meinem Feldbett. Die Tränen laufen ihr über die Wangen, und mit leiser Stimme bittet sie mich, zu Alem zu kommen.

Ich erkenne Alem zunächst kaum wieder. Er wälzt sich auf seinem Tschapoi, dem mit Lederriemen bezogenen afghanischen Bett. Sein Gesicht ist aschfahl, er atmet heftig, stöhnt und greift sich mit beiden Händen an den Bauch. Der Puls geht rasend schnell, kaum zählbar. Neben dem Bett stinkt es nach Erbrochenem. Ich taste seine Bauchdecke; sie ist bretthart. Im starken Licht meiner Stirnlampe erkenne ich Dutzende stecknadelkopfgroße schwarze »Flecken«, breit über den gesamten Bauchbereich verteilt. Kein Blut, keine größere Verletzung. Die schwarzen Flecken waren mir schon bei der Erstuntersuchung am Unfallort aufgefallen, ich hatte sie dort als Schmauchflecken oder Pulvereinsprengungen interpretiert und nicht weiter ernst genommen. Die genauere Untersuchung mit einer feinen Sonde zeigt jetzt, dass es penetrierende Verletzungen sind, vermutlich kleinste Stahl- oder Steineinsprengungen. Einsprengungen, die nicht nur Bauchhaut und Muskulatur durchschlagen haben, sondern auch die Bauchorgane, insbesondere den Dickdarm. In den letzten beiden Stunden ist daher Darminhalt in die freie Bauchhöhle ausgetreten und hat begonnen, den gesamtem Bauchraum zu infizieren.

Mit dieser Diagnose ist das Schicksal Alems eigentlich besiegelt: Die Überlebenszeit beträgt noch einige Stunden, und seine Schmerzen werden zunehmen. Ein chirurgischer Eingriff unter

167

den primitiven Feldbedingungen hier im Dorf würde den Tod des Jungen nur beschleunigen. Die einzige Überlebenschance: Alem muss umgehend in ein richtiges Lazarett gebracht werden. In Jalalabad, der Provinzhauptstadt, etwa fünf Pferdestunden entfernt, haben die Sowjettruppen ihr zentrales Provinzlazarett eingerichtet. Dort, so wissen wir, betreiben sie eine leistungsfähige Chirurgie und versorgen in Ausnahmefällen auch die einheimische Bevölkerung. Die nun folgenden Stunden haben sich meiner Erinnerung in allen Einzelheiten wie ein immer wieder abspielbarer Videofilm eingeprägt.

Alems Vater steht mir gegenüber, auf der anderen Seite des Bettes. Alem schaut abwechselnd zu mir und zu seinem Vater auf. Trotz seiner schrecklichen Schmerzen versteht er jedes Wort. Sein Gesichtsausdruck schwankt zwischen Todesangst und Hoffnung, als ich seinem Vater die Alternativen erläutere.

»Farid, dein ältester Sohn ist heute Nacht gestorben. Alem ist dir als letzter Sohn geblieben; aber seine Verletzungen sind sehr schwer, und er muss operiert werden. Ich kann ihm hier mit meinen beschränkten Mitteln nicht helfen. Wenn Alem nicht bald operiert wird, stirbt er noch in dieser Nacht. Seine Schmerzen werden stärker werden, und meine Medikamente reichen nicht aus, um diese Schmerzen zu stillen. Wenn du willst, dass Alem weiterlebt, müssen wir ihn rasch in das nächstgelegene Krankenhaus bringen, das Militärlazarett der Shurawis in Jalalabad. Dort werden ihn die russischen Ärzte operieren, und dein Sohn wird weiterleben.«

Der Vater hat mir regungslos zugehört, wendet sich um und verschwindet in der Dunkelheit. Dort höre ich ihn immer wieder aufschreien, ohne seine Worte zu verstehen. Noch während ich mit Alems Vater spreche, bereiten wir den Transport vor. Ich lege Alem zwei Infusionen mit Schmerzmittel und Antibiotika in beide Armbeugen und gebe Anweisung, Pferde mit Spezialsattel aufzurüsten und zum Transport des Jungen auf seinem Tschapoi bereitzustellen. Drei alte, würdige Männer sollen den kleinen Patienten ins russische Krankenhaus begleiten. Sie haben aufgrund ihres Alters in der Regel nicht zu befürchten, in der Provinzhauptstadt als Spione oder Mudschahedin beschuldigt und ins Gefängnis gesteckt zu werden. In wenigen Minuten haben wir alles Notwendige für den Abtransport vorbereitet – da kommt der Vater aus der dunklen Nacht zurück.

Er zeigt den mir vertrauten, manchmal auch verhassten emotionslosen Gesichtsausdruck der Mudschahedin im Gefecht. Mit ruhiger Stimme spricht er gleichzeitig zu mir und zu seinem Sohn.

»Doktor, ich danke dir für alles, was du bisher für meinen Sohn Alem getan hast. Allah wird es dir vergüten. Ich habe alles verstanden, was du mir und meinem Sohn eben gesagt hast, und mich entschieden: Alem bleibt hier. Ich lasse es nicht zu, dass er den gottlosen Kommunisten überlassen wird. Selbst wenn sie ihn erfolgreich operieren und er wieder gesunden sollte, werden sie ihn nach seiner Genesung – wie sie dies in der Vergangenheit schon tausendmal mit anderen Afghanen-Jungen taten – in ein kommunistisches Umerziehungslager stecken, werden aus meinem Sohn ebenfalls einen gottlosen Kommunisten machen und ihn in der verhassten Uniform der Kabuler Kollaborateure gegen sein eigenes Volk, gegen den Islam zum Kampf zwingen. Dieses

Schicksal will ich meinem Sohn ersparen. Es ist der Wille Allahs, ob er meinen Sohn am Leben belässt oder ob er als Jahid* stirbt.«

Alems Vater hat sich so klar und unmissverständlich geäußert, dass ein Widerspruch meinerseits völlig wirkungslos wäre. Ich bin innerlich so erstarrt, dass ich zu einem Widerspruch auch gar nicht in der Lage bin. Auch Alem schweigt. Das Wort des Vaters gilt, selbst wenn es den eigenen Tod bedeutet. Für einige Stunden wirken die Schmerzmittel noch; dann steigert sich Alems leises Weinen zum Schreien und Brüllen. Ja, er brüllt wie ein Tier, ein junges Tier, stundenlang, immer wieder unterbrochen durch Erbrechen und heftiges Atmen. Ich halte es nicht mehr aus.

Ich will weglaufen, weglaufen von diesem wahnsinnigen Vater, der seinen Sohn einem sicheren und unvorstellbar schmerzhaften Tod ausgeliefert hat, weglaufen aus Afghanistan, diesem wahnsinnigen Land, in dem man Kinder dem »heiligen« Krieg opfert. Ich will wieder unter Menschen, normale, zivilisierte Menschen, weg von dieser Bestie Krieg und diesen Menschen, die dieser Krieg selbst zu Bestien gemacht hat.

Aber der Arzt Erös bleibt. Zusammen mit dem Vater verharre ich an Alems Bett, wische ihm immer wieder den Schweiß von der Stirn, drücke ihm die kleine Hand, bis sie nach einigen Stunden meinen Druck nicht mehr erwidert. Alem ist eingeschlafen und wird nie wieder aufwachen. Nie wieder wird er mich morgens mit seinem freundlichen Lächeln wecken, nie wieder wird er mir zum Frühstück Tee einschenken, mich mit seinen

---

* »Jahid« werden Muslime genannt, die im Jihad als Märtyrer sterben.

Fragen löchern, sich beim Paschtu-Unterricht über meine Aussprache lustig machen. Ich stehe auf und gehe vor die Tür. Ein neuer Tag ist erwacht, die Sonne steht schon hoch, ein strahlend blauer Himmel, der Bergrücken am Südrand des Dorfes liegt noch im Schatten. Patienten warten schon an der Krankenstation auf mich. Ich gehe an meine Arbeit.

Am späten Nachmittag wird der kleine Körper, in weiße Laken gehüllt, ins Grab gelegt. Steine bedecken das Grab, und sie sichern die Totenruhe.

Wieder daheim in Peschawar. Die wenigen Tage, die ich nach Alems Tod noch in Afghanistan verbracht habe, sind aus meinem Gedächtnis ausradiert. Nur aus den Erzählungen meiner afghanischen Begleiter weiß ich, was weiter geschah, wie ich mich verhielt und wie man mich nach Pakistan zurückgebracht hat: »Drei Tage nach Alems Tod wolltest du morgens nicht mehr aufstehen. Du hast nicht mehr gesprochen, nichts mehr gegessen, selbst zum Trinken mussten wir dich zwingen. Nachts lagst du mit offenen Augen auf deinem Tschapoi. Wir hielten dich für schwer krank und brachten dich zurück nach Peschawar zu deiner Familie.«

Ich bin glücklich, die vertraute Umgebung und die geliebten Gesichter und Stimmen wieder um mich zu haben. Mein Appetit kehrt langsam zurück, und ich kann anfangs auch gut schlafen; aber so richtig gesund fühle ich mich auch nach Wochen noch nicht. Meine Frau ist beunruhigt und überredet mich zu einer Untersuchung bei einem guten Freund und Arztkollegen. Er stellt mich medizinisch auf den Kopf: EKG, Röntgen, Stuhl- und Blutuntersuchungen – das volle Programm. Negativ! Kein krankhafter Befund. Körperlich bin ich in Ordnung.

In meinem Kopf allerdings ist nichts in Ordnung. Ich verliere immer mehr das Interesse an meinen Freunden, verlasse nie das Haus, kaum mein Zimmer. Meiner Frau und meinen Kindern gegenüber werde ich zunehmend wortkarg, ich ziehe mich aus unserem früher so lebendigen und abwechslungsreichen Familienleben und Freundeskreis mehr und mehr zurück. Zu wirklicher Arbeit bin ich nicht fähig: Erstellen der Wochenabrechnungen, Kontrolle der Kontoauszüge, Überprüfen der Medikamentenlieferungen – das alles erscheint mir so unwichtig und banal. Ich ermüde sehr schnell, lege mich mehrmals täglich aufs Bett, ohne wirklich zu schlafen. Morgens komme ich stundenlang nicht aus dem Bett hoch.

Meine Aktivitäten reduzieren sich auf Lesen, Essen und Schlafen. Früher hatte ich kaum Alkohol getrunken, ab und zu ein Glas Wein, selten Bier, nie Hochprozentiges. Jetzt tut Alkohol gut. Die Spannungen in meinem Kopf lockern sich, die immer wiederkehrenden Bilder aus Afghanistan werden für einige Stunden ausgeblendet. Ich schlafe nach einer Flasche Wein auch schneller ein, liege nicht mehr stundenlang mich ruhelos hin und her wälzend im Bett. Nach ein, zwei Wochen lässt dann auch die »positive« Wirkung des Alkohols nach: Die Alpträume kommen wieder, schweißgebadet wache ich mitten in der Nacht auf. Das in Peschawar übliche Geballere habe ich früher gar nicht bemerkt, jetzt zucke ich bei jedem Schuss zusammen, bestimmte Geräusche und Gerüche lösen Bilder des Schreckens aus – Bilder aus Afghanistan. Ich gehe diesen »Erinnerungsauslösern« aus dem Weg und enge dadurch meinen Lebens- und Aktionsradius immer weiter ein.

Meine Frau ist sich sicher, dass ich seelisch krank bin. Sie vermutet auch, dass diese Krankheit während meines Afghanistan-Aufenthalts ausgebrochen oder durch ihn verursacht ist, obwohl ich mit ihr über meine Erlebnisse nie gesprochen habe. Jetzt spricht sie mich auch darauf an und bittet mich, nach Deutschland zurückzukehren und fachärztlichen Rat und Hilfe zu suchen. In Pakistan ist dies kaum möglich; deutschsprachige Therapeuten gibt es nicht, die gegenüber Europa doch unterschiedliche medizinische Kultur im Bereich der Psychotherapie und die Sprachschwelle Englisch in einem so sensiblen und differenzierten Fachgebiet sind ein zu großes Hindernis für eine erfolgversprechende Behandlung.

Da besucht uns eines Tages unangemeldet und überraschend ein guter Freund, Kollege und Kamerad aus der Bundeswehr. Wir kennen uns schon seit der gemeinsamen Studienzeit. Ihm fällt, wie er mir Wochen später erzählt, schon am Händedruck bei der Begrüßung auf, dass ich wesensverändert bin. Aus den Gesprächen mit meiner Frau erfährt er dann, dass ich vor vier Wochen aus Afghanistan zurückgekehrt und seither völlig verändert sei. »Mit dir stimmt was nicht, du bist nicht der Reinhard, den ich seit fünfzehn Jahren kenne. Hier gehst du vor die Hunde, und deshalb fliegen wir beide jetzt nach Deutschland.« Kurzerhand packt er mich ins nächste Flugzeug und begleitet mich nach Frankfurt.

In diesen Jahren gibt es nur wenige Therapeuten in Deutschland, die über Erfahrung in der Behandlung von psychisch Traumatisierten verfügen. Begriffe wie PTSD, Posttraumatische Belastungsstörung, Krisenintervention, die heute – dreizehn Jahre später – zum Repertoire jedes Rettungssanitäters gehören, sind 1988 auch in der Wissenschaft noch Neuland. Ich habe Glück und finde einen versierten, engagierten und einfühlsamen Psychologen – kein Arzt –, den mein »Fall« auch wissenschaftlich interessiert. Einige Wochen verbringe ich im Haus und in der Familie meines Kameraden; viermal wöchentlich begebe ich mich in ambulante Therapie.

Es fällt mir zu Beginn der Behandlung ungeheuer schwer, mit einem »Fremden« über meine Erlebnisse offen und umfassend zu sprechen, meine Gefühle und Empfindungen zu äußern. Erst nach der siebten oder achten Sitzung spüre ich, wie sich in mir langsam etwas öffnet, wie der mich einschnürende Panzer lockerer wird und ich imstande bin, das Erlebte korrekt zu erinnern, Verdrängungen abzuschütteln, zu reflektieren, mich selbst wiederzuerkennen und zu mögen.

Im Flugzeug zurück nach Peschawar freue ich mich auf meine Familie, das Wiedersehen mit meinen afghanischen Freunden und ganz besonders auf meine Arbeit. Den letzten Rest an Unsicherheit und Bange habe ich am Schalter der PIA im Frankfurter Flughafen – unbeaufsichtigt – zurückgelassen.

DER KRIEG FAND NUR IM SAALE STATT

Das Jahr 1988 ist für Afghanistan ein politisch spannendes Jahr und der Leiter einer Hilfsorganisation in Peschawar ein viel gefragter Mann. Gorbatschow hat den Rückzug der sowjetischen Truppen angekündigt, ein Friedensvertrag scheint möglich, der Krieg ist vielleicht bald zu Ende ... Journalisten und Politiker aus Deutschland geben sich bei mir die Türklinke in die Hand und sind oft unangenehm überrascht, wenn ich sie höflich ersuche, sich doch vorher anzumelden und am kommenden Tag wiederzukommen. Nur die wenigsten können sich vorstellen, dass wir hier keinen Abenteuerurlaub verbringen, sondern hart arbeiten. Natürlich freuen wir uns über Besuch aus der Heimat und noch mehr, wenn der Besucher auch ein Gastgeschenk mitbringt – schließlich leben wir im Land der Gastfreundschaft. Ein Stück Schwarzwälder Schinken, eine Flasche trockener Frankenwein, einfaches Vollkornbrot oder eine deutsche Zeitung der letzten Tage sind uns willkommener als eine Flasche Whiskey aus dem Duty Free von Dubai. Häufige Besucher wissen das und genießen unser ganz besonderes Gastrecht: Sie dürfen bei uns wohnen.

Der Umgang mit Journalisten ist Neuland für mich und meine Familie, doch schon bald wissen wir zu trennen zwischen den »Schreiberlingen« und den seriösen Schreibern. Sie unterscheiden sich nicht dadurch, dass der eine Anfänger und sein Kollege »erfahrener Hase« ist, ganz im Gegenteil. Unter den »Vietnam- und Libanonkrieg-gestählten Haudegen« entdecke ich mehr Dumm-schwätzer und -schreiber als unter den jungen, zurückhaltenden, gebildeten Neulingen. Obwohl noch unerfahren im Geschäft der Kriegsbericht-erstattung, sind Letztere meist besser vorbereitet, belesen und häufig sprachkundiger.

Ein Journalist, der die Sprache des Landes nicht spricht, wenig Zeit mitbringt und sich nicht um-fassend vorbereitet hat, ist bedingungslos seinem Dolmetscher ausgeliefert. Wie oft erlebe ich es, dass englisch- oder deutschsprachige befreun-dete Afghanen zu mir kommen und mir erzählen, dass sie einen Journalisten an die Grenze oder in ein Flüchtlingslager begleiten sollen. »Reinhard, kennst du den Typ, von welcher Zeitung kommt er denn, hat er Ahnung? Was will er denn hören, ist er politisch eher rechts oder ein Linker?« Und je nach Couleur des zahlenden Klienten wird dann übersetzt: Horrorstory oder Verharmlosung, ganz nach Wunsch.

Der Chefreporter einer der »bedeutendsten deutschen Illustrierten«, um die fünfzig, leicht übergewichtig und durchgeschwitzt, sitzt in mei-nem Büro, raucht eine exzellente Havanna – eine Marke, die ich mir als »afficionado« auch gern leisten würde – und gibt sich ganz Kumpel: »Aber Doc, sag doch Freddy zu mir.« Na gut, Freddy ist seit zwei Tagen und zum ersten Mal im Land, und drängt darauf, mit uns »in den Krieg zu ziehen«, und zwar schon morgen. Er hat, so sagt er, schon von »ganz anderen Kriegsschauplätzen« berich-tet, diesmal aber leider wenig Zeit und – Geld spielt keine Rolle. Nach Afghanistan ohne ausrei-chende Vorbereitung – nicht mit mir! Obwohl wir in den nächsten Tagen einen Medikamententransport nach Kandahar in Südafghanistan vorgesehen haben, bin ich nicht bereit, ihn mitzunehmen. In nur zehn Tagen – mehr Zeit hat Chefreporter Fred nicht mitgebracht – sei ein Trip ins Landesinnere nicht zu machen, versichere ich ihm.

Um ihn nicht zu sehr zu enttäuschen, verschweige ich den Kandahar-Transport und biete ihm an, mit einer Gruppe »echter afghanischer Mudschahedin« – tatsächlich sind es unsere eher harmlosen Sanitätsschüler – nach Sadda zu unserer Krankenpflegerschule zu fahren. Dort, unmittelbar an der Grenze, sei es aber »verdammt gefährlich, die Gegend ist voller Minen, und regelmäßig schießen die Russen auch über die Grenze«.

Der Chefreporter gibt sich zwar enttäuscht, stimmt aber doch zu und ist auch bereit, den geforderten Betrag – fünfhundert US-Dollar pro Tag – für Transport, Verpflegung, Unterkunft, Dolmetscher und leibhaftige Mudschahedin als »Bodyguard« zu bezahlen. Zehn Tage à fünfhundert Dollar, dafür kann ich unsere Gesundheitsstationen in Afghanistan einen ganzen Monat mit Medikamenten versorgen. Die Tagessätze der Reporter großer Magazine sind mir vertraut, mein schlechtes Gewissen meldet sich diesmal nicht.

Für fünftausend Dollar müssen wir Freddy natürlich »einen besonderen Service« bieten. Ich bitte Jalal, einen meiner cleversten Mitarbeiter aus dem Büro, den Herrn Chefreporter zu begleiten und für eine sichere und erlebnisreiche Reise zu sorgen. Jalal hat verstanden – er macht so etwas nicht zum ersten Mal –, und schmunzelnd packt er seinen Rucksack.

Jalal – er wird 1992 in die USA auswandern, dort als Geschäftsmann Karriere machen und erst im Dezember 2001, nach dem Sturz der Taliban, in sein Heimatland zurückkehren – ist 1988 eine Ausnahmeerscheinung unter den jungen Männern in den Flüchtlingslagern Pakistans: Er ist zwanzig Jahre alt, hochintelligent, aufgrund seines Alters aber bei der Flucht der Familie 1981 ohne höhere Schulbildung. Mit ungeheurem Fleiß hat er sich im Selbststudium Englisch beigebracht und bei Hilfsorganisationen Computer-Kurse besucht.

Im Alter von siebzehn Jahren kämpft er dann ein Jahr bei den Mudschahedin des berühmten Tadschikenführers Ahmed Sha Massud im Panjirtal. Massud hält große Stücke auf ihn und will ihn unbedingt behalten. Jalal hat trotz seines noch jugendlichen Alters das Zeug zum Kommandanten. Er lehnt das Angebot des »Löwen vom Panjirtal« jedoch ab: »Um gegen die Shurawis zu siegen und nach dem Sieg unser Land wieder aufzubauen, brauchen wir auch Männer mit einer guten Ausbildung«, ist sein Argument. Massud ist überrascht, denn bei seinen Truppen »Subcommander« zu werden, gilt als höchste Auszeichnung für junge Kämpfer. Nur ungern lässt er Jalal gehen. Sha Massud ist damals der zu Recht weltweit berühmte und von den Russen am meisten gefürchtete militärische Führer der »Jamiat Islami« des Professors Rabbani, des späteren afghanischen Präsidenten. Am 6. September 2001, wenige Tage vor dem Terroranschlag in New York, fällt Massud einem Selbstmordattentat der Al Qaida zum Opfer. Er gilt heute als *der* Nationalheld Afghanistans.

Jalal verzichtet also auf eine Karriere als militärischer Führer des Widerstandes, um sich in Pakistan weiterzubilden und auf diese Weise seinem Volk besser dienen zu können. Er kehrt zurück nach Peschawar, macht seinen Highschool-Abschluss und studiert an der Universität Computer-Science. Aus finanziellen Gründen muss er sein Studium abbrechen und findet den Weg zu uns, dem Deutschen Afghanistan Komitee. Für mich ist ein Mitarbeiter wie Jalal ein echter Glücksfall. In wenigen Monaten wird er zu einem unverzichtbaren Leistungsträger in meinem Büro. Als »Assistent Direktor« einer ärztlichen Hilfsorganisation wird er in den nächsten Jahren seinem Volk sicher sinnvoller helfen als mit der Kalaschnikow im Panjirtal.

Jalal und Chefreporter Freddy kehren schon am übernächsten Tag, viel früher als abgesprochen, aus Sadda zurück. Meine erste Befürchtung, dass Freddy erkrankt sei und man deshalb die Zelte vorzeitig abgebrochen habe, bestätigt sich nicht – zumindest nicht in der Art, wie ich eben noch befürchtet habe. Freddys mimikarmem Gesichtsausdruck nach zu urteilen sowie einer mir nicht erinnerlichen Schweigsamkeit, muss gleichwohl etwas Besonderes vorgefallen sein. Als ich Jalal fragen will, winkt er ab und schiebt seine rechte Schulter in Richtung Chefreporter: »Frag besser ihn!«

Wir laden die Rucksäcke gemeinsam ab und tragen sie ins Haus. An Freddys Rucksack erkenne ich handtellergroße rote Flecken. »Das sieht ja aus wie Blut«, denke ich, sage aber zunächst nichts. Der Fahrer bringt den Pick-up zurück zur Krankenpflegerschule, und Jalal verabschiedet sich nach Hause. Freddy und ich sind jetzt allein im Haus. Seine weltmännische Art, mit der er noch vor knapp drei Tagen in meinem Bürosessel hing, ist verschwunden. Jetzt sitzt er vor mir, als wäre er vierzig Jahre jünger: Nicht fröhlich, sondern eingeschüchtert und etwas zitternd wie ein Zehnjähriger, der mit einem miserablen Schulzeugnis seinem gestrengen Vater gegenübersitzt. Mit kindlicher Verlegenheit nestelt er an seinen Hemdknöpfen, bevor er stotternd erzählt.

»Ich bin ja so glücklich, dass ich noch am Leben bin, Herr Doktor!«

»Herr« und »Doktor«? Nicht mehr das joviale »Doc«? Gespannt lausche ich, was da kommen mag.

»Die Fahrt bis Darra lief ohne Probleme. Schon kurz hinter der Waffenstadt hielten wir plötzlich an. Jalal zeigte auf eine Holzschranke etwa einen Kilometer vor uns und meinte, dort stünden heute Milizposten, und ich hätte ja keine Erlaubnis zum Passieren der Schranke. Er habe mir noch in Peschawar geraten, ein Permit zu besorgen, aber ich hätte gedrängt, auch ohne loszufahren. Wenn die Milizen mich jetzt als Ausländer erkennen würden, steckten sie mich ins Gefängnis – für mindestens eine Woche. Jalal forderte mich auf, mit ihm das Auto zu verlassen und den Posten zu umgehen. Dann sind wir links der Straße eine Böschung runter, der Pick-up fuhr weiter, ohne uns. Am tiefsten Punkt der Böschung verläuft ein kleiner Fluss, durch reichlich Gebüsch von der Straße nicht einsehbar. Tief gebeugt sind wir mindestens zwei Stunden in dem eiskalten Wasser marschiert, Jalal voraus und ich hinterher. Als wir auf Höhe der Posten waren, mussten wir im Wasser kriechen, bis wir die Milizen passiert hatten. Erst nach weiteren fünfhundert Metern wartete oben auf der Straße unser Auto. Ich fror wie ein Schneider. Kurz vor Sadda streikte plötzlich der Motor. Irgendwas sei am Vergaser, meinte der

Fahrer. Wir mussten schieben, bergauf, zwei Kilometer. Als wir in Sadda ankamen, habe ich zwar nicht mehr gefroren, aber ich war fix und fertig.«

Es kostet mich große Mühe, mir das Lachen zu verbeißen. Jalal hatte hervorragende Arbeit geleistet. Die »Horror«-Geschichte geht weiter.

»In Sadda haben eure Leute mich toll empfangen, wir konnten die pitschnassen Klamotten wechseln, und ich bekam diese Pluderhose und ein langes Hemd zum Überziehen. Die Mudschahedin, die uns begleiteten, machen dort einen Kampfsanitäterkurs, erläuterte mir ein Dr. Eqbal. Dabei lernen sie sogar das Amputieren und Operieren. Sie führten mir eine Amputation an einer Ziege vor. Mir ist richtig schlecht geworden, als die dem Tier einen Fuß abschnitten. Als sie dann zum Abendessen die tote Ziege brieten, ist mir der Appetit vergangen. Ich war todmüde und wollte früh ins Bett. In dem Raum, in dem sie mich untergebracht haben, gab es aber kein Bett. Ich musste auf dem nackten Lehmboden schlafen. Es war höllisch kalt. Gegen Mitternacht wurde ich von seltsamen Geräuschen geweckt. Vor der Hütte flüsterten Stimmen, und dann ging es los. Shurawis, Shurawis, brüllten die Männer. Unmittelbar vor dem Tor explodierte eine Bombe, Schüsse peitschten vor meinem Fenster. Jalal kam in mein Zimmer gerannt, riss mich vom Boden hoch und zog mich hinter sich her. Als wir aus dem Zimmer kamen, war alles voller Rauch. Halb blind folgte ich Jalal. Das Schießen und Gebrüll der Leute nahm kein Ende. Wir sprangen auf den Pick-up und fuhren wie der Teufel aus dem Lager. Erst am Morgen kehrten wir dann wieder in die Schule zurück. Die Sanitäter haben den ganzen Tag noch Verwundete versorgt, mein Rucksack war voller Blut.«

Freddy ist am Ende, fertig. Mir tut er fast etwas Leid, als er – noch immer verstört – so vor mir sitzt. Der Kriegsberichterstatter, der »schon ganz andere Kriegsschauplätze erlebt« hat, erstattet stotternd Bericht von einem Krieg, der natürlich gar nicht stattgefunden hat. Jalal hatte eine Show inszeniert, so perfekt allem Anschein nach, dass ein erfahrener Journalist darauf reingefallen ist. Vielleicht war diese Inszenierung unfair – wirkungsvoll und lehrreich war sie in jedem Fall. Freddy, der mit Sicherheit noch nie einen Krieg hautnah erlebt hatte, ahnt jetzt zumindest, was Krieg bedeutet. Und diese Ahnung hatte ihm Jalal verschafft, ohne ihn zu gefährden.

Wären wir mit Freddy, wie er es vor drei Tagen großspurig forderte, nach Afghanistan gegangen, hätte er vielleicht Ähnliches erlebt, allerdings nicht inszeniert und mit echtem Blut auf seinem Rucksack – nicht mit Ziegenblut. Er hätte dann aber unsere Arbeit behindert, unsere Leute in Gefahr gebracht und sich selbst auch. Davor haben wir ihn und uns bewahrt.

Eine schreibenswerte Geschichte, die Freddy da erlebte und wahrscheinlich später auch – vermutlich etwas modifiziert – geschrieben hat. Gelesen habe ich sie nie, und von Freddy habe ich seither auch nie wieder etwas gehört.

ÜBERZEUGUNGSARBEIT

Eines Tages erreicht mich ein Anruf aus dem Pearl-Continental-Hotel. Das »P.C.« ist die Nummer eins in der Grenzstadt, zweihundertfünfzig US-Dollar kostet damals die Übernachtung – ohne Frühstück –, das Halbjahreseinkommen eines pakistanischen Lehrers. Bis auf wenige Nostalgiker unter den Peschawar-Besuchern, die das noch aus der britischen Besatzungszeit stammende, im Kolonialstil gebaute Deans-Hotel bevorzugen, steigt man als Diplomat, Politiker und Journalist natürlich im Glas-Beton-Palast westlichen Stils ab. Dort lebt man in vertrauter Umgebung, das Servicepersonal hat zivilisierte Umgangsformen, die Räume sind klimatisiert, die Duschen und der Zimmerservice funktionieren, in der Hotelbar gibt es Alkohol – die Flasche »Dimple« zu hundert US-Dollar, und den Whiskey muss man flaschenweise kaufen. Da stört es nicht, weil man nicht weiß, dass jeder zweite Hotelangestellte als Mitarbeiter für den ISI, den pakistanischen Geheimdienst, arbeitet. Das »P.C.« ist das »Casablanca« Pakistans der achtziger Jahre. Dort bieten sich den Journalisten, den Landessprachen Urdu und Paschtu meist nicht mächtig, Dolmetscher an, die im Auftrag des ISI pakistanische Politik »übersetzen«.

Der Mitarbeiter eines deutschen Parlamentariers ist am Apparat, und wir verabreden einen Termin mit dem Abgeordneten, natürlich noch heute, die Zeit eines Politikers ist begrenzt. Der Name des Abgeordneten ist mir bekannt, er ist einer der engagiertesten Politiker, wenn das

Thema Afghanistan im Bundestag auf der Tagesordnung steht. Viel zu selten zeigen sich hochkarätige Vertreter der Politik vor Ort, und diese Gelegenheit will ich nutzen.

Meine militärische Ausbildung kommt mir auch hier zugute: Schon auf der Offiziersschule erlernten wir den »LVU«, den »Lagevortrag zur Unterrichtung«, ein Briefing von maximal fünfzehn Minuten. In meiner späteren Karriere war er fester Bestandteil der wöchentlichen Stabsbesprechung. Gerade Politiker wissen eine knappe, klare Darstellung der Situation in den Flüchtlingslagern – unterstützt mit sauberen, didaktisch gut aufbereiteten Graphiken, Bildern und Zahlen auf Folien am Tageslichtprojektor – zu schätzen. Zu oft erleben sie bei Hilfsorganisationen Mitarbeiter, denen penible Stabsarbeit ein Gräuel ist, für die Hilfsbereitschaft und humanitäres Engagement eben Sache des »Herzens« und weniger des »Gehirns« sind. Eine zwar plastische, aber vorwiegend emotionale Schilderung der Not der Menschen ohne sachliche Präsentation von Daten und Zahlen ist für politische Entscheidungsträger nicht ausreichend.

Bei meinen Besprechungen mit Politikern und Spendern beschränke ich mich nicht auf die Darstellung der »Lage«, sondern verbinde es immer auch mit der Aufforderung zum »Handeln«. Ich verabschiede »politische oder finanzielle Entscheidungsträger« nie aus unserem Haus in Peschawar, ohne ihre feste Zusage für die Unterstützung eines Projekts bekommen zu haben.

So habe ich es heute Abend auch mit unserem Gast, dem Abgeordneten, vor. Der Einfachheit und Anonymität halber nennen wir ihn »Herrn Huber«. Unser afghanischer Koch hat sich wieder

184

einmal selbst übertroffen, und wir genießen ein phantastisches Kebab, Hackfleischklößchen am Spieß auf dem Grill gebraten, dazu Pilau, ein Reisgericht mit Rosinen, Mandeln, Pistazien und Apfelsinenscheiben, und zum Nachtisch gibt es Kurut, eingedickte und abgetropfte Buttermilch, an der Sonne zu Klumpen getrocknet. Herr Huber greift kräftig zu, nur beim Nachtisch zögert er zunächst etwas, um dann – »Probieren muss ich es zumindest« – einen Teelöffel voll Kurut zu nehmen.

Huber ist erstaunlich gut informiert über die Situation in Pakistan und stellt intelligente Fragen. Im Verlauf des Abends stellt sich heraus, dass er seit Jahren eine Hilfsorganisation politisch unterstützt, die minenverletzte Kinder aus den Flüchtlingslagern nach Deutschland bringt. »Nur in deutschen Krankenhäusern erhalten diese Armen«, so Huber, »eine ›optimale‹ ärztliche Behandlung. Hier, in diesem Dreck der Lager, kann man ihnen nicht helfen.«

Damit sind wir schon mitten in einem Thema, das mich auch emotional sehr beschäftigt. Immer wieder wurde ich in den vergangenen Monaten von Angehörigen dieser Organisation gebeten, die ärztliche Notwendigkeit einer Behandlung in Deutschland festzustellen und zu bestätigen. Hunderte Kinder mit chronischen Knochenentzündungen, schlecht verheilten Amputationsstümpfen und durch Verbrennungen entstellten Gesichtern wurden in der Vergangenheit tatsächlich in deutschen, holländischen und kanadischen Kliniken hervorragend versorgt. Es waren aber nur einige hundert Privilegierte, die in den Genuss einer solchen optimalen Therapie kamen.

In diesem Zusammenhang die Worte »privilegiert« und »Genuss« zu verwenden, ist für einen Europäer eigentlich ein Sakrileg, denn in seinen Breiten hat jedermann Anspruch auf eine solche Behandlung. Aber eben nicht in den Lagern Pakistans und schon gar nicht in Afghanistan. Dort warten Hunderttausende vergeblich auf medizinische Grundversorgung, und Zehntausende müssten eigentlich zur Spezialbehandlung nach Europa oder Nordamerika geflogen werden. Die dafür benötigten Gelder stehen aber nicht zur Verfügung. Flugkosten, Operation, Krankenhausaufenthalt, spezielle Betreuung durch Dolmetscher, Nachbehandlung verschlingen Zehntausende für einen einzelnen Patienten. Und wie oft erleben wir es, dass diese in Deutschland optimal versorgten Kinder nach ihrer Rückkehr in die Lager psychisch auffällig werden. Sie hatten das »Paradies Deutschland« gesehen und erlebt und mussten wieder zurück in das »Fegefeuer« Flüchtlingslager. Und wenn ihre in Deutschland angepassten, sündhaft teuren »High-Tech-Prothesen« im Dreck der beengten Lehmhütten auch nur geringfügig beschädigt wurden, gab es niemanden, der sie reparieren konnte. Sie wanderten auf den Müll der Altmetallhändler und wurden bei pakistanischen Orthopädietechnikern durch einfache Holz-Gummi-Prothesen ersetzt.

Mit der Summe dieser Gelder muss es möglich sein, hier in Pakistan eine schon bestehende Klinik so mit Geräten und Fachpersonal auszustatten, dass diese »Kinderverschickung« unnötig wird und Tausende mehr in den »Genuss« einer zeitgemäßen medizinischen Versorgung kommen können.

Huber ist in seiner bis dato festen Überzeugung, mit dem Transport der Kinder nach Deutschland das Richtige – weil gut gemeint – getan zu haben, doch etwas irritiert. Bis nach Mitternacht sitzen wir zusammen und diskutieren realistische und machbare Lösungen. Er verabschiedet sich erst, als wir »fündig« geworden sind, und verspricht, sich nach seiner Rückkehr nach Deutschland stark dafür zu machen. – Und er hält Wort. Mit seiner politischen Unterstützung gelingt es mir schon wenige Monate später, in Peschawar den Grundstein für das Projekt »Plastic Surgery for Afghan Refugees« zu legen.

Bei umfangreichen oder sehr differenzierten Hilfsprojekten ist es günstig, sie in Kooperation mit anderen Organisationen zu betreiben. Die dabei entstehenden Synergieeffekte wiegen das Mehr an Bürokratie sehr schnell auf. Medizinische Fachkompetenz bei meiner Organisation sowie die langjährige Erfahrung und breite bundespolitische Unterstützung der Organisation H.E.L.P. scheinen hier die idealen Partner zu sein. H.E.L.P. ist eine der großen Organisationen unter den deutschen Helfern, nicht nur in Pakistan. Die Hilfsorganisation wird von Bundestagsabgeordneten aller Parteien getragen und ist in diesen Jahren nicht nur einer der größten, sondern auch der effizientesten humanitären Akteure vor Ort. Bei Hilfsorganisationen keine Selbstverständlichkeit.

Das ist in erster Linie das Verdienst ihres örtlichen Repräsentanten. Dr. Lorenz Göser gilt zu Recht als einer der ganz wenigen echten Afghanistan-Experten in der Welt der tausend Helfer. Jahrelanger Aufenthalt und breite Berufserfahrung noch im Vorkriegsafghanistan, perfekte Paschtu-Kenntnisse sowie sein süddeutscher Humor und seine Großherzigkeit machen das Haus der Gösers zu einer der gefragtesten Adressen für Hilfsorganisationen und Hilfe suchende Afghanen. Landes- und Sprachkenntnisse erleichtern es ihm, bei den Hilfesuchenden die Spreu vom Weizen zu trennen, und seine sprichwörtliche schwäbische Sparsamkeit im Umgang mit Spendengeldern und seine Pingeligkeit bei den Abrechnungen verschaffen ihm bei afghanischen und pakistanischen Behörden und Organisationen nicht nur Freunde.

Das »Team« Erös-Göser wird schon bald durch einen erfahrenen Orthopäden verstärkt, der seine Stelle als Oberarzt an einer großen deutschen Klinik aufgegeben hat, um seine Kenntnisse und ärztlichen Fähigkeiten ganz den Kranken Afghanistans zu widmen. Seine primäre Aufgabe ist es zunächst, schon bestehende Krankenhäuser im Raum Peschawar daraufhin zu überprüfen, ob sie für chirurgische Spezialoperationen grundsätzlich geeignet sind. Hier sind Fragen der Hygiene und Sauberkeit, Zuverlässigkeit des Geräts und Qualität des nicht-ärztlichen Personals zu klären. Mit der Klinik einer amerikanischen Hilfsorganisation findet er den richtigen Partner und ergänzt die technische Ausstattung dieses gut geführten Hauses.

In den folgenden Wochen klappert er Flüchtlingslager, Gesundheitsstationen, Krankenhäuser und so genannte afghanische Privatkliniken ab, um die dort verantwortlichen Ärzte über das geplante Projekt zu informieren. Sie müssen genau wissen, welche Art Operationen durchgeführt werden sollen, um dann die geeigneten Patienten-Fälle auszuwählen. Die chirurgischen Spezialisten-Teams kommen aus Deutschland. »German Interplast«, eine Organisation freiwilliger plastischer Chirurgen, arbeitet schon seit vielen Jahren in Entwicklungsländern. In Kurzzeit-Einsätzen operieren die Ärzte dort ohne Bezahlung Patienten, die in öffentlichen Krankenhäusern dieser Länder nicht qualifiziert versorgt werden und sich aufgrund ihrer Armut eine Behandlung in den durchaus vorhandenen Privatkliniken nicht leisten können.

Schon nach wenigen Wochen der Vorbereitung rollt der Zug an. Im dreiwöchigen Wechsel treffen die Teams aus Deutschland bei uns ein und stehen häufig schon am zweiten Tag nach ihrer Ankunft im sterilen Kittel im Operationssaal. Sie vergessen Jetlag und den Klimawechsel, denn in den wenigen Tagen, die sich die Chirurgen aus ihren Kliniken in Deutschland freimachen können, wollen sie ein Maximum an Patienten versorgen. Und Arbeit gibt es genug. Die Zahl der behandelten Patienten wird anfangs nicht durch die Leistungsfähigkeit der Teams, die Kompliziertheit des Eingriffs oder durch fehlendes Material bestimmt, sondern hängt von der »Zuverlässigkeit« der Patienten ab.

Ein Dreier-Team, das vor wenigen Tagen aus Deutschland eingetroffen ist, kommt schon um die Mittagszeit aus der Klinik zurück in die Wohnung. Die beiden Männer und die Krankenschwester sind sichtbar enttäuscht und wütend über die Unzuverlässigkeit und das »Chaos« in der Organisation des Krankenhauses. »Zwei fest eingeplante Patienten sind einfach nicht erschienen, und ein Dritter ist vor dem OP wieder umgekehrt, weil irgendwas mit der Familie sei.« Da gibt es für mich einiges zu klären, um die erhitzten Gemüter wieder zu beruhigen. Besser als jede beschwichtigende Beschreibung der schwierigen Lebensumstände ist die Konfrontation mit der Realität. Wir

189

besuchen gemeinsam ein Flüchtlingslager und sprechen mit den Familien.

In den letzten Tagen hatte es – was in Peschawar im Sommer nur sehr selten vorkommt – kräftig geregnet. Auf den schmalen unbefestigten Wegen ins Lager Nasir Bagh stapfe ich mit den dreien durch knöcheltiefen Schlamm. Die Lehmhütte der »unzuverlässigen« Patientin, die heute Morgen nicht im Krankenhaus erschienen ist, steht am Lagereingang. Der Nachbar, ein älterer Mann, begleitet uns zur Eingangstür. Nur die Krankenschwester darf die Hütte betreten, wir Männer müssen vor der Tür warten. Die Stimme der Frau ist auch durch die dünne Holztür deutlich zu vernehmen.

»Meine älteste Tochter sollte auf ihre kleineren Geschwister aufpassen, während ich im Krankenhaus bin. Der Arzt bei uns im Lager hat gestern bei ihr Tuberkulose festgestellt. Jetzt muss ich zu Hause bleiben«, erklärt die junge Witwe mit den schweren Vernarbungen an den Händen, die eigentlich heute operiert werden sollten. »Operieren lassen kann ich mich erst, wenn meine Tochter wieder gesund ist.«

Am Haus des zweiten »säumigen« Kranken werden wir von seinem fünfjährigen Sohn erwartet und ins Haus geführt. Die Frauen und Mädchen der Familie sind in einen Nebenraum gegangen, so dass diesmal auch wir Männer das Haus betreten dürfen. Der Vater einer fünfköpfigen Familie war wegen einer chronischen Knochenentzündung am Unterschenkel für einen Eingriff vorgesehen. Er bietet uns Tee an und entschuldigt sich im Verlauf des Gesprächs mehrmals dafür, dass er nicht ins Krankenhaus gekommen ist und uns Unannehmlichkeiten bereitet hat.

»Unser erwachsener Sohn ist vor einigen Tagen in Afghanistan gefallen. Mein Bruder, der während meines Krankenhausaufenthaltes auf meine Familie aufpassen sollte, ist gestern nach Afghanistan gegangen, um den Leichnam unseres Sohnes zu holen. Solange er nicht zurück und unser Sohn nicht beerdigt ist, kann ich mich nicht operieren lassen.«

Es ist nicht nur der Inhalt der Begründung, der unser Team ganz schweigsam werden lässt, sondern die Gelassenheit und Selbstverständlichkeit, mit der die Menschen hier diese Tragödien vortragen. Da bittet ein Patient seinen Arzt um Entschuldigung dafür, dass er eine Terminabsprache nicht einhalten konnte, weil sein Sohn plötzlich gestorben ist. Tief beschämt verlassen wir Nasir Bagh.

Um die Effektivität der Arbeit unserer Ärzte zu garantieren und Leerlauf in der Klinik zu vermeiden, bestellen wir zwei Patienten pro Tag mehr ein als ursprünglich vorgesehen. Damit sind die Teams am Abends meist mehr erschöpft, aber von nun an immer ausgelastet.

In den nächsten Jahren werden Hunderte von Teams der »Interplast Germany« nach Peschawar und später auch nach Afghanistan kommen; freiwillig, ohne Bezahlung, in ihrem Urlaub. Tausende Patienten erhalten eine hervorragende Versorgung vor Ort, und ihnen wird dadurch eine monatelange Trennung von der Familie erspart. Spendengelder in Millionenhöhe werden jetzt sinnvoller und mit hoher Effizienz eingesetzt. Als Assistenten am Operationstisch in Peschawar erhalten junge einheimische Ärzte die Gelegenheit, moderne Operationstechniken zu erlernen, ohne hierzu nach Europa reisen zu müssen. Die Arbeit der Kolleginnen und Kollegen von »Interplast« ist eine der segensreichsten Leistungen, die Deutsche für Afghanen in den vergangenen Jahrzehnten erbracht haben.

Der Abgeordnete Huber weiß dies sicher auch und freut sich nach nunmehr vierzehn Jahren über unser langes Nachtgespräch in der Park Avenue. Zu Recht.

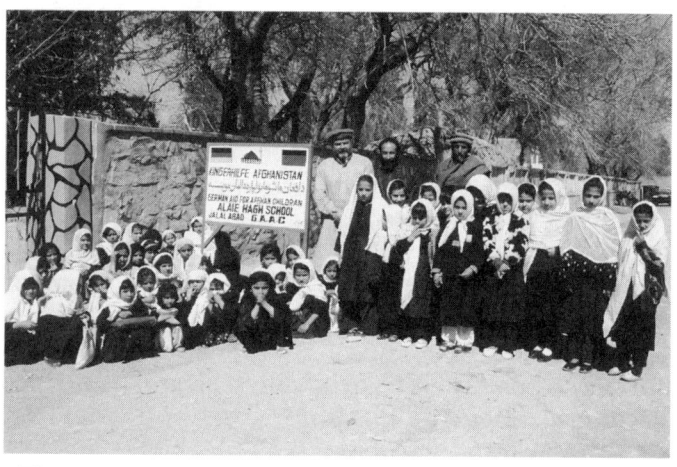

Eine von der »Kinderhilfe Afghanistan« im März 2002 neu eröffnete Schule für 2400 Mädchen in Jalalabad

HEIMKEHR UND NEUE PLÄNE

Der Sommer des Jahres 1990 ist unerträglich heiß in Peschawar. Besonders der inzwischen etwas verzottelte Argos leidet unter der brütenden Hitze. Aber er scheint unsere Vorbereitungen für den bevorstehenden Umzug nach Deutschland zu spüren, denn aufgeregt verfolgt er das Verpacken der Kisten und Koffer. Er lässt uns nie aus den Augen, so, als befürchtete er, er müsse allein zurückbleiben.

Drei Jahre leben wir nun schon in Pakistan; wir können es fast nicht glauben, wie schnell diese Jahre vergangen sind. Gerade in den vergangenen Monaten haben sich in Afghanistan dramatische Veränderungen vollzogen: Gorbatschow hat sein Versprechen tatsächlich wahr gemacht und seine Truppen aus dem Hindukusch abgezogen. Am 15. Februar 1989 überquerte General Gromow, der letzte Oberbefehlshaber der sowjetischen Besatzungstruppen, den Fluss Oxus, jetzt Amu Darja genannt, an der Grenze zu Usbekistan und wurde in der Mitte der Brücke von seinem Sohn mit einem Strauß Nelken begrüßt. Ein makaber schönes Bild, das um die Welt ging: Der Sohn freut sich über die Rückkehr des Vaters in die Heimat und die Familie und mit ihm sicher die Kinder, Mütter und Väter tausender Sowjetsoldaten.

Mindestens ebenso viele russische Mütter beweinen den Verlust ihrer Söhne, die in diesem sinnlosen Krieg ihr Leben lassen mussten, Arme und Beine verloren, erblindeten oder psychisch schwer erkrankten. Fünfzehntausend Tote und mehr als hunderttausend Verwundete waren der Blutzoll, den die Sowjetunion für dieses Abenteuer entrichten musste. Innenpolitisch hat dieser letzte Feldzug der »ruhmreichen« Sowjetarmee eine Katastrophe angerichtet; die stärkste Militärlandmacht der Welt, ausgerüstet mit modernsten Waffensystemen, mit einem schier grenzenlosen Reservoir an Soldaten, befehligt von hervorragend ausgebildeten Offizieren, musste sich einem »Haufen« miserabel ausgerüsteter, von Analphabeten geführten Barfuß-Soldaten geschlagen geben.

Die Armee eines Zweihundert-Millionen-Volkes wurde gedemütigt von den mittelalterlichen Kämpfern eines kleinen Bergvolks von weniger als fünfzehn Millionen Einwohnern. Diese Niederlage der bis dahin für unbesiegbar gehaltenen Sowjetarmee war der politische GAU, ein militärisches Tschernobyl, für die Führungseliten der Sowjetunion und hat den bereits begonnenen Zerfall des kommunistischen Systems der UdSSR dramatisch beschleunigt. Der Kollaps des Systems im Mutterland des Marxismus-Leninismus führte in wenigen Monaten zu einem Zusammenbruch des Gesamtsystems Ostblock und zur Auflösung des Warschauer Pakts und war damit auch eine Voraussetzung für die so rasche und friedliche Wiedervereinigung Deutschlands.

Im November 1989 saß ich mit meiner Frau, einer gebürtigen Thüringerin, die 1962 als Schulkind mit den Eltern über den Stacheldraht der DDR in die Freiheit geflüchtet war, und mit unseren Kindern täglich stundenlang vor dem Fernsehapparat und habe über die pakistanischen Medien den Zerfall der DDR und den Beginn der Wiedervereinigung Deutschlands aus der Distanz von siebentausend Kilometern mit riesiger Freude erlebt. Nach dem Fall der Mauer und der Öffnung der Grenzen telefonierten wir fast täglich mit unseren Verwandten und Freunden in der nunmehr ehemaligen DDR. In der Summe aller Faktoren haben auch die Afghanen mit einem unvorstellbaren Blutzoll ihren Anteil am friedlichen Zusammenführen der beiden Teile Deutschlands und der Familie meiner Frau, die über Jahrzehnte zerrissen war, geleistet. Für mich und meine Familie war dies ein ganz persönlicher Grund, den Afghanen ungeheuer dankbar zu sein und ihnen gerade heute, dreizehn Jahre danach, beim Wiederaufbau ihres geschundenen Landes beizustehen.

Als Gromows Truppen Mitte Februar 1989 aus Afghanistan abziehen, hinterlässt die Sowjetarmee »verbrannte Erde«: Tausende Dörfer sind abgefackelt und zerstört, ein Drittel des Ackerlandes ist verwüstet, Hunderte von Kilometern der jahrhundertealten Kareze, der unterirdischen Bewässerungskanäle, sind schwer beschädigt mit dramatischen Folgen für die Bewässerung und Wiederfruchtbarmachung der Felder. Millionen von Blindgängern und Landminen liegen im Land verstreut und werden in den Folgejahrzehnten Häuser und Dörfer unbewohnbar machen, den Zugang zu Feldern und Weiden erschweren und im März 2002 zwei deutschen Soldaten beim Versuch, sie zu entschärfen, das Leben kosten.

Anderthalb Millionen Afghanen, etwa ein Zehntel der Bevölkerung, wurden in diesem zehnjährigen Krieg getötet, überwiegend Frauen, Kinder und Greise, Millionen sind verstümmelt, und täglich fallen weitere Menschen den Minen zum Opfer. Ein Drittel der Bevölkerung hat das Land

verlassen müssen und lebt in erbärmlichen Flüchtlingslagern im Iran und in Pakistan. Die größte Flüchtlingsbewegung in der Geschichte der
Menschheit. Zu einer politischen Lösung oder gar
einem Frieden für das Land am Hindukusch haben diese Hekatomben nicht geführt. Im Gegenteil: Noch herrscht nach dem Abzug der Sowjets
in Kabul mit Nadjibula ein Satrap Moskaus, der
bis zu seinem Sturz 1992 mit modernem Kriegsgerät aus der Sowjetunion unterstützt wird. Waren
sich die afghanischen Widerstandsgruppen im
Kampf gegen die sowjetischen Besatzungstruppen noch ziemlich einig, führt ab jetzt jeder seinen eigenen Krieg gegen Najib und auch untereinander.

Und diese Gruppen werden auch über Jahre
noch mit Waffen aus dem westlichen Ausland versorgt. In kein Land der Welt sind jemals in so wenigen Jahren derart riesige Mengen an Kriegsgerät geliefert worden. Der Anbau von Schlafmohn
und die Produktion von Opium und Heroin explodieren regelrecht. Über achtzig Prozent des weltweit vertriebenen Heroins stammt Anfang der
neunziger Jahre aus Afghanistan. Tausende Kinder und Jugendliche in Europa und anderen Ländern fallen dem Gift aus Afghanistan zum Opfer.
Während und durch diesen Krieg wurden etliche
»Weltrekorde« des Elends und der Grausamkeit
gebrochen und aufgestellt.

Auch als Nadjibula und das kommunistische
Restregime im Frühjahr 1992 in Kabul gestürzt
werden und Nadjibula in den UN-Gebäuden Kabuls Unterschlupf und Exil findet, kommt das
Land nicht zur Ruhe. Jetzt beginnt der »Bruder-
krieg«, wie ihn die Afghanen nennen. Ein Krieg,
der in der mehrtausendjährigen Geschichte die-

ses Landes ohne Beispiel ist. Es sind insbesondere die Truppen des Usbekengenerals Dostum, die Tadschiken von Ahmed Sha Massud und die Paschtunen des radikal-islamistischen Gulbudin Hekmatjiar, die jetzt beim Kampf um die Macht in Kabul mit unvorstellbarer Grausamkeit übereinander herfallen. Monatelang werden Kabul und die anderen Städte des Landes mit Bomben, Raketen und Artillerie beschossen; die Hauptstadt Kabul, die während des Krieges gegen die Sowjetarmee weitgehend unbeschädigt geblieben war, gleicht Mitte der neunziger Jahre einem Trümmerfeld. Insbesondere im Süden des Landes wüten Hunderte kleiner und größerer Warlords; in einer Art »komprimiertem Dreißigjährigen Krieg« überziehen sie das Land mit Plünderungen, Brandschatzungen und Vergewaltigungen.

Die noch vorhandenen Reste an Kultur und Moral dieses einst zu Recht so stolzen und tapferen Volkes versinken in Anarchie und gehen im Chaos zugrunde. Die Vereinten Nationen bemühen sich verzweifelt, die immer stärker verfeindeten Gruppen an einen Tisch zu bringen und eine gemeinsame Regierung in Kabul zu installieren: vergeblich. Die meisten Hilfsorganisationen geben auf und verlassen das Land. Not und Elend von Millionen von Menschen nehmen infernalische Dimensionen an. Niemand zählt mehr die Toten und Verwundeten, die verhungernden Kinder und die Sterbenden in den verwaisten Krankenhäusern und Kliniken. Zunehmend erlöschen Interesse und Hilfsbereitschaft der westlichen Länder an Afghanistan. Das kleine Land am Hindukusch verschwindet auch vom Globus der Medien.

Da taucht wie Phönix aus der Asche im Frühjahr 1994 im Süden des Landes, in Kandahar, eine

197

Gruppe vorwiegend junger Männer auf: die Taliban. Von den Medien der Weltöffentlichkeit zu Beginn kaum wahr-, zumindest nicht ernst genommen, erwächst aus dieser zunächst kleinen Gruppe von Koranschülern schon in wenigen Monaten eine schlagkräftige und militärisch überaus erfolgreiche Streitmacht. Wie in einem Blitzkrieg gelingt es diesen wenigen Zehntausenden unter der Flagge des Islams, die Warlords im Süden zu vertreiben, die Banditen zu entwaffnen, den kriegserfahrenen Truppen Hekmatjiars, Sha Massuds und des Usbeken Dostum schwerste Verluste zuzufügen und das Land in knapp zwei Jahren bis auf ein paar Flecken im äußersten Nordosten zu erobern und auf ihre Weise zu »befrieden«. Die Welt ist überrascht und regelrecht schockiert über den Erfolg dieser paschtunischen bärtigen »Gotteskrieger«, die quasi aus dem Nichts auftauchten und in wenigen Monaten für »Frieden und Ordnung« sorgten.

Auch heute, im Jahr 2002, acht Jahre nach ihrem ersten Erscheinen und wenige Monate, nachdem sie durch die Anti-Terror-Allianz unter Führung der Amerikaner aus ihren Machtpositionen in Afghanistan wieder vertrieben wurden, liegt noch vieles im Dunkeln.

Der Abschied von Peschawar im August 1990 fällt meiner Familie und mir nicht leicht. Wir lassen unendlich viel zurück: unsere Söhne ihre Spielkameraden und Freunde aus so vielen Ländern, meine Frau ihre inzwischen so wunderbar gewachsene und erfolgreiche europäische Schule und ich meine Arbeit in Afghanistan, die ich so gern noch weiter fortgeführt hätte, dies aber unter den Bedingungen des so grausamen und völlig undurchsichtigen Bürgerkrieges nicht leisten

konnte. Vor allem aber lassen wir »unsere« Afghanen zurück, deren Leid und Not, aber auch
Liebenswürdigkeit und Gastfreundschaft uns über
die Jahre so aneinander gefesselt haben.

Die meisten meiner afghanischen Mitarbeiter
und Freunde werden in den folgenden Jahren
ums Leben kommen und nur eine Hand voll treffe
ich zehn Jahre später wieder. Unter ihnen ist auch
Alem Jana, mein engster Mitarbeiter, der mir mit
seinen fünfundzwanzig Jahren in der Zeit in Peschawar zu einem jüngeren Bruder geworden ist.
In allen Einsätzen in Afghanistan war er an meiner Seite, ihm und seinem Mut und seiner Kriegs-
erfahrung verdanke ich mehrfach mein Leben.
Zusammen mit den anderen vierhundert afghani-

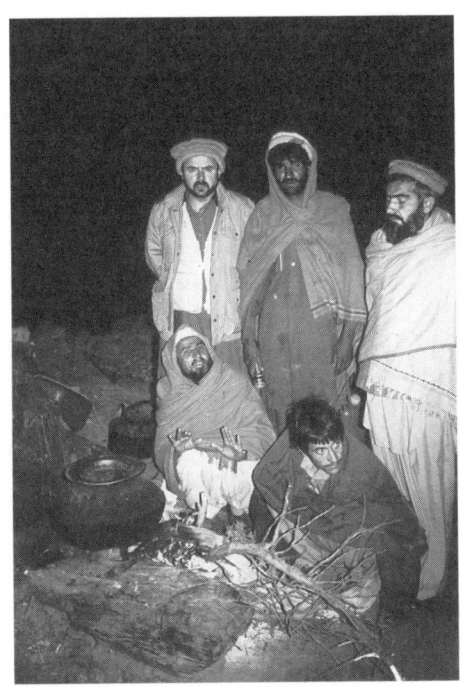

Rast
am nächtlichen
Lagerfeuer

schen Mitarbeitern und einigen deutschen und Schweizer Ärzten und Krankenschwestern haben wir in diesen drei Jahren in den vierzehn primitiven Busch- und Höhlenkliniken von Kandahar im Süden bis nach Baghlan und Zamangan im Norden mehr als dreihunderttausend Erkrankte und Verletzte behandelt, Hunderten das Leben gerettet und Tausenden die Schmerzen nehmen können. Wir haben in den kalten Winternächten im Schnee der Berge von Nangahar gemeinsam gefroren, uns in der brütenden Sommerhitze den letzten Tropfen lauwarmen Tees aus der Feldflasche geteilt, gemeinsam an den Gräbern unserer Freunde getrauert und uns am Lagerfeuer an den Witzen über den Mullah Nassrudin halb totgelacht.

Als wir uns am frühen Morgen des 15. August am Flugplatz in Peschawar zum letzten Mal für viele Jahre umarmen, schenkt mir Alem zum Abschied einen wunderschönen kleinen Gebetsteppich aus Turkmenistan und überreicht mir einen Brief zum Abschied, den ich erst zu Hause in Deutschland öffnen und lesen soll.

Erst Tage später, als wir unsere Kisten und Koffer längst geleert und unser altes Haus in Bayern wieder bezogen haben, fällt mir der Brief wieder in die Hände. In ungelenkem Englisch schreibt Alem: »Du hast gelebt wie ein Afghane, du hast mit uns gekämpft wie ein Afghane, du hast mit uns gelitten wie ein Afghane, du hast dich gefreut wie ein Afghane, aber selbst, wenn du noch hundert Jahre bei uns geblieben wärst, du wärst doch immer ein *deutscher* Afghane geblieben.« Ein größeres Lob habe ich nie wieder in meinem Leben erfahren!

Nachdem wir Pakistan verlassen haben, ist Alem

sehr bald arbeitslos. Meine Bemühungen, ihn von Deutschland aus bei einer anderen Hilfsorganisation in Pakistan unterzubringen, scheitern, da sich die meisten von ihnen schon sehr frustriert und desillusioniert aus der Arbeit zurückziehen. Alems ältester Bruder stirbt, und er ist gezwungen, dessen Witwe und Kinder bei sich aufzunehmen. Seit Jahrhunderten gehört es zu den ungeschriebenen Gesetzen dieser Kultur, Witwen nicht allein zu lassen, sondern sie durch Heirat in die Großfamilie mit aufzunehmen. Ob Alem, der bereits eine Frau und drei Kinder hat, seine auf einmal so große Familie in den kommenden Jahren wird ernähren können, weiß er noch nicht. Aber er zögert keine Sekunde, seine Schwägerin als Frau aufzunehmen und sich um sie und ihre Kinder zu kümmern. Ab jetzt müssen sich eben neun Personen die zwei kleinen Räume der Lehmhütte im Flüchtlingslager Nasir Bagh teilen.

Im Familienkodex der Afghanen ist verankert, dass Eltern und Witwen mit ihren Kindern im Haus der Söhne wohnen und alt werden. Ich kann mich noch gut daran erinnern, wie Alem mich Ende der achtziger Jahre einmal nach Deutschland begleitet und ich ihm in meiner Heimatstadt ein Altersheim gezeigt hatte. Fassungslos und ungläubig hatte er mir zugehört, als ich ihm erläuterte, dass wir in solchen Häusern unsere Großeltern unterbringen, weil sie dort »besser« versorgt seien. Meine hilflosen Erklärungsversuche waren ihm noch peinlicher als mir selbst gewesen.

Alem wird auch in den nächsten Monaten und Jahren keine richtige Arbeit finden. Die Kenntnisse und Fertigkeiten, die er sich als Mitarbeiter einer deutschen Hilfsorganisation angeeignet hatte, werden nun in Pakistan kaum mehr benötigt. Was

bleibt ihm also übrig, als wieder dahin zurückzukehren, von wo er Mitte der achtziger Jahre zum
Deutschen Afghanistan Komitee gestoßen war?
Als Mudschahed zurück nach Afghanistan, zurück in den Krieg. Diesmal ist es nicht die Überzeugung, für eine gute, heilige Sache zu kämpfen,
sein Vaterland zu verteidigen und den Islam vor
den Gottlosen zu schützen; nein, diesmal ist es der
Zwang des nackten Überlebens für sich selbst
und seine große Familie.

Alem schließt sich den Truppen des Tadschikenführers Sha Massud an und wird in den nächsten
drei Jahren als Kommandeur einer Transport-
einheit Lebensmittel, Medikamente, aber auch
Waffen und Munition an die Front bringen. Seine
Fertigkeiten als Planer und Organisator, seine
Sprachkenntnisse in Englisch, Urdu und Arabisch
sowie seine Erfahrungen im Umgang mit Auslän-
dern kommen ihm jetzt sehr schnell zugute, denn
ein Großteil der Logistik für Massuds Krieg wird
mit und aus Nachbarländern abgewickelt. Bis zur
Einnahme Kabuls durch die Taliban 1996 kann er
mit dem Sold des Generals Massud seine Familie
ernähren und überleben.

Als die Truppen der Nordallianz und mit ihnen
auch Sha Massud durch die Taliban in den äußersten Nordosten Afghanistans zurückgedrängt
werden, muss Alem seinen Job aufgeben; in wochenlangen Fußmärschen schlägt er sich von der
Stadt Kunduz nahe der tadschikischen Grenze
durch das von den Taliban besetzte Land über die
Berge Nuristans nach Pakistan durch, um seine
Familie wiederzusehen und bei ihr zu bleiben.
Sein Leidensweg setzt sich fort: Seine Mutter und
zwei seiner Kinder sterben. Er findet auch weiterhin keine adäquate Arbeit und verdingt sich als

Tagelöhner beim Straßenbau mit fünfhundert Rupies im Monat (circa zwanzig D-Mark). Schließlich verliert er auch diesen Job. Er verkauft zunächst seine wenigen Teppiche, zuletzt den Hochzeitsschmuck seiner Frau. Alem ist am Ende. Jahre später erzählt er mir, dass er in dieser Zeit mehrfach daran gedacht habe, seinem und dem Leben seiner Familie ein Ende zu setzen.

Für einen gläubigen Moslem wie Alem ist eigentlich schon der Gedanke an Selbstmord ein schweres Verbrechen. Die Aussichtslosigkeit seiner Lage und die fehlende Perspektive für seine Kinder und seine Frau, aber vor allem die täglich erlebte Schmach und Schande, als erwachsener Mann seine Familie nicht ernähren zu können, haben ihn wochenlang mit seinem Schicksal und seiner religiösen Überzeugung hadern lassen. Sein Glaube bewahrt ihn letztlich vor diesem Schritt, und nach langen Jahren wendet sich sein Schicksal endlich zum Besseren.

An einem Freitagabend im Sommer 1998 erreicht mich ein Anruf aus Peschawar. Sieben Jahre hatte ich von Alem nichts gehört und war deswegen davon ausgegangen, dass es ihm und seiner Familie gut ginge. Erst nach Minuten erkenne ich ihn an der Stimme, so sehr hatte sie sich in diesen schlimmen Jahren verändert. Das früher so Kraftvolle und Überschwängliche in seiner Sprache ist einem kläglichen schwachen Stottern gewichen. Nur mühsam und sehr zurückhaltend schildert er mir sein Schicksal, ohne mich zunächst um Hilfe zu bitten. Nach dem Gespräch ahne ich mehr, als ich es weiß, in welch schrecklicher Lage sich mein Freund und seine Familie wohl befinden müssen, und ich beschließe, ihm zu helfen.

Drei Wochen später erwartet er mich am Flugplatz von Peschawar. Gerade will ich in eine Riksscha am Parkplatz vor dem Flugplatz einsteigen, da berührt mich eine Hand an der Schulter. Ich drehe mich um und sehe einen »Fremden« vor mir stehen. Der Fremde hat vage Ähnlichkeit mit Alem: eingefallene Wangen, tiefe Ringe um die müden Augen, dünne Arme ragen aus dem schäbigen Shalwar. Ein um zwanzig Jahre gealterter Alem steht vor mir.

Wir fahren zu ihm nach Hause, ein »neues Zuhause«. Um seinem Job als Tagelöhner nachkommen zu können, hatte er sein bescheidenes Lehmhaus im Flüchtlingslager weit außerhalb Peschawars verlassen müssen und ist in eine Garage nahe des Stadtzentrums umgezogen. Brütende Hitze empfängt mich in dem fensterlosen Raum, der nicht mehr als zwanzig Quadratmeter misst. Mit sieben Personen haust er nunmehr schon seit Jahren in diesem Brutkasten. Ich bin an diesem und am Folgetag so geschockt von dem Erlebnis, dass es zu keiner richtigen Aussprache zwischen uns beiden kommen kann. Erst in einem Gespräch mit seinem Vater, den wir Tage später im Flüchtlingslager Babi weit außerhalb Peschawars besuchen, erfahre ich von dem Leidensweg, den Alem und seine Familie hinter sich haben.

Ich suche die Büros der wenigen noch in Peschawar verbliebenen Hilfsorganisationen auf, um dort für Alem eine Tätigkeit zu finden, die seinen Fähigkeiten halbwegs angemessen ist. Vergeblich! Die Organisationen, die sich noch vor zehn Jahren um jeden Afghanen, der halbwegs zuverlässig und der englischen Sprache mächtig war, »geprügelt« hatten, können es sich jetzt leisten, auch für einfachere Tätigkeiten auf afghanische Akademiker zurückzugreifen. Perfektes Englisch in Wort und Schrift und exzellente Computerkenntnisse sind jetzt gefragt; Fähigkeiten, über die Alem nicht verfügt.

Eher zufällig komme ich am Abend in dem Guesthouse, in dem ich untergebracht bin, mit einem Mitarbeiter von UNICEF ins Gespräch. Er berichtet von den großen Schwierigkeiten, die UNICEF und andere Hilfsorganisationen seit der Machtübernahme der Taliban jetzt auch in den Flüchtlingslagern Pakistans hätten, Mädchen eine Schulausbildung zu ermöglichen. Die in den vergangenen Jahren ohnehin schon geringe Zahl von Mädchenschulen in den Lagern sei durch den Einfluss und durch Drohungen der Taliban erheblich reduziert worden. Von einer echten Schulbildung könne man kaum noch sprechen.

Da springt ein Funke auf mich über, und Erinnerungen an die europäische Schule meiner Frau aus den achtziger Jahren kommen wieder hoch. An dieser Schule wurden damals ja nicht nur Kinder von Mitarbeitern der Hilfsorganisationen, sondern auch afghanische Flüchtlingskinder unterrichtet. Noch in der Nacht rufe ich meine Frau in Deutschland an und schlage ihr vor, eine Schule von ähnlich hoher Qualität, aber diesmal nur für afghanische Flüchtlingsmädchen in Peschawar ins Leben zu rufen. Alem mit seinen Erfahrungen als Leiter meines Büros in den achtziger Jahren, seinen Fähigkeiten im Umgang mit Menschen, seiner geistigen Beweglichkeit und positiven Einstellung zu Bildung und Leistung wäre ein hervorragender Principal – ein Verwaltungschef – einer solchen Schule. Darüber hinaus konnte er meiner Frau bei der Leitung der europäischen Schule des Öfteren über die Schultern gucken. Seine Zuverlässigkeit und Ehrlichkeit stehen außer jedem Zweifel. Meine Frau ist hellauf begeistert und entwirft schon in den nächsten Tagen, in denen ich noch in Peschawar bin, Pläne zur Finanzierung der Schule über Spenden bei Freunden und Bekannten und über die Ausstattung einer »deutschen« Schule für afghanische Flüchtlingsmädchen.

Am Westrand Peschawars, in Nähe der beiden großen Flüchtlingslager Kachagari und Nasir Bagh, kennt Alem ein leer stehendes Gebäude, in dem noch vor wenigen Monaten eine einfache Schule untergebracht war. Die Taliban haben sie inzwischen schließen lassen. Der Besitzer des Gebäudes, ein pakistanischer Geschäftsmann, ist damit einverstanden, uns das ziemlich verfallene Gebäude für fünftausend Rupies im Monat zu vermieten, wenn wir uns bereit erklären, das eingestürzte Dach zu reparieren und Fenster und Türen einzusetzen. Die Kosten der Reparatur schätzen wir auf circa zwei Lack Rupies (etwa neuntausend D-Mark). Der Vermieter besteht darauf, dass wir die Mietkosten für zwei Jahre im Voraus entrichten. Auf mich würden also zunächst einmal Grundkosten von vierzehntausend D-Mark zukommen. Über einen gemeinsamen alten Freund, Dr. Nadjaf, der bis Anfang der achtziger Jahre in der Lehrerfortbildung in Kabul tätig war, finden Alem und ich in den nächsten Tagen eine ausreichende Anzahl gut ausgebildeter Afghaninnen in den Flüchtlingslagern, die entweder vor 1996 in Afghanistan oder bis vor wenigen Monaten in den Flüchtlingslagern als Lehrerinnen tätig waren.

Als echter Glücksfall unter diesen Frauen entpuppt sich Marja, eine knapp fünfzigjährige, ungeheuer dynamische und selbstbewusste Afghanin, die noch bis vor einem Jahr in Kabul als Leiterin einer großen Mädchenschule gearbeitet hatte. Erst als sie und ihre Familie von den Taliban ernsthaft bedroht wurden und die Schule dann von der Religionspolizei geschlossen und die gesamte Einrichtung zerstört wurde, ist sie mit ihrem Mann und ihren vier Kindern aus Kabul nach Peschawar geflohen. Seither lebt sie ohne Arbeit in einer Lehmhütte mit zwei Räumen im Lager. Ihre Kinder können nicht zur Schule gehen, das wenige Geld, das ihr Mann, einst hochrangiger Beamter, als einfacher Administrator einer Hilfsorganisation nach Hause bringt, reicht dafür nicht aus. Sie ist daher begeistert von unserem Vorschlag, sie als weiblichen »Headmaster« unserer Schule vorzusehen.

In den nächsten Tagen erstellt Marja eine Liste für die unbedingt notwendige Erstausstattung mit Schulbüchern für die Lehrer. Noch kann ich weder der zukünftigen Schulleiterin oder den zehn Lehrerinnen, die wir fürs Erste gefunden haben, eine feste Gehaltszusage machen; sie erklären sich aber spontan bereit, zunächst auch ohne Bezahlung in der neuen Schule zu arbeiten. Die Aussicht auf eine sinnvolle Tätigkeit, die Möglichkeit, den »Töchtern Afghanistans« Bildung zukommen zu lassen und sie in die Lage zu versetzen, in einer Post-Taliban-Zeit am Wiederaufbau ihres Landes mitzuwirken, sind für die zumeist jungen Frauen von größerer Bedeutung als finanzielle Anreize. Und zwischen den Zeilen lassen sie die klammheimliche Freude erkennen, den Taliban mit der Gründung und ihrer Mitarbeit an ihrer Mädchenschule eins auszuwischen.

Alem und Dr. Nadjaf sehen in den Taliban die größte Hürde für die Realisierung unseres Projekts. Über einen Mittelsmann gelingt es uns, Kontakt zu einem einflussreichen Talibanführer in Peschawar herzustellen und uns mit ihm für ein Gespräch zu verabreden.

TEE MIT DEM TEUFEL

In einem traditionellen afghanischen Restaurant im Saddar-Basar, unmittelbar neben der großen Moschee, treffen wir Maulawi Ahmad, einen fünfundzwanzigjährigen Absolventen der Dar-ul-Uloom-Haqqania-Schule aus Akhora Khatak, einem kleinen Ort auf der Strecke Peschawar–Islamabad. Die Haqqania ist *die* ideologische Kaderschmiede der Taliban, das »Oxford« unter den religiösen Hochschulen Pakistans. Ahmad war bis vor wenigen Jahren einer der engsten Mitarbeiter von Mullah

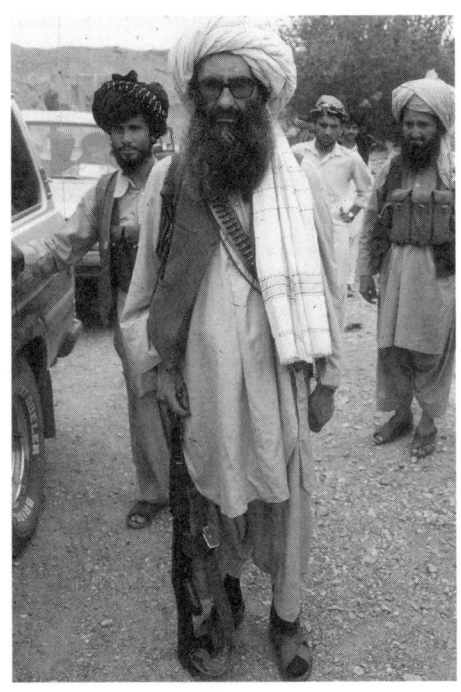

Taliban

Muhamad Omar, dem geheimnisumwitterten spirituellen Führer der Taliban.

Nach einem achtjährigen Studium und einem ausgezeichneten Abschluss mit einem »Master of Art in Islam« an der Haqqania wurde Ahmad der persönliche Sekretär des Rektors dieser Bildungseinrichtung. Mit dieser Topausbildung und seiner ehemaligen und derzeitigen Position gehört Ahmad ohne Zweifel zur geistigen Elite unter den Gotteskriegern. Trotz seines noch jungen Alters strahlt er die kalte Würde religiöser Macht, aber auch die typische Überheblichkeit eines fundamentalistischen Eiferers dieser sunnitischen Spezies aus.

Mein Angebot, sich – wie bei besonderen Gästen üblich – an meine rechte Seite zu setzen, lehnt er höflich ab, sondern setzt sich mir schräg gegenüber. Er wird es auch bei den Gesprächen in den nächsten Tagen so handhaben, mir dabei nie in die Augen sehen und mich in der Form und im Inhalt seiner Worte stets spüren lassen, dass er mir überlegen ist. Unsere Gespräche sind im Grunde keine Unterhaltung zwischen Gleichgestellten, sondern haben eher den Charakter des Dozierens eines Wissenden gegenüber einem Unwissenden. Dabei bleibt Ahmad stets ausgesprochen höflich, aber in gleichem Maße distanziert und kühl. Er trägt in meiner Anwesenheit nie einen Turban, sondern stets den Koli, ein fein gesticktes weißes Rundkäppi.

Von Dr. Nadjaf wissen wir, dass Maulawi Ahmad eigentlich gut Englisch spricht, unser Gespräch findet aber trotzdem in Paschtu statt. Das im Vergleich zu den Ost- oder Ghilzai-Paschtunen weichere Paschtu der Durranis aus dem Süden Afghanistans ist *die* Sprache der Taliban. Alem wirkt als Übersetzer. Er weiß natürlich um die Macht und den Rückhalt, den die Taliban in dieser Zeit in Pakistan und bei den politisch Mächtigen in diesem Lande haben, und verhält sich daher zurückhaltend gegenüber dem Gleichaltrigen, so, als spräche er zu einem viel Älteren.

Alem stellt mich dem Talibanführer vor und beschreibt dabei sehr umfassend und wortreich meine ärztliche Tätigkeit in und für Afghanistan während des Krieges gegen die »gottlosen« kommunistischen Besatzer. In Ansätzen kann ich dabei der Mimik Ahmads ein gewisses Wohlgefallen mir gegenüber entnehmen. In der Folge dieses Gesprächs verspüre ich aus den Worten des Taliban dann zunehmend Anerkennung und Respekt vor dem Ausländer, der am Jihad beteiligt war und sich den gleichen Belastungen und Gefahren wie die Mudschahedin ausgesetzt hat.

Mit diesem »Pfund« kann und werde ich wuchern und es bei all meinen Vorstellungen und Forderungen dezent, aber gezielt einbringen. Zunächst aber stelle ich mich dumm und bitte den Maulawi, mir, dem unwissenden Ausländer, von der Entstehung und der geistigen Bewegung der Taliban, über die wir im Westen ja so wenig wüssten, zu erzählen. Vor wenigen Minuten noch unterkühlt höflich und distanziert, gerät er jetzt mit leuchtenden Augen geradezu ins Schwärmen:

»Nach dem Sieg des Islams über die ungläubigen Shurawis kamen unsere militärischen und politischen Mudschahedin-Führer zunehmend auf Abwege. Der böse Einfluss des Westens, insbesondere der Amerikaner, die uns nur aus eigennützigen Gründen gegen die Russen mit Waffen und Geld unterstützt hatten, um ihre politischen und wirtschaftlichen Interessen durchzusetzen, hat leider viele Mudschahedin-Kommandeure korrumpiert und vom wahren Islam weggeführt. Macht- und Geldgier, Korruption und Ungerechtigkeit breiteten sich aus. Die Mudschahedin plünderten unser Volk aus und bereicherten sich schamlos. Sie tranken Alkohol, vergingen sich an unseren Mädchen und Frauen und vergaßen alle Pflichten eines guten Moslems. Sie wurden zur Plage und Seuche für unser Land und zur Schande für den Islam.

Da kam aus dem Dunkel der Nacht Mullah Mohamad Omar, ein einfacher, aber tiefgläubiger Moslem aus einem kleinen Dorf in der Provinz Kandahar, der im Kampf gegen die Gottlosen tapfer gekämpft und ein Auge verloren hatte. Er musste im Frühjahr 1994 in der heiligen Stadt Kandahar miterleben, wie zwei betrunkene Mudschahedin-Kommandeure sich daran machten, zwei kleine Mädchen zu vergewaltigen. Mullah Omar hat die beiden Verbrecher eigenhändig erschlagen und die Toten an den Rohren ihrer Panzer aufgehängt. Von diesem Tag an war Mullah Mohamad Omar nicht mehr bereit, die Untaten dieser vom wahren Glauben Abgefallenen weiter hinzunehmen, und rief die Gläubigen beim Freitagsgebet in seiner kleinen Moschee zum Widerstand und Kampf gegen das Böse auf.

In wenigen Tagen scharten sich Hunderte, später Tausende gläubiger Moslems um ihn, um in ganz Afghanistan den Kampf gegen die Gottlosigkeit aufzunehmen. Ich hatte die Ehre, einer seiner ersten Mitstreiter zu werden, und mit mir zogen Tausende junger Moslems aus den Madrassas der Flüchtlingslager in Pakistan über die Grenze und kämpften an der Seite Mohamad Omars diesen heiligen Krieg. Allah war auf unserer Seite, und so gelang es uns in wenigen Monaten, Gottlosigkeit und Verbrechen in Afghanistan zu beseitigen und der Scharia zum Siege zu verhelfen. Nur noch wenige Ungläubige befinden sich in diesem Land, und auch sie werden wir schon bald vernichtet oder bekehrt haben.«

Der in seinen Worten und Augen lodernde Fanatismus, die geradezu perverse Offenheit und Geradlinigkeit in seiner Beschreibung der Wiederherstellung von »Moral und Tugend« durch Gewalt in Afghanistan, erinnert mich fatal an Robespierre und die Jakobiner Ende des 18. Jahrhunderts in Frankreich. Ihr »Regime de Terreur« war, allerdings ohne Bezug zu einem göttlichen Wesen, bewusst darauf angelegt, »Tugend durch Terror« zu schaffen. Robespierre und die Seinen sind nach wenigen Jahren gescheitert. Wird es mit dem Regime der Taliban genauso schnell zu Ende gehen?

Die zu Beginn unseres Gesprächs noch gezeigte Distanz und Würde sind aus Ahmads Habitus gewichen und haben einem diabolischen Hass auf alles Gottlose und alle Ungläubigen Platz gemacht. Mir läuft es eiskalt über den Rücken, als Alem ihm und mir gelassen und mit ruhiger Hand Tee nachschenkt. Eigentlich hatte ich jetzt noch vor, mit dem Taliban über den Stellenwert und die Rolle der Frauen im neuen »Gottesstaat Afghanistan« zu sprechen; Alem gibt mir aber zu verstehen, dass wir dieses Thema heute besser nicht mehr erörtern sollten.

Wenn ich im Herrschaftsbereich der Taliban Schulen für Mädchen errichten und Frauen als Lehrerinnen einstellen will, muss ich noch viel mehr in Erfahrung bringen, um Ahmad bei unseren weiteren Gesprächen, denen er an diesem

Abend zustimmt, gezielt zu befragen. Ohne Zustimmung der Taliban ist an die Realisierung meiner Pläne gar nicht zu denken; ich würde unsere Lehrerinnen und die Eltern der Kinder großer Gefahr aussetzen.

Marja, die designierte Leiterin unserer Mädchenschule, erweist sich am nächsten Tag als schier unerschöpfliche Quelle an Informationen; schließlich hat sie mehrere Jahre in Kabul unter dem Taliban-Regime gelebt. Und als Akademikerin kennt sie die Geschichte der Frauenemanzipation in den Städten Afghanistans.

»Schon unter König Amanula in den zwanziger Jahren erhielten die Frauen in den Städten nahezu die gleichen Rechte wie die Männer. Wir durften Oberschulen und Universitäten besuchen, akademische Berufe ergreifen und uns auch politisch betätigen. Als ich 1974 mein Lehrerdiplom erhielt, waren in Kabul und anderen großen Städten bereits über die Hälfte der Lehrerschaft Frauen, in den Krankenhäusern arbeiteten Ärztinnen gleichberechtigt neben ihren männlichen Kollegen, und selbst im Parlament saßen weibliche Abgeordnete. Wir gebildeten Frauen kleideten und schminkten uns wie eure Frauen im Westen. Wir besuchten auch ohne unsere Männer Kinos, Theater, Restaurants. Bei Hochzeiten und anderen Festlichkeiten tanzten wir auch mit fremden Männern. Das kulturelle und gesellschaftliche Leben in Kabul war ähnlich bunt und liberal wie in westlichen Städten. Meine Töchter besuchten gemeinsam mit Jungen die Oberschule bis zur 6. Klasse; erst ab der 7. Klasse wurden Jungen und Mädchen getrennt unterrichtet.

An der Universität studierten wir gemeinsam mit unseren männlichen Kommilitonen. Dies alles steht im Einklang mit dem Koran, der Frauen und Männern die gleichen Rechte zugesteht. Auch in den Dörfern konnten Mädchen die Schule besuchen, und der gesellschaftliche Zwang, außerhalb des eigenen Hauses die Burka tragen zu müssen, begann sich zu lockern. Nicht der Koran hat das Tragen der Burka vorgegeben, sondern die konservativen Vorstellungen der Paschtunen von der Würde ihrer Frauen und Töchter.

Bevor die Taliban Kabul im April 1996 eroberten, marodierten dort über Monate die Usbeken des Generals Dostum. Es war eine schreckliche Zeit, in der wir Frauen uns kaum auf die Straße wagten, unsere Töchter zu Hause einsperrten und bei Dunkelheit die Türen verrammelten. Raub, Plünderungen und Vergewaltigungen waren an der Tagesordnung. Als dann die Taliban die Usbeken aus Kabul vertrieben, begrüßten wir sie zunächst als Befreier und Erlöser, bis sie schon nach wenigen Tagen ihr wahres Gesicht zeigten. Mit ungeheurer Brutalität und drakonischen Strafen gingen sie gegen Diebe, Räuber und Mörder vor und schafften in kurzer Zeit tatsächlich ›Ordnung und Ruhe‹ in unserer Stadt. Aber es waren ›ihre‹ Ordnung und ›ihre‹ Gesetze, die sie uns brachten, und die Ruhe, die sie schafften, wurde sehr schnell zu einer ›Friedhofsruhe‹. Von heute auf morgen schlossen die Taliban die Mädchenschulen und verweigerten uns Frauen die Ausübung unserer Berufe. Da auch an den Jungenschulen vorwiegend Frauen unterrichtet hatten, mussten zwangsläufig auch die meisten Knabenschulen geschlossen werden. Nur in den Frauenabteilungen der Krankenhäuser durften Ärztinnen und Krankenschwestern, strikt getrennt von allen männlichen Mitarbeitern, weibliche Patienten behandeln.

Wir Frauen durften nur noch unter der Burka und in Begleitung eines erwachsenen männlichen Familienangehörigen das Haus verlassen. In Kabul lebten damals aber circa sechzigtausend Witwen, die, wenn sie keinen erwachsenen Sohn oder Bruder im Hause hatten, ihre Häuser oder Hütten eigentlich gar nicht verlassen durften. Um nicht zu verhungern, schlichen sie in der Dunkelheit der Nacht aus dem Haus und bettelten beim Nachbarn um Brot.

Das Tragen von Stöckelschuhen wurde verboten, weil ›das Klappern der Absätze zu viel Lärm machen‹ würde. Das Anlegen von Schmuck und das Lackieren von Fingernägeln wurde untersagt, weil es die Männer reizen würde. Unsere Jungen durften nicht mehr Fußball spielen und Drachen steigen lassen. Fernsehapparate, Video- und Tonbandgeräte mussten abgeliefert werden. Musizieren, Singen und Tanzen standen unter Strafe. Sämtliche Kinos und Theater wurden geschlossen. Wir mussten die Fenster unseres Hauses mit Vorhängen abdecken oder schwarz anstreichen, damit wir Frauen von außen nicht mehr zu sehen waren. Unsere Männer hatten vier Wochen Zeit, um sich Bärte wachsen zu lassen, die mindestens so lang zu sein hatten, dass sie von einer Faust umfasst werden konnten.

Noch nie in der Geschichte Afghanistans gab es derart wahnsinnige Gesetze und Vorschriften. Zur Einhaltung und Durchsetzung dieser menschenunwürdigen Regelungen hatten die Taliban in der Regierung eine eigene Abteilung eingerichtet, die ›Amar Bil Maruf Wa Nahi al-Munkar‹, die Abteilung für die ›Pflege der guten Sitten und die Verhütung von Lastern‹. Diese ›Religionspolizei‹ war allgegenwärtig und unterstand direkt dem Führer der Taliban, dem Mullah Mohamad Omar in Kandahar.

Mit Stahlruten und Lederpeitschen schlugen diese meist halbwüchsigen, ungebildeten Kandahar-Paschtunen, die allesamt des Farsi nicht mächtig waren und deren südpaschtunischen Dialekt wir in Kabul kaum verstanden, auf jeden ein, der gegen die Gesetze der Scharia – so bezeichneten sie diese unafghanischen Vorschriften und Regeln – verstieß. In unserer jahrtausendealten Kultur war es noch nie gestattet gewesen, dass Männer öffentlich Frauen schlagen durften. Im Kabul der Taliban wurde es zur Regel. Meine siebzig Jahre alte Mutter wagte sich überhaupt nicht mehr auf die Straße, und wenn sie krank wurde, holten wir nachts heimlich eine Ärztin in unser Haus. Frauen, die einen Mann auf der Straße ansprachen, wurden – selbst wenn sie die Burka trugen – der Prostitution beschuldigt und eingesperrt. Das Frauengefängnis in Kabul quoll über vor weiblichen Strafgefangenen. Und regelmäßig wurden im Fußballstadion Frauen öffentlich erschossen oder gesteinigt. Das Leben in Kabul wurde für uns Frauen zur Hölle, und die Taliban waren die Teufel. Nie zuvor hatten mein Mann und ich daran gedacht, unsere Heimatstadt Kabul, in der unsere Familien schon seit Jahrhunderten lebten, freiwillig zu verlassen. Um kulturell zu überleben, um unsere Identität als gebildete Afghanen nicht zu verlieren und um unseren Kindern ein menschenwürdiges Leben zu ermöglichen, waren wir jetzt gezwungen, unseren Beruf und unser schönes Haus in Kabul aufzugeben und nach Pakistan zu fliehen. Jetzt leben wir schon seit zwei Jahren im Lager Kachagari in einer armseligen Lehmhütte. Mein Mann, der als Professor an der Universität Kabul Physik lehrte, hat aufgrund seiner Französischkenntnisse vor wenigen Monaten erstmals eine allerdings schlecht bezahlte Arbeit als Büroangestellter bei einer belgischen Hilfsorganisation gefunden.

Unsere vier Kinder können auch hier in Peschawar keine Schule besuchen, da wir uns die Schulgebühren an einer guten pakistanischen Schule nicht leisten können. Und kostenlose gute Schulen für afghanische Flüchtlingskinder gibt es nicht. Die Taliban sind auch in den Flüchtlingslagern präsent und bedrohen unsere Männer, wenn wir Frauen uns nicht an die Regeln der Scharia halten.«

Ich bin tief schockiert über dieses gespenstische Szenario aus Kabul, das mir Marja soeben ohne große Emotionen geschildert hat. Und wütend über mich und unsere Medien, dass ich erst jetzt davon erfahre. Aus den wenigen Berichten der Zeitungen und des Fernsehens wusste ich zwar, dass mit der Machtübernahme der Taliban frühere Rechte, insbesondere Rechte für Mädchen und Frauen, in Afghanistan eingeschränkt wurden. Dass diese Einschränkungen aber ein derartiges Ausmaß angenommen haben und dass sie mit solcher Brutalität und Grausamkeit durchgesetzt werden, war mir bislang nicht bekannt. Auch aus den Äußerungen westlicher Politiker hatte ich bislang eher den Eindruck gewonnen, dass mit den Taliban jetzt, nach Jahren der Anarchie und des Chaos, eine zwar autoritäre, aber doch sehr sinnvoll straffe Führung wieder für Sicherheit, Recht und Ordnung im Lande stünde. Die Kriminalität in Kabul sei, so erinnere ich mich an einen Radiobericht, mit der Machtübernahmen der Taliban um die Hälfte gesunken. Und schließlich waren ja auch führende Taliban in den vergangenen Monaten ins westliche Ausland, auch in die USA, gereist und hatten dort hochkarätige politische und wirtschaftliche Gespräche geführt.

Die Vereinten Nationen rügten zwar einige Male die Talibanführung wegen ihrer rigiden Behandlung der Hasaras, einer schiitischen Minderheit, die vorwiegend im zentralafghanischen Hochland und in der nordafghanischen Stadt Masar I Sharif leben, und wegen ihrer frauenfeindlichen Politik. Als besonders ernsthaft war mir die Kritik der UNO aber nicht erinnerlich. Schließlich beherrschten die Taliban neunzig Prozent des afghanischen Territoriums, und neben den Vereinigten Arabischen Emiraten hatten inzwischen mit Saudi-Arabien und Pakistan zwei der politisch und wirtschaftlich bedeutendsten, dem Westen durchaus nahe stehende islamische Länder die Regierung der Taliban offiziell anerkannt. Es war, so meine feste Überzeugung, nur noch eine Frage der Zeit, bis weitere Länder folgen würden und die »noch« offizielle Regierung Rabbanis wegen politischer Bedeutungslosigkeit ihren Status verlieren würde.

Und nun erfahre ich zum ersten Mal aus dem Mund einer Augenzeugin von Zuständen, die zu meinem bisherigen Bild von Kultur und Wertevorstellungen dieses Volkes nicht konträrer sein könnten: Mit den Taliban ist ein Steinzeit-Islam über das Land hereingebrochen, der die weibliche Hälfte des Landes mit Angst und Terror von jedem gesellschaftlichen Leben ausschließt, der das einst so reiche Kulturleben zum Ersticken bringt, der statt Fußballspielen, einem Lieblingssport der Afghanen, öffentliche Hinrichtungen im Stadion von Kabul vorführt.

Gleichzeitig empfinde ich ein Gefühl beglücken-
der Bestätigung: Die Missachtung und Verach-
tung alles Weiblichen durch die Gotteskrieger
fordern eine besondere Unterstützung und Hilfestellung für die Wiederherstellung der Rechte
und der gesellschaftlichen Bedeutung der afghanischen Frauen geradezu heraus. Mit unserer Absicht, eine hoch qualifizierte Schule für Mädchen
aufzubauen, liegen wir also genau richtig.

Am Folgetag treffe ich erneut Maulawi Ahmad.
Er ist heute von Beginn an bestens gelaunt. Allem
Anschein nach hat es ihm gut gefallen, dass ihm
bei unserem letzten Gespräch ein »bedeutender
Ausländer« so aufmerksam und ohne Widerspruch zuhörte. Bei unserem heutigen Gespräch
geht es mir nicht darum, die menschenverachtende Politik der Taliban zu geißeln oder zu versuchen, ihre Frauenpolitik generell in Frage zu stellen oder zu ändern. Das würde nicht funktionieren
und meine eigentliche Absicht konterkarieren. Ich
will Ahmad lediglich dazu bringen, seinen Einfluss
zu nutzen, unser Mädchenschulprojekt ohne Be-
hinderung und Gefährdung für Schüler, Eltern und
Lehrerinnen zu ermöglichen. Der Kommunika-
tionskultur entsprechend, falle ich nicht mit der
Tür ins Haus, sondern bitte ihn, mir die Regeln der
Scharia bezüglich der Erziehung und Schulausbildung von Mädchen zu erläutern. Dabei lasse ich
zwischen den Zeilen dezent erkennen, dass das
Schließen aller Mädchenschulen in Kabul und das
Verbot der Berufsausübung für Frauen bei »einigen« politischen Gruppen und Journalisten in
westlichen Ländern auf Unverständnis und teilweise Empörung gestoßen ist.

»Grundsätzlich«, entgegnet er, »können Mädchen natürlich eine Schule besuchen, und es wird

auch die Zeit kommen, da wir dies den Mädchen in Kabul und in anderen Städten wieder ermöglichen werden. Viele Schulen in Kabul sind bei der Zerstörung der Stadt durch die Mudschahedinführer beschädigt worden, und wir können es schon um der Sicherheit unserer Frauen und Mädchen willen nicht gestatten, dass sie sich in diesen Gebäuden verletzen oder zu Schaden kommen. Außerdem würde es zur Zeit einen zu großen Aufwand bedeuten, einen getrennten Transport für Jungen und Mädchen und eine strikte Geschlechtertrennung in den Schulen sicherzustellen. Unsere wichtigste Aufgabe ist es jetzt, die Ungläubigen im Norden zu vernichten und den Krieg zu beenden. Dabei sollte uns der Westen unterstützen. Tatsächlich aber sind es Kommunisten wie Dostum und Sha Massud, die auch aus westlichen Ländern Geld und Waffen erhalten. Erst wenn wir den Krieg erfolgreich beendet haben, werden wir uns den Fragen der Schulbildung, auch für Mädchen, widmen können.«

Mit einem schrägen Kopfnicken gebe ich zu erkennen, dass ich seine Argumentation verstanden habe, und wechsle vorsichtig das Thema. »Wenn die Mütter und Töchter Afghanistans krank werden, müssen sie einen Arzt aufsuchen. Wie regelt die Scharia der Taliban die medizinische Behandlung der Frauen?«

Der Maulawi überlegt nur kurz: »Selbstverständlich haben wir auch für unsere Mädchen und Frauen eine ärztliche Versorgung vorgesehen. Männliche Ärzte und Krankenpfleger behandeln unsere Jungen und Männer, und weibliche Ärztinnen und Krankenschwestern unsere Mädchen und Frauen. Die Abteilungen in den Krankenhäusern sind strikt getrennt.«

Hier hake ich ein: »Wenn sich nun der Krieg im Norden noch längere Zeit hinziehen sollte und eure Mädchen aus den von dir genannten Gründen für längere Jahre nicht zur Schule gehen können, dann wird es schwierig sein, in Zukunft genügend afghanische Ärztinnen an den beiden Universitätskliniken in Kabul und Jalalabad auszubilden.«

Der Maulawi zögert diesmal mit seiner Antwort recht lange. Ich fahre daher fort: »Hier in Peschawar böte sich die Möglichkeit, einer begrenzten Zahl von Mädchen eine gute Schulausbildung anzubieten, ohne euren Krieg gegen die Nordallianz zu behindern. Mit dieser Ausbildung können sie dann später in Kabul oder anderswo Medizin studieren. Ich als Arzt, der im Jihad Tausende deiner Landsleute behandelt hat, beabsichtige, hier in Peschawar eine solche Mädchenschule aufzubauen. Deutsche Ärzte und meine Freunde sind bereit, die dafür notwendigen Geldmittel aufzubringen. Als Leiter dieser Schule ist mein Freund Alem vorgesehen, der ebenfalls im Jihad als tapferer Mudschahed gekämpft hat. Ich bitte dich und lade dich ein, uns beim Aufbau dieser Schule zu unterstützen. Die Türen zu dieser Schule sind dir und allen Taliban stets geöffnet. Wir werden keine Geheimnisse voreinander haben.«

Ich bin mir beim Abschied nicht sicher, ob ich Ahmad überzeugen konnte. Er verspricht mir lediglich, diese Frage schon in den nächsten Tagen im »Board of Education« an der Haqqania zur Sprache zu bringen.

Am Vortag meines Rückflugs nach Deutschland kommt Alem zum Frühstück ins Guesthouse; er strahlt über das ganze Gesicht. Gestern Abend, so sagt er, habe ihn der Maulawi angerufen und ihm zugesagt, dass von Seiten der Taliban keine grundsätzlichen Einwände gegen unsere Mädchenschule bestünden. Er, Alem, habe den Maulawi zur feierlichen Eröffnung der Schule auch in meinem Namen schon jetzt sehr herzlich eingeladen. Ich bin begeistert und stolz auf den Erfolg, denn es war ein Vabanque-Spiel, auf das ich mich da eingelassen hatte. Hätte der Maulawi abgelehnt, wäre das Projekt noch in der Entstehung gescheitert. Jetzt aber habe ich mit dem Plazet der Gotteskrieger eine Art Garantie, dass unsere Schülerinnen und Lehrerinnen ungestört und ohne Angst lernen und arbeiten können.

Ein Terrorregime wie das der Taliban kann in einem Land wie Afghanistan nicht ewig bestehen. Der arabisch-wahabitisch geprägte Islam der Taliban ist eine Anomalie in Afghanistan, seine ausgeprägte Primitivität und Oberflächlichkeit, seine Rigidität und Gnadenlosigkeit stehen im krassen Gegensatz zum liberalen, philosophisch tiefen sunnitischen Hanafi Islam, dem mehr als zwei Drittel der Bevölkerung angehören und der Afghanistan über Jahrhunderte geprägt hat. Das negative Frauenbild der Taliban ist bestimmt von den primitiven arabischen Koranschulen, in denen die meisten der Taliban in den Flüchtlingslagern aufgewachsen und »ausgebildet« wurden.

Ein Regime, das zu neunzig Prozent aus Analphabeten besteht, kann ein Land nicht regieren, kann Städte und Dörfer nicht verwalten, keine Hochschulen betreiben oder Krankenhäuser führen. Ein freiheitsfeindlicher, suppressiver Islam passt zu den Afghanen genauso wenig, wie einst ein Kommunismus Moskauer Art nicht mit den Ungarn kompatibel war.

Der Versuch der Saudis und pakistanischer

Fundamentalisten, in das politische Vakuum Afghanistans einen »sunnitischen Gottesstaat« zu exportieren, wird schneller zum Scheitern kommen als die »schiitische civitas dei« eines Ajatollah Khomeini im Iran. Die Erinnerung an die bis vor wenigen Jahren noch bedeutende Rolle der Frauen in Politik und Gesellschaft der afghanischen Städte sitzt zu tief in den Köpfen und Herzen der Menschen, als dass sie – auch nicht mit Gewalt – so einfach auszulöschen wäre. Beim Wiederaufbau eines Post-Taliban-Afghanistan werden die Frauen entscheidende Aufgaben übernehmen müssen. Die »Ressource« Frau ist unverzichtbar bei der Revitalisierung dieses Landes.

Alem erhält die ersten Gelder für den Ausbau des Schulgebäudes, ich verspreche ihm, schon in den nächsten Wochen in Deutschland weitere Spenden zu sammeln. Wir beschließen, in wenigen Wochen die erste »deutsch-afghanische« Mädchen-High-School zu eröffnen.

Einem Journalisten, der mir Monate später anlässlich eines Interviews zur Eröffnung der Schule leicht irritiert die Frage stellt, wie man denn mit solchen Figuren wie den Taliban Absprachen dieser Art treffen könne, antworte ich: »Wenn man in der Vorhölle ungestört arbeiten will, muss man bereit sein, mit dem Teufel ab und zu eine Tasse Tee zu trinken.«

DIE PAGHMAN-TRUTZ-
FRIEDENSSCHULE

Sommerferien im August 1999. Genau ein Jahr, nachdem ich mit Alem die Planung und Vorbereitung für unsere Mädchenschule abgeschlossen und er die ersten Bauarbeiten in Angriff genommen hatte, besteige ich erstmals nach neun Jahren wieder zusammen mit meiner Frau ein Flugzeug nach Islamabad. Fast ein Jahrzehnt ist vergangen, seit unsere Familie ihre Zelte in Pakistan abgebrochen hat. Mit sehr gemischten Ge-

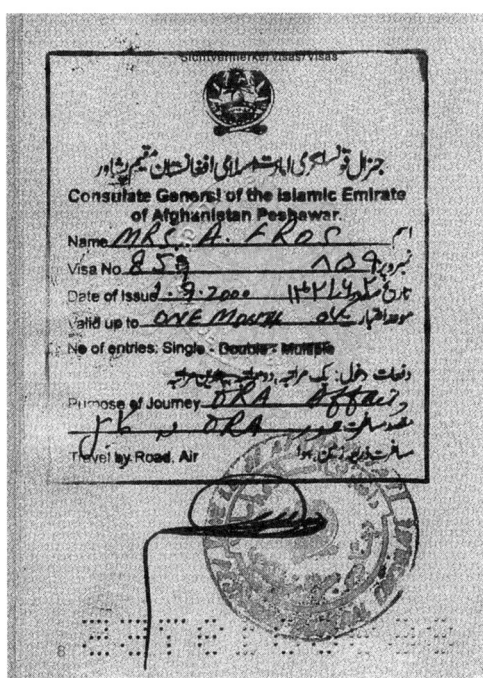

Taliban-
Visum

fühlen machen wir uns auf den Weg, diesmal ohne Kinder und nur für drei Wochen; wir sind gespannt, ob und wie sich Peschawar und seine Bewohner in den vergangenen Jahren verändert haben und wie »unsere« neue Schule jetzt nach einem Jahr aussieht. Alem hatte uns nur einige Andeutungen am Telefon machen wollen. Und es ist auch eine Reise zurück in eine Vergangenheit mit so unzählig vielen schönen, aber auch schmerzlichen Erinnerungen.

Die Freude Alems, der uns am Flughafen in Islamabad abholt, ist riesengroß. Der grüne Tee rinnt literweise durch unsere Kehlen, bis Alem auch meiner Frau die ganze Geschichte seiner letzten zehn Jahre erzählt hat. Es kann jetzt nur noch besser werden. Darauf hofft vor allem auch seine Frau, die er, zusammen mit seinem jüngsten, einjährigen Kind, mit nach Islamabad gebracht hat. Fast eine »Revolution«! Ich sehe Alems Frau zum ersten Mal überhaupt und darüber hinaus auch noch unverschleiert und in aller Öffentlichkeit in einem großen Hotel in Islamabad! Und das in einer Zeit, da Einfluss und Macht der Taliban bis weit in die pakistanische Nordwestprovinz ragt.

Schon die hundertfünfzig Kilometer lange Fahrt nach Peschawar zeigt uns, wie sich das Land verändert hat: Die vor zehn Jahren noch schmale »einein-halb«-spurige Landstraße mit den vielen Schlaglöchern, immerhin Teil der großen Great Trunk Road von Kalkutta nach Istanbul, ist jetzt teilweise zur vierspurigen Autobahn ausgebaut worden. Dennoch kreuzen und queren sie wie in alten Zeiten weiterhin Wasserbüffelgespanne und Kamelgruppen zwischen den schneller und zahlreicher gewordenen Autos, die auf den noch unausgebauten Teilstrecken und den besonders schmalen Brücken genauso forsch überholen wie auf den mehrspurigen Teilen. Die Hupen sind – wie früher – schriller und lauter als in Europa, die Nerven der Fahrer – wie früher – doppelt so stark wie meine. Diese Form des Straßenverkehrs ist jedenfalls erst einmal wieder gewöhnungsbedürftig und gehört heute wie damals zu den gefahrvollsten Momenten jeder Reise in dieser Region.

Natürlich steuern wir in Peschawar gleich unser altes Haus in der Park Avenue Road an, aber es geht uns wie jedes Mal, wenn man an den Ort alter Erinnerungen zurückkehrt: Es fehlt das Leben der Vergangenheit. Das Haus ist jetzt unbewohnt und sieht heruntergekommen aus, die damals so herrlich blühenden Bougainvilleen sind abgeschnitten, die starken Gummibäume, an denen unsere und die Nachbarskinder so oft geturnt und Tarzan gespielt hatten, sind gefällt. Wir quartieren uns in einem der neu entstandenen Guesthouses gleich in der Nachbarschaft ein. Das Zimmer ist riesig, und es gibt einen wunderschönen gepflegten Garten, eine schattige Terrasse, im Foyer steht ein PC mit Drucker, E-Mail- und Internet-Anschluss. Das Haus wird von einem netten und geschäftstüchtigen jungen Afghanen geführt. Hier kann man angenehm und preisgünstig wohnen und gut arbeiten.

Unsere Erwartungen, wie unsere Schule wohl aussehen wird, haben wir sehr niedrig angesetzt. Wir sind in Pakistan, wir haben Alems Fotos von der Baustelle gesehen, und wir haben noch gut in Erinnerung, wie die einfachen afghanischen und pakistanischen Schulen vor zehn Jahren aussahen: Die Kinder, damals ausschließlich Jungen, saßen im Schneidersitz auf dem Lehmboden und

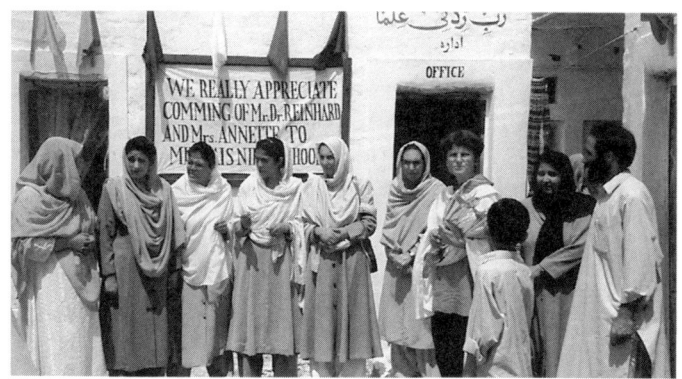

Unser erster Besuch in der Schule;
7. von links: Annette Erös.

wiederholten im Chor Sprüche, Gedichte und Ko-
ranverse.

Am 2. September enden in Peschawar die Sommerferien. Unsere Schule geht ins zweite Jahr.
Die Lehrerinnen und Schülerinnen haben meiner
Frau und mir einen fürstlichen Empfang vorbereitet: Hinter dem schweren eisernen Eingangstor warten im Schulhof Hunderte von Kindern un-
geduldig, mit großen Blumengirlanden in den
Händen und neugierig auf die »Almani«, die ihnen
den Schulbesuch ermöglichen.

Voller Stolz zeigt uns Alem, was er im vergangenen Jahr alles auf die Beine gestellt hat. Um einen Innenhof gruppieren sich acht Räume. Sieben
davon dienen als Klassenzimmer. Die Wände aller
Räume strahlen in glänzendem Weiß. In den Klassenzimmern wurde mit dicker schwarzer Ölfarbe
eine Tafel auf die Frontwand aufgetragen. Von einer ehemaligen Schule in der Nachbarschaft hat
Alem alte Holzbänke gekauft, damit werden unsere Mädchen zwar zu dritt auf zwei Plätzen, aber

228

eben nicht auf dem blanken Boden sitzen. Wir sind schon angetan, wie sauber und ordentlich alles aussieht. Das achte Zimmer, das Lehrerzimmer, übertrifft aber unsere kühnsten Erwartungen. Beige gestrichene Wände, saubere, gehäkelte Vorhänge vor den kleinen Fenstern, ein Turkmann-Teppich mit den typischen Mustern, ein gewichtiger Schreibtisch für Alem als Principal und ein etwas kleinerer für seine Headmasterin. An der fensterlosen Wand hängen ein überdimensionaler Gesamtstundenplan und ein Organisationsplan mit Passfotos aller Lehrerinnen. Offensichtlich haben die Jahre unserer Zusammenarbeit im Office des Deutschen Afghanistan Komitees und die »deutsche« Art einer Büroorganisation bei dem damals erst achtzehnjährigen Alem Spuren hinterlassen, die sogar die vergangenen zehn schlechten Jahre überdauert haben!

Die Lehrerinnen tragen die traditionelle afghanische Lehreruniform, eine Art Mantel aus grauem, recht schwerem Leinenstoff (es hat immer noch an die vierzig Grad im Schatten!), der bis zu den Füßen heruntergeknöpft ist; um den Kopf elegant ein weißes Tuch. Die vorwiegend jungen Damen sind wie aus dem Ei gepellt und – dezent geschminkt. Keine hat das Gesicht verdeckt, obwohl ein fremder Mann anwesend ist. Und jede reicht – ich traue meinen Augen nicht – nicht nur meiner Frau, sondern auch mir zur Begrüßung die Hand. Noch nie zuvor hat mich eine Afghanin mit Handschlag begrüßt. Jetzt bin ich es, der zunehmend schüchtern wird.

Hinter unseren Schulmauern beginnt allem Anschein nach das Afghanistan der Jahre *vor* den Taliban.

Aus ihren fein geschnittenen Gesichtern strahlt natürliches Selbstbewusstsein, Willenskraft, Stolz und jede Menge Humor. Die meisten der zwölf Frauen sind Mütter mit zwei und mehr Kindern. Sie müssen schon früh am Morgen einen langen Weg aus einem der Flüchtlingslager zur Schule zurücklegen. Nicht selten wohnen sie mit einer zehnköpfigen Familie in nur einem Raum ohne fließend Wasser und Strom. Ihre Männer haben oft keine Arbeit, so dass sie die einzigen Ernährer der Familie geworden sind, die für all diese Köpfe und Mägen regelmäßigen Lohn und Nahrung nach Hause bringen. Sie lachen und zwinkern vielsagend mit den Augen, als sie erzählen, dass jetzt zu Hause ihre Männer das Essen für alle zubereiten müssen – und was passiert, wenn es nicht schmeckt! Voller Enthusiasmus engagieren sie sich für ihre Arbeit: afghanischen Kindern, vor allem den Mädchen, endlich wieder Schulbesuch und Bildung zu ermöglichen, das für ihr Land so verhängnisvolle Bildungsdefizit von zwanzig Jahren zu beenden. Alem ist es phantastisch gelungen, in kurzer Zeit ein harmonisches, engagiertes Team junger Frauen zu einem echten Kollegium zusammenzuschweißen.

Inzwischen stehen die Schüler dicht gedrängt im Innenhof der Schule. Neugierig warten sie auf die feierliche Eröffnung. Sie haben Gedichte eingeübt, die sie uns mit großer Ernsthaftigkeit vortragen: Gedichte über ihre schöne Heimat Afghanistan. Doch kaum eines der Kinder kennt das Land überhaupt, die wenigsten sind in Afghanistan geboren. Es sind Kinder der Flüchtlingslager des Krieges. Alles, was sie bisher »gelernt« haben, hatte mit Krieg, Gewalt, Kampf und Zerstörung zu tun. Und bis in ihre Flüchtlingslager-Behausungen reicht der unterdrückerische Geist und Arm des Talibanregimes. Selbst in der Schule dürfen sie noch immer keine Lieder singen, wie es sich für eine Schuleröffnung eigentlich gehören würde.

Aufmerksam lauschen Lehrer und Schüler der langen Geschichte, warum ihre Schule den Namen »Paghman-Trutz-Highschool« tragen soll: der Name eines der schönsten Flecken ihrer Heimat, verbunden mit dem Namen eines kleinen deutschen Jungen. Afghanistan hat gelitten. Jede Familie hat gelitten, und auch unsere Familie hat ein großes Leid ertragen müssen. Sich diesem Schicksal zu ergeben, den Willen Gottes anzunehmen, ohne an ihm zu zweifeln, was das Wort »Islam« in seiner eigentlichen Übersetzung bedeutet, das taten und tun die gläubigen Afghanen, und das taten und tun auch wir. Aber das Schicksal anzunehmen, bedeutet für einen gläubigen Af-

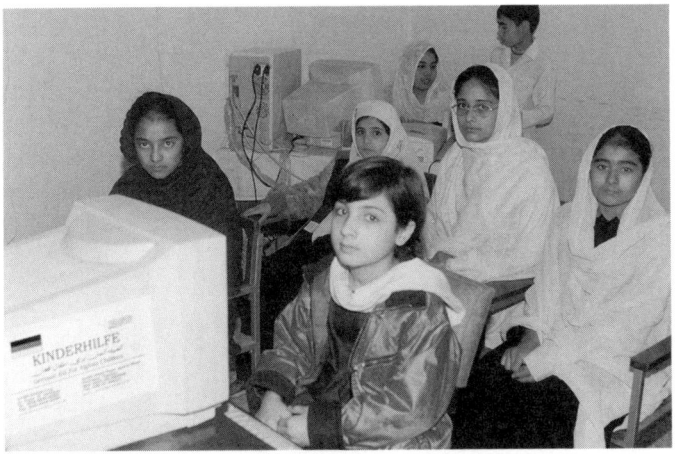

Unsere Schülerinnen erhalten Computer-Unterricht –
ein Unikat an afghanischen Flüchtlingsschulen.

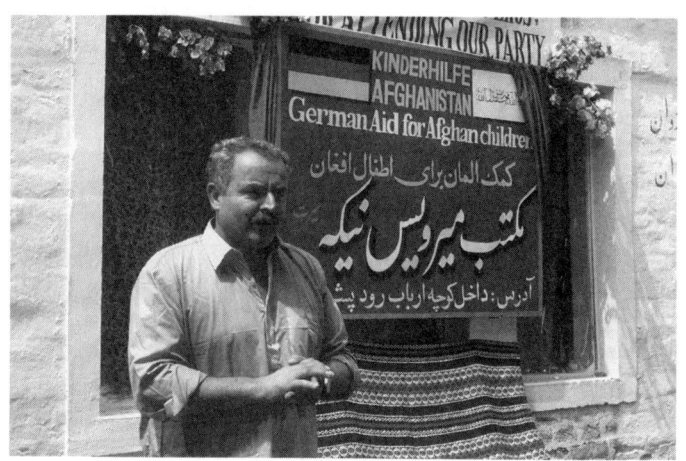

Eröffnungsrede

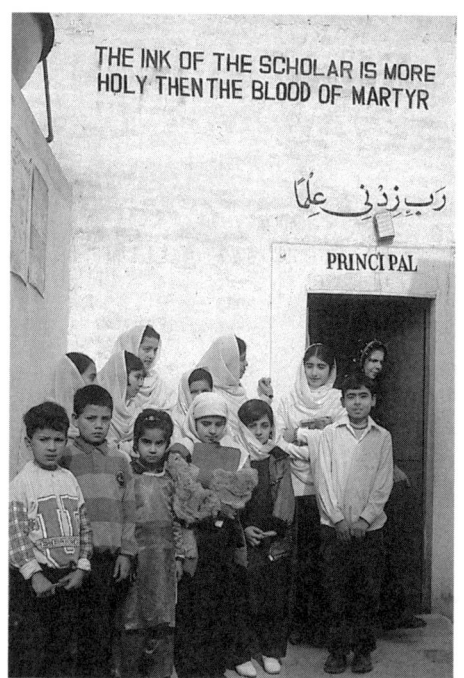

THE INK OF THE SCHOLAR IS MORE
HOLY THEN THE BLOOD OF MARTYR

رب زدنی علمًا

PRINCIPAL

Die Tinte des
Schülers ist heili-
ger als das Blut
des Kämpfers
und Märtyrers.

ghanen und auch für uns, im Schicksal nicht zu resignieren, sondern es immer wieder als eine neue Herausforderung anzusehen. Und eine solche Herausforderung ist auch diese Paghman-Trutz-Highschool: Sie soll eine Schule werden, die den afghanischen Kindern eine Chance gibt, den Frieden zu erlernen und für den Frieden zu lernen. Den Lehrern und Eltern soll sie die Hoffnung erhalten oder wiedergeben, dass auch Afghanistan wieder gute Zeiten erleben wird. Deshalb wird die Schule künftig auch den Namen »Friedensschule« tragen.

Über den Haupteingang schreibt ein Kalligraph am nächsten Tag: »Die Tinte des Schülers ist heiliger als das Blut des Kämpfers und Märtyrers.«

An den folgenden Tagen sehen wir uns die Schule an, wenn gelernt und gearbeitet wird. Anfang September ist es immer noch brütend heiß in Peschawar – und in den Klassenzimmern besonders. Ventilatoren würden die stehende Hitze viel-

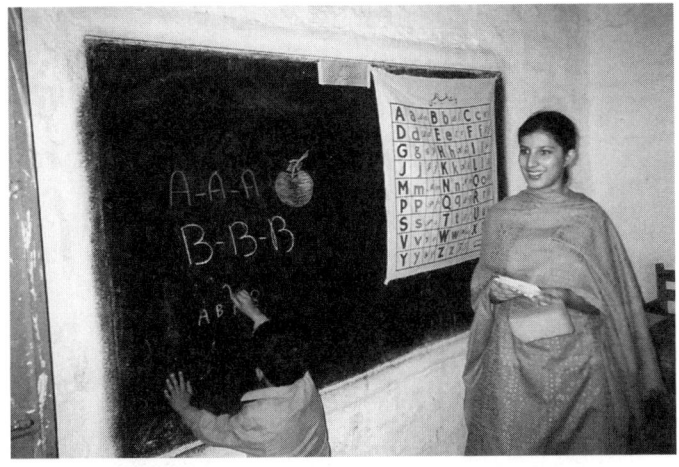

1. Klasse mit einer modernen afghanischen Lehrerin

leicht erträglicher machen, allerdings die Investi-
tions- und Stromkostenrechnung erheblich erhö-
hen, von teuren und energiefressenden Klimaan-
lagen ganz zu schweigen. Dennoch unterrichten
die Lehrerinnen in ihren grauen Mänteln, und
auch der Lerneifer der Schülerinnen wird durch
die Wärme nicht gemindert. Zu unserer großen
Überraschung und Freude erleben wir einen in-
teraktiven Unterricht, lebendig, mit lustigen, auf-
geschlossenen Kindern, mit Lehrerinnen, die auf
ihre Schüler eingehen, Fragen stellen und Fragen
zulassen – einen für uns selbstverständlichen Un-
terrichtsstil, den wir hier aber in unseren kühnsten Vorstellungen nicht erwartet hätten.

In der Pause schwärmen die Lehrerinnen von
ihren Fortbildungskursen, die sie während der
Sommerferien besuchen durften. Das »Belgium
Committee«, geführt von einem Australier und
mit EU-Geldmitteln ausgestattet, ist eine der wenigen Hilfsorganisationen, die Peschawar nicht
verlassen haben. Die Hilfsorganisation hat sich
darauf spezialisiert, für ehemalige afghanische
Lehrerinnen Wiederauffrischungskurse anzubieten und junge Afghaninnen zu Lehrerinnen her-
anzubilden.

Wir suchen die Organisation auf, die unsere
Lehrerinnen so hervorragend für ihre Arbeit ausgerüstet hat und kontinuierlich, auch in Form von
Unterrichtshospitationen, weiter betreut. Eine
ehemalige Dozentin für Lehrerfortbildung aus
Kabul ist verantwortlich für die Ausbildung. Sie
erzählt uns von dem Konzept der University of
Nebraska, das die Grundlage der Lehrerbildung
darstellt. In diesem Konzept sind Grundqualifika-
tionen und Mindeststandards festgeschrieben,
die jedes Kind eines Entwicklungslandes, wo im-

mer es auch lebt, erlernen soll, damit es mit einer Grundausstattung an Bildung die Chance hat, den Anschluss an die moderne Welt zu finden. Natürlich müssen diese Grundstandards eingebunden und angepasst sein in die jeweiligen kulturellen Traditionen und Lebensformen. Die Bildungsinhalte sollen mit modernen und kindgerechten Methoden gelehrt werden, das heißt, zur Lehrerfortbildung gehören vor allem die Fächer Didaktik, Methodik und Psychologie. Davon sind unsere Lehrerinnen hellauf begeistert und wenden die neuen Methoden bereits bestens an. Alem beschäftigt nur Lehrerinnen, die dieses Angebot der Weiterbildung auch wahrnehmen.

Aber auch was die Bildungsinhalte anbelangt, wird unsere Friedensschule mehr und mehr zur »Topschule« aller afghanischen Flüchtlingslager in Pakistan. Die Kinder lernen natürlich Lesen und Schreiben in ihrer Muttersprache, sie erlernen von Anfang an aber auch die zweite Landessprache, je nach eigener Stammeszugehörigkeit entweder Farsi oder Paschtu. Das ist eine wichtige Voraussetzung für die Friedenserziehung. Denn wenn Verständigung schon daran scheitert, dass man die Sprache des anderen nicht versteht, können Versöhnung und friedliches Zusammenleben kaum erwachsen. Ab der vierten Klasse wird mit Englisch die erste wirkliche Fremdsprache unterrichtet. Englisch ist nicht nur als Erbe der dreihundertjährigen britischen Kolonialzeit die zweite offizielle Landessprache Pakistans, sondern auch die Sprache der Eliten dieser Region. Für die Zukunft Afghanistans und seiner neuen Eliten ist sie unerlässlich.

Als Mathematiklehrerin interessiert meine Frau das Fach Mathematik natürlich am meisten, macht es doch auch das Bildungsniveau deutlich; denn mangels ausreichender Kenntnis des Farsi und des Paschtu und vor allem der Schriftzeichen ist es uns unmöglich, anhand der Schulbücher Aussagen über den Standard zu treffen. Die Sprache der Mathematikformeln ist aber glücklicherweise universal, und zu ihrem großen Erstaunen erkennt meine Frau so ziemlich alles an Lehrstoff, was etwa auch ein bayerischer Schüler wissen muss, wenn er den Hauptschulabschluss schaffen will.

Natürlich lernen die Schüler der Friedensschule auch Geografie, afghanische Geschichte, Biologie, Physik und Chemie. Von besonderer Bedeutung sind uns aber die Fächer Religion und Erziehung zum Frieden. Da an der Schule ausschließlich Lehrerinnen unterrichten, ist auch der Religionslehrer, der »Mullah«, eine Frau. Ein »Sakrileg« für Fundamentalisten unter den Moslems! Hier bedurfte es langer Gespräche mit den Taliban, und sie haben einer Frau als Islamlehrerin nur deshalb zugestimmt, weil Omena, unsere Lehrerin, einer berühmten Familie entstammt, aus der über Jahrhunderte bedeutende und anerkannte religiöse Würdenträger kamen.

Omena unterrichtet den Islam des »alten«, des Prä-Taliban-Afghanistan, den mystischen, philosophisch tiefen Islam der Hannifa-Sunniten, der nichts, aber auch gar nichts mit dem stupiden Auswendiglernen arabischer Koransätze zu tun hat, wie es in den Tausenden der von den Saudis in den Grenzgebieten Pakistans eingerichteten und finanzierten Madrassas die Regel ist. Diesen aggressiven, allem Modernen gegenüber feindselig eingestellten Koranschulen der Wahabiten entstammen die meisten der Taliban, dort wurden und werden auch heute, im Frühjahr 2002, Zehntausende kleiner Jungen zum Hass auf alles Westliche indoktriniert, dort gedeiht auch heute die Saat für Fundamentalismus und Terrorismus.

Auch unsere speziell von einer UN-Organisation ausgebildete »Friedenskunde«-Lehrerin wird von den Taliban anfangs argwöhnisch beäugt: Für uns Europäer ist der Begriff »Krieg« grundsätzlich negativ und das Wort »Frieden« positiv besetzt. In Afghanistan war »Krieg« vor allem in den Zeiten des Jihad ein ausgesprochen positiver Begriff. Der Jihad gegen die gottlosen kommunistischen Besatzer war ein Wert an sich. Am Jihad mitzuwirken war Pflicht eines jeden Moslems, das Höchste, was sich ein junger Mann, aber auch die Mädchen – in anderer Funktion als die Männer – wünschten. Dieses Denken hat sich auch nach dem Abzug der Russen nicht einfach aus den Köpfen entfernt. Den schrecklichen Bürgerkrieg danach kennen die meisten Kinder kaum, er wird von ihren Eltern auch kaum thematisiert. Er hat aber bei Hunderttausenden junger Männer das produziert, was man »Kalaschnikow-Kultur« nennt. Auf Deutsch könnte man es mit »Söldnermentalität« übersetzen. Die jungen Männer haben in den vergangenen Jahrzehnten im und vom Krieg gelebt. Er hat sie ernährt. Zivile Berufe wurden nicht mehr erlernt, weil sie nicht gebraucht wurden.

Jetzt aber geht es darum, einen Wiederaufbau Afghanistans vorzubereiten, wann immer auch die Post-Taliban-Zeit anbricht und wie auch immer sie aussehen wird. Die »Destruktivität« des Krieges muss gebrochen werden durch »konstruktives«, aufbauendes Denken. Das Land benötigt Bauern, Schreiner, Bäcker, Metzger, Maurer

und natürlich auch akademische Berufe. Diese
Perspektive muss in die Köpfe der Kinder. Das
Thema Frieden wird im Unterricht nicht theore-
tisch philosophisch, politologisch oder akademisch soziologisch angeboten, sondern praktisch
und historisch. Die Kinder lernen in diesem Fach
auch viel über die Geschichte ihres Landes, besonders über die Zeit vor 1979, als Könige in Kabul regierten, als Afghanistans politische Institu-
tionen funktionierten, die Kinder zur Schule
gehen und Berufe erlernen konnten und das Land
ein Land war, obwohl es so viele verschiedene
Volksstämme einschließt.

Kurz vor unserer Abreise betritt eine etwa vier-
zigjährige Afghanin das Lehrerzimmer. Sie hat
von der Schule gehört und will hier noch einmal
ihr Glück versuchen. Sie trägt die traditionellen
afghanischen Gewänder, aber an der Art, wie sie
die Tücher schlägt, merkt man, dass sie es wohl
gewohnt war, westlich gekleidet zu sein. Sie hat
erst vor wenigen Wochen mit ihrem Mann und
drei Töchtern Kabul verlassen. Sie und ihre Mädchen haben das permanente Leben *im* Haus, hinter Mauern und geschwärzten Fenstern, damit ja
kein Mann von der Straße aus die Frauen sehen
kann, nicht mehr ausgehalten. Dabei hat sie selbst
schon die Welt gesehen. Als eine der besten Ab-
solventinnen der deutschen Schule in Kabul
durfte sie in den achtziger Jahren in Deutschland
Germanistik studieren. Eigentlich ist sie Deutschlehrerin, und deswegen überlegt sie ernsthaft, mit
ihrer Familie weiter nach Deutschland zu fliehen
und dort um Asyl zu bitten.

Ihre Chancen, in Deutschland als Asylbewerber
anerkannt zu werden, sind durchaus erfolgver-
sprechend. Als Frau und Akademikerin wurde sie

in Kabul von den Taliban verfolgt, weil sie in der ehemaligen DDR studiert hatte und als »Kommunistin« galt, doch die »Schleuser« würden die Familie etwa fünfzehntausend Dollar kosten – ein Betrag, über den sie weiß Gott nicht verfügt. Sie müssten sich tief verschulden. Die Frau befürchtet, dass ihre Töchter und vor allem ihr Mann in Deutschland unter Heimweh leiden würden, so wie sie während ihres Studiums in Leipzig vor knapp zwanzig Jahren. Ihr ist klar, dass sie ihren geliebten Beruf als Lehrerin in Deutschland nicht würde ausüben können. Zu ihrem Glück, so erzählt sie, habe sie von der Paghman-Trutz-Schule gehört und von den Deutschen, die gerade zu Besuch seien. So sucht sie uns auf und hofft, an dieser Schule Arbeit zu finden, damit sie und ihre Familie hier, in der Nähe der Heimat, bleiben können, bis der Taliban-Spuk ein Ende hat.

Immer mehr Flüchtlingseltern melden ihre Kinder in unserer Schule an. Es hat sich herumgesprochen, dass die Schule nicht nur »gut« ist, sondern grundsätzlich auch allen Kindern offen steht. Die Schulgebühren – ein »Muss« an privaten Schulen in dieser Kultur – betragen ein paar Rupies, sie haben also nur symbolischen Charakter. Die steigenden Bewerberzahlen an Schülern erfordern mehr und gut ausgebildete Lehrer. Fatima, die Deutschlehrerin aus Kabul, kommt uns also gerade recht: Sie wird im nächsten Schuljahr unseren besten Schülerinnen Deutsch beibringen. Mit unserer Paghman-Trutz-Friedensschule können wir so an die Tradition der Kabuler Amani-Oberrealschule anknüpfen. Auch wir werden dem Fach Deutsch einen hohen Stellenwert einräumen. Fatima ist begeistert und glücklich: Mit einem Gehalt von umgerechnet fünfzig Euro wird

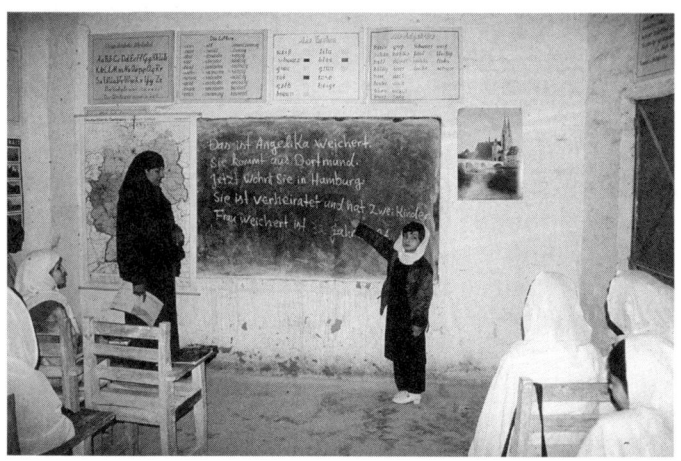

Deutschunterricht

sie nicht die ungewisse Flucht nach Deutschland antreten müssen. Sie kann damit ihre Familie in Peschawar gut über die Runden bringen, ihre beiden jüngeren Töchter werden in die Schule gehen, und sie kann ihren geliebten Beruf ausüben. Und – sie wird dem deutschen Steuerzahler mindestens zweitausend Euro pro Monat ersparen, die dieser für eine Asylbewerberfamilie mit fünf Personen in Deutschland aufbringen müsste.

Die deutsche Botschaft in Islamabad schenkte unserer Schule vor wenigen Wochen fünf gebrauchte Computer. Die Geräte sind bereits in einem eigenen Unterrichtsraum angeschlossen, und Alem konnte auch schon einen geeigneten Lehrer, den Sohn unserer Headmasterin, als Computerlehrer gewinnen. Die mathematisch und in Englisch besonders qualifizierten Schülerinnen können ab dem nächsten Schuljahr Grundkenntnisse in EDV und im Umgang mit dem Internet erwerben.

240

Mit diesen neuen Fakten werden wir hoffentlich die notwendigen zusätzlichen Spender für unsere Friedensschule gewinnen können, denn die brauchen wir dringend. Die Schule platzt aus allen Nähten. Fast doppelt so viele Mädchen und Jungen wie zu Beginn, vor einem Jahr, besuchen jetzt die Schule. Mehr als vierhundert Schüler/innen! Sechs weitere afghanische Lehrerinnen wird Alem in den kommenden Wochen aus fünfzig Bewerberinnen aussuchen. Und eigentlich brauchen wir auch mehr Platz, mehr Schulräume. Doch das erlaubt unsere Budgetplanung nicht. Wir möchten unsere Spendengelder auch lieber in die Gehälter für Lehrerinnen stecken, als pakistanische Hausbesitzer zu sponsern. Deshalb optimieren wir die Nutzung der vorhandenen Räume: In Zukunft wird der Schulbetrieb in Schichten stattfinden: Früh am Morgen – von sechs bis acht Uhr – werden Frauen unterrichtet, die nicht lesen und schreiben können. Ab acht Uhr bis Mittag erhalten die Klassen 1 bis 4 Unterricht, über Mittag wird sauber gemacht, am Nachmittag kommen die älteren Schülerinnen bis Klasse 8. Und an den Abenden wagen sich sogar einige Väter in unsere Räume, zur »Umschulung von Kalaschnikow auf Bleistift und Papier«! Mit dieser Lösung sind wir mehr als zufrieden, unsere Spendengelder werden auf diese Weise sehr effizient eingesetzt. Alem hat die ganze Organisation bestens im Griff.

Endlich bleibt auch Zeit für das traditionelle Abendessen in Alems Haus. Alems Haus! Uns stockt der Atem, als wir durch die Eisentür treten. Wir haben sein Lehmhaus im Flüchtlingslager in Erinnerung, den Innenhof mit dem kleinen Brunnen, den Hütten der Brüder ringsum. Es war klein und ärmlich, aber es war »afghanisch«. Jetzt ist

Alem mit seiner zehnköpfigen Familie in die Nähe seiner Schule gezogen. Sein »Haus« ist eine Garage mit einem winzig kleinen Nebenzimmer! Die Garage hat keine Fenster, sondern als Schutz zur Straße lediglich das große Eisentor mit ein paar Ritzen oben, durch die spärlich Luft und kaum Licht hereinkommen. Jetzt im Sommer ist es unerträglich heiß, im Winter wird die Familie frieren. Der große Garagenraum dient nachts als Schlafzimmer, die Bastmatten auf dem Boden sind die Betten. Tagsüber spielen hier die Kinder, und die Mutter wäscht und kocht hier. Ein Wasserhahn mit Plastikschüssel darunter und ein Gaskocher auf dem Boden mit einem Gaszuleitungsschlauch quer vor der Eingangstür ist die ganze Einrichtung. Auf diesem einen Gaskocher hat uns Alems Frau wie früher ein wunderbares Gastmahl mit den verschiedensten Gerichten und Spezialitäten zubereitet. Ihre Töchter und sie tragen alles auf einmal auf – auf dem Tuch über dem Teppich in dem kleinen Nebenraum –, und alles ist warm und delikat zubereitet. Mit einer bewundernswerten Ruhe und Ausgeglichenheit bewirtet und verwöhnt sie uns trotz dieser primitiven Bedingungen. Jede deutsche Hausfrau hätte unter diesen Umständen schon längst kapituliert!

Wir freuen uns: Zwar sind die Räumlichkeiten mehr als beengt, aber jetzt sitzt die ganze Familie beisammen, die Männer und die Frauen und Kinder. Nach dem Essen schalten die drei ältesten Töchter das kleine Kassettenradio ein und führen uns afghanische Tänze vor. Wir sind nicht die einzigen Gäste: Ein Cousin mit seiner Frau und zwei kleinen Kindern wohnt schon seit einigen Tagen bei Alem. Und auch ein alter Freund Alems, ein ehemaliger Professor der Universität Kabul, ist mit seiner Tochter gekommen. Er ist ratlos und hofft wohl, die Deutschen könnten ihm helfen. Seine Tochter möchte so gern Medizin studieren, aber die Universität Peschawar ist teuer und die vielen Kurse, die für ein Medizinstudium notwendig sind, besonders. Vor einigen Jahren noch, als der Jihad auch für den Rest der Welt von Interesse war, bekamen Afghanen an der Universität Peschawar Stipendien, so dass auch Flüchtlinge studieren konnten. Doch das ist längst vorbei. Eine tiefe Enttäuschung, besonders bei den Intellektuellen und Gebildeten unter den afghanischen Flüchtlingen, hat sich breit gemacht. Ihr ganzes Streben geht in *eine* Richtung: Raus aus diesem Land, koste es, was es wolle.

Die Lage scheint aussichtslos, sie lähmt die Afghanen, die noch in Peschawar geblieben sind, die ihr persönliches Heil noch nicht in der Flucht in den Westen gesucht haben. Auch wir haben bei diesem ersten Wiedersehen mit unseren afghanischen Freunden diese wachsende Hoffnungslosigkeit erkennen und spüren müssen. Aber wir haben deutlicher denn je erkannt, dass gerade in einer solchen ausweglos scheinenden Situation eine gute Schule, Bildung für die Kinder, die beste Medizin gegen diese um sich greifende Lähmung, gegen Hoffnungslosigkeit und Perspektivlosigkeit ist. Sie ist auf alle Fälle eine Zukunftsinvestition, eine Hilfe zur Selbsthilfe und damit eines der effektivsten Mittel, junge Menschen vor Radikalisierung und fanatischen Ideen zu bewahren.

AUFERSTANDEN AUS RUINEN

Als ich am Neujahrsmorgen 2002 meinen Freund und »Kriegskameraden« Zamon auf seinem feudalen Anwesen in seiner Heimatstadt Jalalabad wieder umarmen kann, bleibt es während unseres Treffens nicht beim Austausch alter Erinnerungen aus den gemeinsamen Tagen des Befreiungskrieges gegen die sowjetischen Besatzungstruppen. Zwölf lange Jahre haben wir uns nicht gesehen. Jahre, in denen Afghanistan, für das Zamon gekämpft und gelitten hatte, durch die Hölle ging. Und er war mit seinem Land durch diese Hölle gegangen. Auch nach dem Abzug der Sowjets hatte sich Zamon weiterhin für ein freies Afghanistan eingesetzt und gekämpft, bis ihn die dank amerikanischer Waffenlieferungen überlegenen Truppen des fundamentalistischen Gulbudin Hekmatjiar aus seinem Heimatland vertrieben. Der afghanische Patriot, der wie der im September 2001 von den Al-Qaida-Terroristen ermordete Tadschikenführer Ahmed Sha Massud unserer abendländischen Kultur und westlichen Lebensweise nahe steht, musste mit seiner Familie »dank« der kurzsichtigen amerikanischen Außenpolitik der achtziger Jahre sein Land für Jahre verlassen und im Exil in Deutschland und Frankreich leben. Nur sein ältester Sohn Farid blieb in Afghanistan und kämpfte bis zum 11. September 2001 gegen die Taliban. Einen Tag nach dem Anschlag der Terroristen auf das World Trade Center wurde er von den Taliban gefangen genommen, gefoltert und grausam getötet.
Zamon kehrte daraufhin aus Frankreich nach

Afghanistan zurück und nahm den Kampf gegen die Taliban wieder auf. Obwohl ihm die Amerikaner einst so übel mitgespielt und ihn enttäuscht hatten, erklärte er sich bereit, den US-Streitkräften jetzt, zehn Jahre später, bei ihrem Kampf gegen die Terroristen zu helfen und für sie beim Kampf um die Festungen von Tora Bora »die Kastanien aus dem Feuer« zu holen. »Nicht, um den unzuverlässigen Amerikanern zu helfen«, sagt er mir heute, »sondern um mein Vaterland von dieser arabischen Pest und deren Helfer zu befreien und den Tod meines Sohnes und vieler Freunde zu rächen.«

Zamon stammt aus einem Dorfsprengel nahe der Bergketten von Tora, er kennt dort die Berge und Höhlen wie seine Westentasche. Lange Tage und Nächte durchkämmte er mit Hunderten seiner ehemaligen Mudschahedin in dreitausend Meter Höhe bei Schnee und eisiger Kälte die Höhlen. »Die Araber kämpften verzweifelt und töteten viele meiner Männer. Die Amerikaner hielten sich stets hinter uns, sie hatten nur zwei Leichtverwundete zu beklagen. Erst nach zehn Tagen hatten wir die Höhlen von den Terroristen gesäubert. Als ›Dank‹ erhielten meine Männer von einem amerikanischen General je einhundert Dollar, die Familien der getöteten Mudschahedin je eintausend Dollar, und mir schenkte er ein Satellitentelefon. Jetzt wissen wir wenigstens, was wir den Amerikanern wert sind.«

Wir unterhalten uns die ganze Nacht über die vergangenen Monate und Jahre, diskutieren heftig über Taliban und Al Qaida, über Mullah Omar und Osama Bin Laden. Dabei fällt mir die Geschichte meiner Begegnung mit Osama Bin Laden in Peschawar wieder ein. Wären die Ereignisse an diesem Nachmittag im Mai 1989 nur geringfügig anders verlaufen, hätte die Weltgeschichte einen anderen Verlauf genommen. Zamon weiß von dieser Begegnung noch nichts und bittet mich, sie zu erzählen.

»An einem Freitagabend – unser Koch Amir hat wie üblich freitags frei – bittet mich meine Frau, auf dem Basar in Peschawar Downtown Gemüse und Brot für das Abendessen zu besorgen. Als ich zusammen mit Alem und unserem damals neunjährigen Sohn Urs in unserem Wagen Richtung Stadtmitte unterwegs bin, passieren wir das ›Haus der Araber‹, wie die Afghanen ein Gebäude, nur wenige hundert Meter von unserem Büro entfernt, nennen. In diesem stark gesicherten, von einer drei Meter hohen Mauer umgebenen Haus ist das Büro der ›World Muslim League‹ und der Moslembrüderschaft untergebracht. Diese arabischen Islamisten arbeiten damals sehr eng mit den afghanischen Fundamentalistenführern Hekmatjiar und Sayyaf zusammen. Vor dem Haus müssen wir kurz anhalten, da wegen eines Gedränges die Straße zunächst nicht passierbar ist. Ich erkenne in der Gruppe vor uns den ›Chef‹ des Araber-Hauses, einen Palästinenser namens Abdullah Azam, der in der Vergangenheit den Mitarbeitern westlicher Hilfsorganisationen schon des Öfteren Ärger bereitet und unsere Arbeit behindert hatte. Neben ihm steht ein ungewöhnlich hoch gewachsener schlanker Araber, mit langem Bart, einem hageren, ernsten Gesicht, bekleidet mit einem typisch arabischen, wallenden weißen Gewand, über dem Kopf das klassische Schwarz-Weiß-Tuch der Palästinenser. Ein Anblick, der mich an ein ›Jesus-Bild‹ meiner Kindheit erinnert.
Wir stehen einige Minuten vor der Menschen-

246

ansammlung, als Azam endlich mit zwei sehr jungen Männern und dem Araber mit dem Jesus-Gesicht in einen Pajero auf der anderen Straßenseite steigt und hinter uns her fährt. Wir passieren die Große Moschee und parken neben einem der wenigen Basarläden, die an einem Freitag geöffnet haben. Azams Wagen hat etwa zweihundert Meter hinter uns angehalten, die vier Männer steigen aus und betreten die Moschee.

Mein Einkauf dauert etwas länger, denn unsere Bäckerei hat geschlossen, und wir müssen, um frisches Nan zu besorgen, weiter die Basarstraße hinauf. Als ich mit Alem und Urs etwa dreißig Minuten später zu unserem Wagen zurückkomme und den Schlüssel in die Wagentür stecke, um aufzuschließen, kracht es hinter uns aus Richtung der Moschee. Taghell beleuchtet ein greller Lichtblitz für einige Zehntelsekunden die Straße. Eine ungeheure Druckwelle wirft Urs gegen mich, und ich habe Mühe, mich am Türgriff festzuhalten. Für Minuten bin ich wie taub, reiße die Türe auf und werfe Urs auf den Beifahrersitz. Alem springt von der anderen Seite auf die Rückbank und brüllt: ›Fahr endlich los, Doktor, eine Bombe!‹

Hinter uns brennt das Auto der Araber. Panikartig starte ich den Wagen und erkenne im Rückspiegel, dass der Pajero nur noch ein Trümmerhaufen ist. Auf dem Boden neben dem Wrack liegen menschenähnliche Wesen. Jetzt das Auto zu wenden und nach möglichen Verletzten zu suchen und sie zu versorgen, ist mir zu gefährlich. Urs ist völlig durcheinander und schreit nach seiner Mutter. Alem drängt: ›Weg, weg, gleich wird geschossen!‹

Im Peschawar der achtziger Jahre gehen täglich Bomben hoch, fallen Afghanen, Pakistani und

Araber regelmäßig Attentaten zum Opfer. Bislang
wurde noch kein Europäer verletzt oder getötet.
Und ich habe nicht die Absicht, der Erste zu sein.

Als ich am nächsten Morgen die ›Frontier Post‹,
unsere pakistanische ›Hauszeitung‹, aufschlage,
finde ich auf Seite eins einen großen Bericht über
den erfolgreichen Mordanschlag auf Azam, den
Führer der Muslim League in Peschawar. Dem
Anschlag seien auch seine beiden Söhne zum Opfer gefallen. Ein vierter Araber, so die ›Post‹, sei
nur deshalb verschont geblieben, weil er nach
dem Freitagsgebet noch länger in der Moschee
geblieben sei.«

Zamon hört sich die Geschichte schweigend an
und fragt dann nach dem vierten Mann.

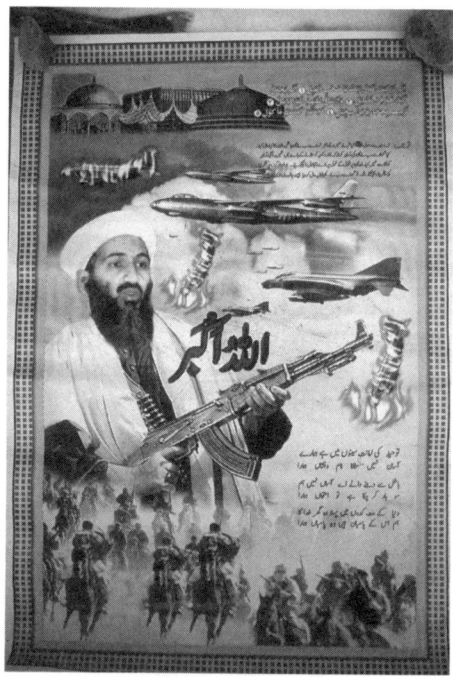

Eines der
Tausenden
Osama-Bin-
Laden-Poster auf
den Basaren von
Peschawar.
Osama Bin
Laden genießt
gerade bei der
Jugend Pakistans
hohes Ansehen
und wird von
Millionen als
Held verehrt.

»Zehn Jahre später, nach dem Anschlag auf die US-Botschaften in Tansania und Kenia, habe ich sein Gesicht in unseren Zeitungen wiedergesehen. Osama Bin Laden war dieser vierte Mann. Ein Teufel, der wegen seiner ›Frömmigkeit‹ länger in der Moschee gebetet hatte und so dem sicheren Tod entgangen war.«

Zamon, der Osama und die Al Qaida hasst und der schon zu Zeiten des Krieges gegen die Russen nicht viel von den »arabischen Jihad-Brigaden« in seinem Land gehalten und nie mit ihnen zusammengearbeitet hatte, kommt ins Grübeln: »Wegen seiner besonderen ›Frömmigkeit‹ soll Allah diesem Teufel das Leben bewahrt haben? Bist du sicher, dass es tatsächlich Osama war, den du an diesem Abend gesehen hast?«

Zamon will es noch immer nicht glauben. Aber auch er weiß, dass Osama in jenen Jahren ein Schüler Azams war und mit ihm zusammen in Peschawar lebte. Und einen zweiten »besonders frommen« Araber, der, über einen Meter neunzig groß, dem Chef der späteren Al Qaida ähnlich sieht, kennt auch Zamon nicht. Mit Abdul Qadir, dem Provinzgouverneur von Nangahar, der mit uns zu Abend gegessen und meiner Geschichte ebenso gespannt gelauscht hat wie Zamon, diskutieren wir über den Aufenthaltsort und die möglichen weiteren Pläne des Araber-Terroristen. Beide sind felsenfest davon überzeugt, dass Osama schon lange wieder in Saudi-Arabien ist und bei seiner Familie Unterschlupf gefunden hat.

»Ihr Europäer – und erst recht die Amerikaner – schätzt die Bedeutung der Familie in unserer und der arabischen Kultur und die ›Reißfestigkeit‹ der Familienbande auch in Schwierigkeiten völlig falsch ein. Osama hat nie ein Verbrechen innerhalb oder gegen seine Familie begangen. Warum sollten daher seine Brüder und insbesondere seine Mutter, deren Lieblingssohn Osama ist, ihre schützende Hand von ihm genommen haben? Etwa, weil er die Amerikaner hasst und sie bekämpft? Fast alle Araber verachten und hassen die Amerikaner. Und sie würden gegen sie kämpfen, wenn sie den Mut eines Osama hätten. Aber die meisten von ihnen sind nicht so mutig wie er und bewundern ihn daher umso mehr. Die Amerikaner sollten ihren Staatsfeind Nummer 1 nicht bei uns in den kargen Bergen Afghanistans, sondern in den prächtigen Villen seiner Brüder in Saudi-Arabien oder in den Emiraten suchen.«

Zamon, der sonst so ruhige und besonnene General, hat sich ziemlich in Rage geredet: »Natürlich verstecken sich bei uns noch einige tausend der Araber, in Kandahar leben auch ihre Familien noch. Aber das sind die niedrigeren Chargen der Al Qaida, das ›Fußvolk‹ des Osama. Auf die kann er ohne weiteres verzichten, wenn er damit die Amerikaner glauben macht, sie würden jetzt in Afghanistan die ›letzten Reste‹ der Al-Qaida-Terroristen vernichten. Osama sitzt derweil mit seiner alten und neuen Führungsmannschaft vor dem Fernseher und belustigt sich am Rätselraten der ›Experten‹ von CNN und FOX über seinen Aufenthaltsort. Er kann sich in Sicherheit wiegen, denn US-Bomben auf Saudi-Arabien, das wäre das Letzte, was die Amerikaner tun würden.«

Es ist nach Mitternacht geworden, als Abdul Qadir erstmals das Wort ergreift. Qadir ist der ältere Bruder des berühmten Paschtunen-Führers Abdul Haq, der vor wenigen Wochen von den Taliban gefangen und hingerichtet wurde. Heute zieren hunderttausende von Abdul-Haq-Postern und -Fotos

Autofenster, Hauswände und Bäume der Ostprovinzen, die Paschtunen verehren ihren Kriegshel-
den genauso wie die Tadschiken ihren Sha Massud.
Wären diese beiden noch am Leben, könnte die Zukunft Afghanistans heute durchaus einfacher zu gestalten sein. Abdul Haq war neben Zamon einer der
ganz großen moderaten Mudschahedin-Kommandeure im Krieg gegen die Russen. Mitte der achtziger Jahre war er mehrfach verwundet worden, er
hatte unter anderem durch einen Granatsplitter ein
Bein verloren und war damals mein Patient. In den
USA hatte man ihn mit einer Beinprothese versorgt,
und trotz der Prothese kämpfte er bis zum Abzug
der Besatzer an vorderster Front.

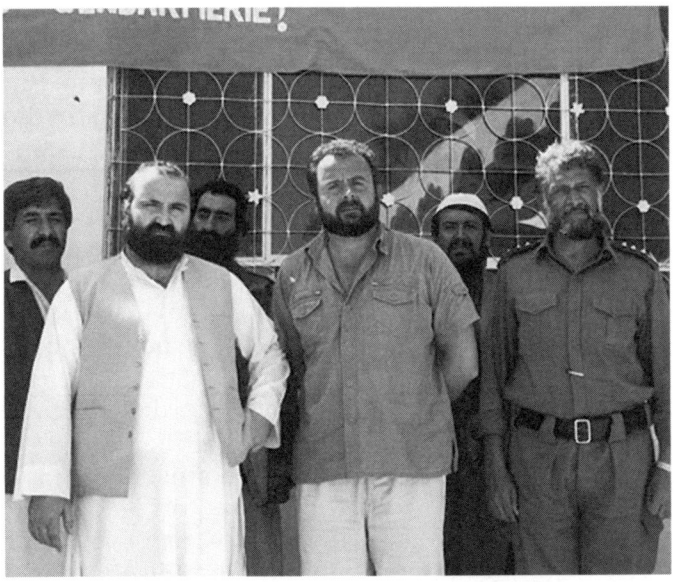

Mit dem Paschtunenführer Abdul Haq 1990. Er galt
bis zu seiner Ermordung durch die Taliban im
Winter 2001 als einer der politischen Hoffnungsträger
für ein neues Afghanistan.

Anfang 1990 war es Abdul Haq, mit dem ich den Wiederaufbau von Krankenhäusern in den Ostprovinzen plante. Nur einen einzigen Neubau konnten wir damals abschließen, bevor der Bürgerkrieg unsere Planungen zunichte machte. Abdul Qadir lädt Zamon und mich für den nächsten Tag in das Gouverneurs-Haus ein, um über mein Angebot zu verhandeln, nun auch in Afghanistan Aufbauprojekte zu starten. Ich bin fasziniert von dem Gedanken, jetzt, zwölf Jahre nach meinen Planungen mit dem großen Abdul Haq, nunmehr mit seinem Bruder Qadir am Wiederaufbau des Landes mitzuwirken.

Qadir ist ein – auch im westlichen Sinne – gebildeter Mann, kultiviert und ein echter Feingeist. Im Unterschied zu General Zamon liebt er, der Politiker mit Ambitionen auf höchste Ämter in einer neuen Regierung, die leisen Zwischentöne. Ihn beschäftigen an diesem Abend nicht so sehr die militärischen und Sicherheitsfragen im Zusammenhang mit dem Anti-Terror-Krieg, sondern die Art und Weise, wie die Amerikaner diesen Krieg moralisch und ethisch rechtfertigen. Geradezu salomonisch antwortet er auf meine Frage, wie denn die Bildungseliten Afghanistans die Begründung des US-Präsidenten Bush für das Bombardement ihres Landes empfunden hätten, der gesagt hat, dass jetzt der Kampf der »zivilisierten« gegen die »unzivilisierte« Welt beginne.

»Mit dieser Aussage des amerikanischen Präsidenten habe ich überhaupt kein Problem, denn Afghanistan und die Afghanen kann er damit nicht gemeint haben. Schau doch mal: Ihr Deutschen habt vielleicht seit zweitausend Jahren Kultur; wir Afghanen seit mindestens viertausend Jahren. Und die Amerikaner«, – Qadir macht eine

252

lange Pause und lächelt dabei verständnisvoll wie ein Vater, der seinem Sohn eine Dummheit verzeiht – »die Amerikaner haben seit hundertzwanzig Jahren Elektrizität.«

Zamon und Abdul Qadir wissen von unserer Paghman-Trutz-Friedensschule in Peschawar, als wir uns am nächsten Tag in der Residenz des Gouverneurs treffen. Beide sind mit meinem Vorschlag einverstanden, jetzt auch in Afghanistan dem Aufbau von Schulen für Mädchen höchste Priorität einzuräumen. Fünfundsechzig Schulen gab es in Jalalabad, bevor die Taliban die Macht übernahmen und alle Mädchenschulen schlossen oder sie in Kasernen umwandelten. Wir fahren die Schulen – oder besser das, was davon nach sechs Jahren Talibanherrschaft übrig geblieben ist – am selben Tag noch ab.

Die ehemalige Vorzeigeschule der Provinzhauptstadt, die »Allaee Girls High School«, ist unser erstes Ziel: Die Gotteskrieger hatten die Schule als Truppenunterkunft missbraucht und in wenigen Jahren zu einem Trümmerfeld gemacht: Türen, Fenster, Toiletten und das gesamte Schulmobiliar sind jetzt zerstört, keine Fensterscheibe ist mehr intakt. Schulbücher und Lehrmaterial sind verschwunden, die Taliban haben sie in den Wintermonaten als Brennholz-Ersatz verheizt. Die Treppenaufgänge im Innern sind zerschlagen, Wasser- und elektrische Leitungen aus den Wänden gerissen. Die Schulräume stinken bestialisch nach Fäkalien, der einst von den Mädchen so liebevoll angelegte Schulgarten sieht aus wie ein Müllplatz.

»Wenn wir auf Hilfe aus Kabul warten, dauert es noch mindestens fünf Jahre, bis sich dort jemand um die Provinzen kümmert«, antwortet Zamon auf meine naive Frage, ob denn jetzt nicht die Übergangsregierung Karzai mit den Milliarden Dollar an zugesagter Hilfe aus den UN-Töpfen für den Aufbau eines Bildungssystems im gesamten Land verantwortlich sei und sich am Aufbau auch dieser Schule nicht rasch beteiligen wird.

»Du kennst doch unsere Politiker. Von den Milliarden an Wiederaufbaugeldern versickert ein Großteil in den Ministerien, und der Rest wird in Kabul in Vorzeigeprojekte gesteckt. Damit beweisen sie dann euren Politikern und Journalisten den Beginn des ›Wiederaufbaus‹ Afghanistans und fordern mehr Geld. Und in Kabul gibt es so viele Ruinen, mit denen sie noch über Jahre argumentieren können. Hier in den Provinzen, in unseren Dörfern und Städten ist es angeblich noch zu gefährlich und unsicher, um Gelder zu investieren, sagen sie. Und damit haben sie in gewisser Weise sogar Recht. Denn wenn sich unsere Regierung nicht bald um die Peripherie Afghanistans kümmert, wird es hier tatsächlich wieder gefährlich werden. Die Menschen hier wissen doch, dass die Hilfsorganisationen in Kabul vier- bis fünftausend Dollar im Monat für die Mieten ihrer Büros und Wohnhäuser bezahlen. Die Hausbesitzer in unserer Hauptstadt sind in wenigen Jahren Millionäre, Dollar-Millionäre! Dort blüht jetzt der Handel mit japanischen Nobel-Geländewagen, in denen die hochbezahlten Herren der UN und anderer Hilfsorganisationen zum Einkauf von deutschem Filterkaffee, englischem Roastbeef und Schweizer Schokolade in die Feinkostgeschäfte der ›Chicken-Street‹ fahren oder sich im Interconti-Hotel zum Nachmittagstee treffen.

Die Journalisten übernachten für zweihundert

Dollar pro Nacht im Ersten Haus in Kabul, weil man angeblich nur von dort aus in ›Ruhe und Sicherheit‹ über das Elend in Afghanistan nach Europa und in die USA berichten kann. Die Teppich- und Andenkenhändler sind schon vor Wochen aus Peschawar nach Kabul geeilt, weil man dort jetzt in wenigen Monaten ein reicher Mann werden kann. Die so genannten ›Schutztruppen‹ der ISAF dürfen aus Sicherheitsgründen Kabul nicht verlassen und müssen sich auf den Schutz unserer Minister und Politiker in der Hauptstadt konzentrieren. Und selbst das funktioniert nicht, wie die Ermordung unseres Tourismusministers zeigt, der vor den Augen britischer Soldaten erschossen wurde. Wenn sich dies alles nicht bald ändert, gibt es wieder Krieg. Und er wird wieder, wie schon der Jihad gegen die Russen und der Krieg der Taliban, nicht in Kabul, sondern in den kleinen Städten und den peripheren Provinzen beginnen. Deshalb ist jetzt jede Hilfe beim Wiederaufbau der zerstörten Dörfer, der Krankenhäuser und Schulen außerhalb der Hauptstadt in den kleineren Städten willkommen. Wenn diese Hilfe nicht von den bürokratischen Geldgebern und ängstlichen Großorganisationen geleistet wird, müssen es die kleinen Organisationen tun.«

Zamon kennt seine Paschtunen und weiß, wie ernst und gefährlich sich die Lage entwickeln kann, wenn der Wiederaufbau in den besonders zerstörten Ostprovinzen der Bevölkerung nicht bald sichtbar wird. Abdul Qadir, der Politiker, schweigt zwar. Er will seine Politikerkollegen in Kabul nicht vor einem Fremden desavouieren. Innerlich stimmt er Zamon jedoch zu, und wir entscheiden uns, den Wiederaufbau der »Allaee-Schule« umgehend in Angriff zu nehmen. Gemeinsam mit Alem, der mich nach Nangahar begleitet hat, miete ich ein kleines Häuschen am Rande der Stadt als Büro- und Wohngebäude an. Für die Miete, die wir hier pro Monat zahlen müssen, könnte ich in Kabul im Interconti-Hotel gerade mal eine Übernachtung im kleinsten Zimmer ohne Frühstück bestreiten. Von diesem Büro aus kann Alem den Bau der Schule leiten und überwachen.

In Jalalabad gibt es (fast) alles, was wir für den Wiederaufbau und die Ausstattung der Schule benötigen: qualifizierte Ingenieure und Bauarbeiter, Schreiner und Tischler, Maler und Installateure. Zement und Steine, Holz und Eisen, Glas und Farbe, Hefte und Bleistifte. Die Lehrbücher muss Alem in Kabul und Peschawar beschaffen. Gouverneur Abdul Qadir beauftragt seinen Erziehungsminister, die etwa hundertzwanzig Lehrerinnen, die unsere Schule benötigen wird, aus den früheren Lehrerkadern ausfindig zu machen und sie wieder einzustellen. Ich verspreche ihm, den Lehrerinnen vom ersten Schultag an ein angemessenes Lehrergehalt – auch gemessen an den Maßstäben der Gehälter in Kabul – zu bezahlen. Ich bin zuversichtlich, dass Alem mit den Erfahrungen, die er vor drei Jahren beim Aufbau unserer Paghman-Trutz-Highschool in Peschawar gesammelt hat, sowie der politischen Unterstützung durch Zamon und den Gouverneur es schaffen wird, auch diesen Trümmerhaufen in wenigen Wochen zu einer Schule für über zweitausend Mädchen zu verwandeln. Anfang März wollen wir die Schule eröffnen, pünktlich zum Schulbeginn im »alten« Afghanistan.

Zwei Monate später. Blauer Himmel und strahlender Sonnenschein liegen über Jalalabad. Der

Gouverneur hat heute am 1. März zur Feier des Tages einen leibhaftigen Botschafter aus Islamabad in seine Stadt eingeladen. Ich stehe zwischen Haji Amin aus den Vereinigten Emiraten und dem Erziehungsminister der Ostprovinzen Afghanistans, als Abdul Qadir der Leiterin der »Deutschen Schule«, wie er die Allaee-Girls-Highschool heute nennt, den Schlüssel für den Neubau überreicht. Zweitausendzweihundert Mädchen sind klassenweise vor uns angetreten. Aus jeder Klasse tragen Schülerinnen Verse aus dem Koran vor und danken dem Gouverneur und dem »Doctor Sahib« aus Deutschland, dass die Mädchen Jalalabads nun nach sechs Jahren wieder zur Schule gehen können. Und was für eine Schule! Das Ge-

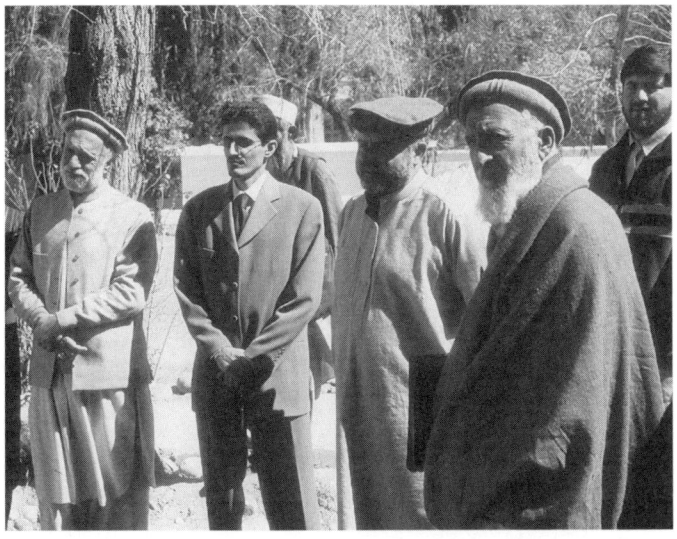

Gouverneur Qadir, der Botschafter von Saudi-Arabien, Reinhard Erös sowie der Erziehungsminister bei der Eröffnung der Mädchenschule in Jalalabad im März 2002.

bäude strahlt in schmuckem Gelb, die Fenster heben sich in hellem Blau davon ab. Jedes Zimmer ist mit elektrischem Licht und einem Deckenventilator ausgestattet. An den Wänden hängen »echte« Tafeln – nicht schwarze Farbe.

Alle Mädchen erhalten ausreichend Hefte, Bleistifte und Schulbücher. Zweitausend neue Schulbänke wurden in den vergangenen Wochen von zwölf kleinen Schreinereien hergestellt. Ein Arbeitsplatzbeschaffungsprogramm für den Mittelstand – würden wir in Deutschland dazu sagen. Für die Zukunft Afghanistans ist diese Hilfe zur Selbsthilfe der entscheidende Ansatz. Einhundertzwanzig jüngere und ältere Damen strahlen an diesem Morgen gemeinsam mit ihren Schülerinnen. Sie haben nach Jahren der Erniedrigung heute nicht nur einen »Job«, sondern auch ihr Selbstvertrauen wiedergefunden. Ab heute kön-

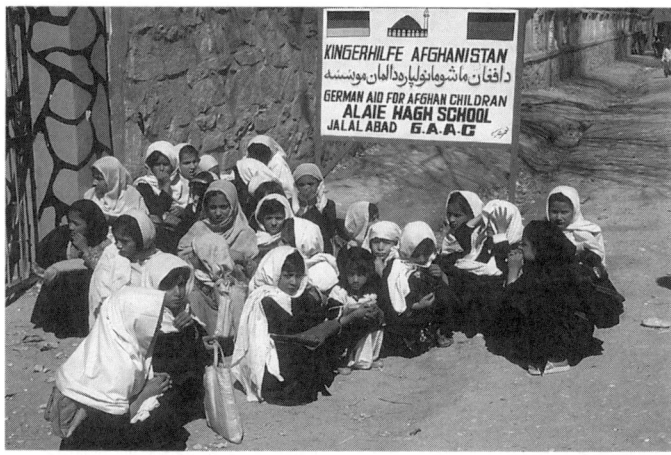

Eingang zur Allaee-Mädchenschule Jalalabad, deren Wiederaufbau im März 2002 von Schulklassen und Lehrern aus über dreißig bayerischen Schulen über die »Kinderhilfe Afghanistan« finanziert wurde.

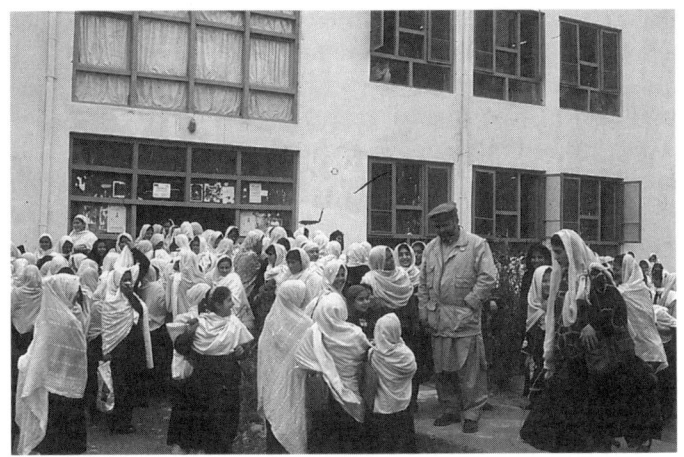

»Schulpause«

nen sie ihre Familien ernähren, ihren geliebten
Beruf ausüben und am Aufbau ihres Landes mit-
wirken.

Ich bin an diesem Tag stolz und traurig zugleich.
Stolz, weil es unserer kleinen Familieninitiative
»Kinderhilfe Afghanistan« in nur zwei Monaten
gelungen ist, den Wiederaufbau dieser Schule vor-
anzubringen und pünktlich zu vollenden; traurig,
weil tausende von bayerischen Schulkindern, Eltern und Lehrer aus über dreißig Grund-, Haupt-
und Oberschulen, mit deren Spenden wir dies ermöglichen konnten, heute nicht dabei sein können.
Die zweitausend afghanischen Schülerinnen, ihre
Eltern und die Lehrerinnen bitten mich zum Abschied, ihren Schulkameraden, Kolleginnen und
Gönnern in Deutschland zu danken.

Commander Zamon hat für den Nachmittag im
Distrikt Khugiani, zwanzig Kilometer südlich von
Jalalabad hoch in den Bergen, eine Shura einberu-

259

fen, die erste große Shura seit fast einem Jahr, in dem so vieles geschehen ist. Es gilt, Sorgen und Nöte der Menschen aus fünfundzwanzig Dörfern seines Verantwortungsbereiches zu besprechen und zu klären. Die Shura ist *das* traditionelle politische Podium der Paschtunen, zu dem die Verantwortlichen aus den Dörfern und Gemeinden seit Jahrhunderten zusammenkommen. Während der Shura haben alle persönlichen und familiären Zwistigkeiten so lange zu ruhen, bis sie friedlich und im Konsens geklärt sind.

Ich bin überwältigt von der fast unwirklichen Schönheit der Landschaft hier in zweitausend Meter Höhe um mich herum. Die schneebedeckten Viertausender des Spin-Rar-Gebirges – der »Weißen Berge« – ragen südlich von uns in den stahlblauen Himmel. Richtung Norden, tief unter mir, glänzen die fettgrünen Felder der Tiefebene von Jalalabad. Im Westen verbergen die braungrauen Felsen des Tor Rar, der »schwarzen Berge«, den Blick auf Kabul. Die Sicht ist heute so klar wie bei starkem Föhn zu Hause im Alpenvorland. Kein Lüftchen regt sich, und hoch über uns kreisen majestätisch die Adler mit ihren weiten Schwingen.

Auf unserem Weg hier herauf hatte mir Zamon die seit drei Jahren völlig zerstörte Schule und die kleine, schwer beschädigte Gesundheitsstation des Dorfsprengels gezeigt. Sie waren während der Gefechte der Dorfbewohner gegen die Taliban von den Gotteskriegern gesprengt worden. »Lehrerinnen und zwei Ärzte, die bereit sind, hier oben zu arbeiten, haben wir. Und Arbeitskräfte für den Bau finden wir hier auch. Also, Doktor ...« Das nächste Wiederaufbauprojekt steht fest: die Dorfschule und eine Basisgesundheitsstation für den Distrikt Khugiani! Mit etwa zwanzigtausend Euro Spendengeldern könnten wir die Bauarbeiten an beiden Gebäuden bis Mai abgeschlossen haben. Sechshundert Kinder, Jungen und Mädchen, sollen hier wieder zur Schule gehen. Das heißt auch sechshundert Schulbänke, Bücher, Hefte etc. im Wert von etwa neuntausend Euro. Medikamente für die Klinik würden circa eintausend Euro im Monat ausmachen. Die Gesamtkosten Schule und Gesundheitsstation für das erste Jahr einschließlich der Gehälter für fünfzehn Lehrerinnen und zwei Ärzte kalkuliere ich mit ungefähr fünfzigtausend Euro – das Jahresgehalt eines deutschen Studiendirektors.

Aus allen Himmelsrichtungen bewegen sich ameisengroße Menschengruppen auf uns zu. Ich sitze neben Zamon und dem Gouverneur der Nachbarprovinz Kunar, Haji Chandad Chan, auf den dunkelroten Turkman-Teppichen, mit denen die Hälfte des weit ausladenden Innenhofs des burgartigen Anwesens ausgelegt ist. Es ist meine erste große Shura, und ich fiebere innerlich vor Spannung und Erwartung.

Die ersten Männer treffen ein. Sie umarmen Zamon und Haji Chandad, mir reichen sie freundlich zurückhaltend die Hand. Es dauert über zwei Stunden, bis sich der Innenhof mit etwa zweihundert vorwiegend älteren Maliks und Mullahs gefüllt hat. Zamon spricht ein Gebet, dann setzen sich die Besucher. Tee und Nüsse werden gereicht, und ohne erkennbare Geschäftsordnung beginnt die Shura. Mein über viele Jahre nicht mehr praktiziertes Paschtu reicht nicht aus, um der Veranstaltung richtig folgen zu können. Zamon hat mir daher Pacha, seinen Sekretär, als Dolmetscher zur Seite gestellt.

Der Malik aus Markihel, einem Dorf, das weit oben in den Bergen liegt, trägt der diszipliniert schweigenden Menge die Ereignisse der letzten Wochen vor: Bei den Bombardements der Amerikaner während der Schlacht um Tora Bora seien zwei Dutzend seiner Dorfbewohner zu Schaden gekommen. Vier Frauen und drei Kinder seien bei der Feldarbeit getötet und sieben Männer so schwer verwundet worden, dass sie noch immer im Krankenhaus in Jalalabad lägen. Die anderen Verletzten seien inzwischen wieder zurück im Dorf, müssten aber noch gepflegt werden. Für die anstehende Feldarbeit können sie nicht herangezogen werden. Der alte Mann trägt diese für sein Dorf so schrecklichen Schicksalsschläge ohne erkennbare Emotionen vor. Kein anklagendes Wort gegen die Amerikaner, aber auch keine Äußerung zu den in den Höhlen bei Markihel versteckten Al-Qaida-Kämpfern, denen die Bombenangriffe ge-

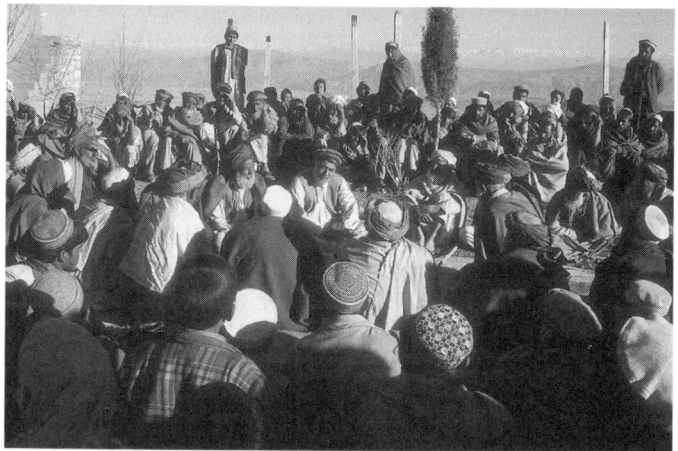

Die große Ratsversammlung der Dorfältesten im Distrikt Khugiani am Fuße der Berge um Tora Bora

golten hatten. Er habe gehört, dass die Amerikaner für jeden versehentlich getöteten Mann eine erkleckliche Summe an Dollar bezahlen würden, und möchte von Zamon wissen, ob die Amerikaner auch für unschuldig getötete Frauen und verwundete Männer zahlen.

Zamon, der mit seinen Mudschahedin während der Schlacht um Tora Bora für die Amerikaner den »Bodenkrieg« geführt und die Höhlen durchkämmt, mehrere Dutzend Araber gefangen genommen und einige getötet hat, kennt die »Preisliste« genau: Für jeden nachweislich unschuldig getöteten Mann erhält die Familie tausend Dollar. »Bas« – Schluss! Frauen und Kinder stehen nicht auf der Kompensationsliste der Amerikaner. Er verspricht dem Bürgermeister, sich bei seinem nächsten Gespräch mit dem US-General dafür einzusetzen, dass die Familien der getöteten Frauen und Kinder ebenfalls Hilfe erfahren. Bis dahin, so sichert er ihm zu, erhält jede geschädigte Familie aus seinem, Zamons Topf eine finanzielle Entschädigung. Er reicht dem Malik einen handgeschriebenen Zettel, den dieser dem Finanzverwalter des Gutes übergeben soll. Der Zettel enthält die Auszahlungsanweisung über dreitausend pakistanische Rupies (etwa fünfzig US-Dollar) für jeden Toten des Dorfes.

Während als zweiter Redner ein junger Mann das Wort ergreift, lehnt sich Zamon sardonisch grinsend zu mir herüber: »Wie viel Dollar zahlt Bush jeder Witwe eines New Yorker Feuerwehrmannes, der beim Anschlag der Araber ums Leben kam? Mehr als eine Million? Da siehst du, Doktor, was für ein schlechter Präsident ich bin. Ich zahle nur fünfzig!«

Selbst in solchen Situationen erlebe ich bei den

Afghanen keinen Anti-Amerikanismus, wie er in Pakistan oder in den arabischen Ländern gängig ist. Die hasserfüllten und blindwütigen verbalen Attacken in diesen Ländern sind den Afghanen fremd. Sie sind ihnen eher ein Beweis von Unterlegenheit und fehlender Souveränität. Die Kritik der Afghanen an amerikanischer Politik, wenn sie diese denn Fremden gegenüber überhaupt äußern, ist eher leise zynisch, väterlich verständnisvoll und kommt stets von »oben«. Sie ist dezent und souverän.

Zamon stellt mich den Männern vor, erzählt von meiner ärztlichen Arbeit für die afghanische Bevölkerung während des Jihad und bittet mich anschließend, zu den Männern zu sprechen. Ich habe noch keine zehn Minuten gesprochen und dabei den Dorfbewohnern versprochen, den Wiederaufbau der Dorfschule und der Gesundheitsstation in Angriff zu nehmen, da wackelt auf einmal die Erde – ein Erdbeben! Nur wenige Sekunden Ruhe, dann bebt die Erde erneut. Die vier Meter hohen Mauern um das Gehöft sind weit genug entfernt, um uns bei einem Zusammenbrechen nicht zu gefährden. Eine spürbare Beruhigung empfinde ich trotzdem nicht. Auch die Männer werden unruhig, stehen auf und beten.

Erst nach einigen Minuten bleibt das Beben aus, und die Männer setzen sich wieder und schließen den alten Kreis. Mit einem Scherz versuche ich, den Faden wieder aufzunehmen: »Ein Dankeschön für meine Zusage, dem Dorf zu helfen, hätte vollauf genügt. Ein echtes Erdbeben wäre nicht nötig gewesen.« Mein Übersetzer Pacha, noch immer blass um die Nase, weigert sich zu übersetzen. Er gibt mir zu verstehen, dass bei den Menschen hier ein Erdbeben als Fingerzeig

Gottes verstanden wird, mit dem man besser keine Scherze mache. »Tut mir Leid, Pacha, das habe ich nicht gewusst.« Da kommt plötzlich Alem kreidebleich zu mir, das Satellitentelefon in der Hand. Eben hat ein Freund aus Jalalabad angerufen, dort habe das Erdbeben beträchtlichen Schaden angerichtet, auch an unserer Schule. Ich dränge Zamon zum Aufbruch.

Als wir noch vor Dunkelheit die Stadt erreichen, erwartet uns am Schultor eine völlig verzweifelte Headmasterin. Während des Bebens ist die Schultreppe zusammengestürzt und hat ein Dutzend Mädchen unter sich begraben. Zwei Mitarbeiter der Kinderhilfe befanden sich zufällig auf dem Schulhof und haben die Mädchen ins Krankenhaus gebracht.

Ich fahre mit der Lehrerin und Alem in die Klinik. In der chirurgischen Abteilung der ehemaligen Universitätsklinik ist Hochbetrieb, das Beben hat zu einem Massenanfall an Patienten geführt. Die Eltern unserer verletzten Schülerinnen sind ebenfalls eingetroffen, und wir müssen eine gute Stunde warten, bis wir erfahren, was mit unseren Mädchen geschehen ist. Keine ist ernsthaft verletzt. Nur Schürfwunden, Prellungen und eine gebrochene Rippe. Beruhigt und dankbar verlassen wir die Klinik und kehren zur Schule zurück. Erstaunlicherweise ist zwar die Treppe schwer beschädigt, ansonsten sind aber keine Schäden erkennbar; selbst die Fensterscheiben sind intakt.

Das Erdbeben und der Unfall in der Schule haben den Schülerinnen und auch einigen Lehrerinnen einen erheblichen Schock versetzt. Um den Mädchen dieses Ereignis möglichst schnell vergessen zu machen, gehen wir noch in der Nacht an die Arbeit. Ich möchte die Schülerinnen und die Lehrer am nächsten Morgen überraschen. Mit drei Maurern und einem Geländerbauer arbeiten wir die ganze Nacht durch. Da die Beleuchtung im Schulgebäude intakt geblieben ist, gibt es keine Einschränkungen bei der Aufbauarbeit. Den Stundenlohn für unsere Facharbeiter musste ich zwar verdoppeln, aber bei Sonnenaufgang ist die Treppe wieder heil und das neue Treppengeländer stabil verankert. Um die Überraschung für die Mädchen perfekt zu machen, lade ich sie klassenweise für zehn Uhr in den großen Klassensaal. Mit zehn Mann hat Alem schon am frühen Morgen für jedes Kind ein »Familien-Fresspaket« zusammengestellt. Zweitausend Plastiktüten, gefüllt mit je einem Kilo Reis, zwei Kilo Erbsen und einem Liter Speiseöl, warten auf die Schulkinder.

Es wird ein echtes Fest. Wir sitzen nach der »Bescherung« mit den hundert Lehrerinnen noch lange beisammen, und wieder einmal bin ich erstaunt und begeistert über den Humor dieser jungen Frauen, den sie auch in sechs Jahren Taliban-Terror nicht verloren haben. Zum Abschied lacht mich die jüngste der Damen an und sagt: »Solche Erdbeben wünschen wir uns jetzt öfter!«

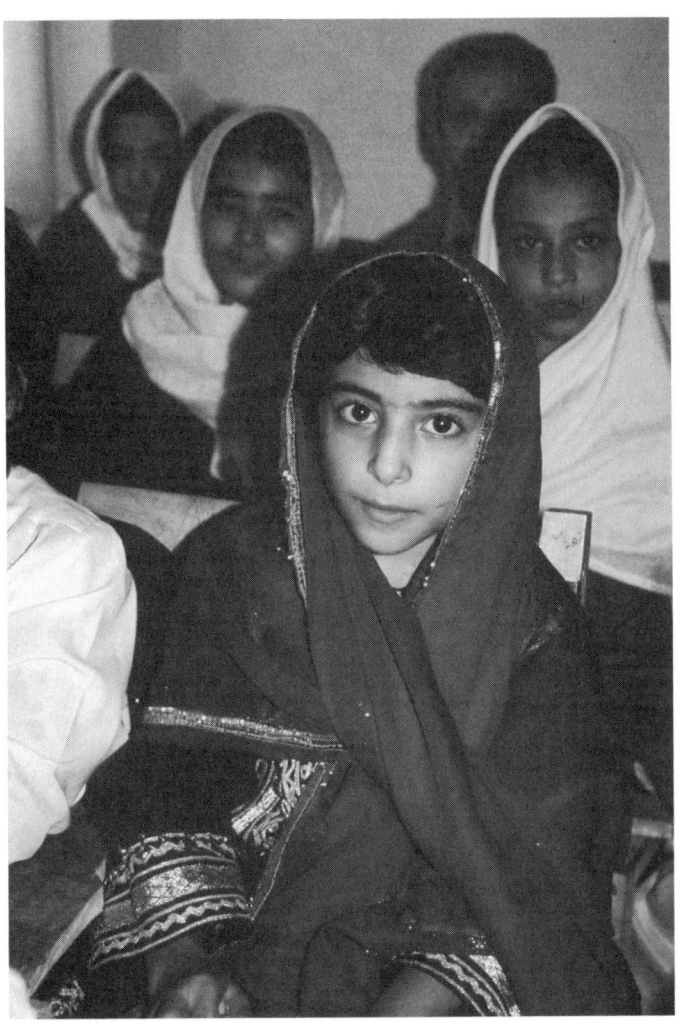

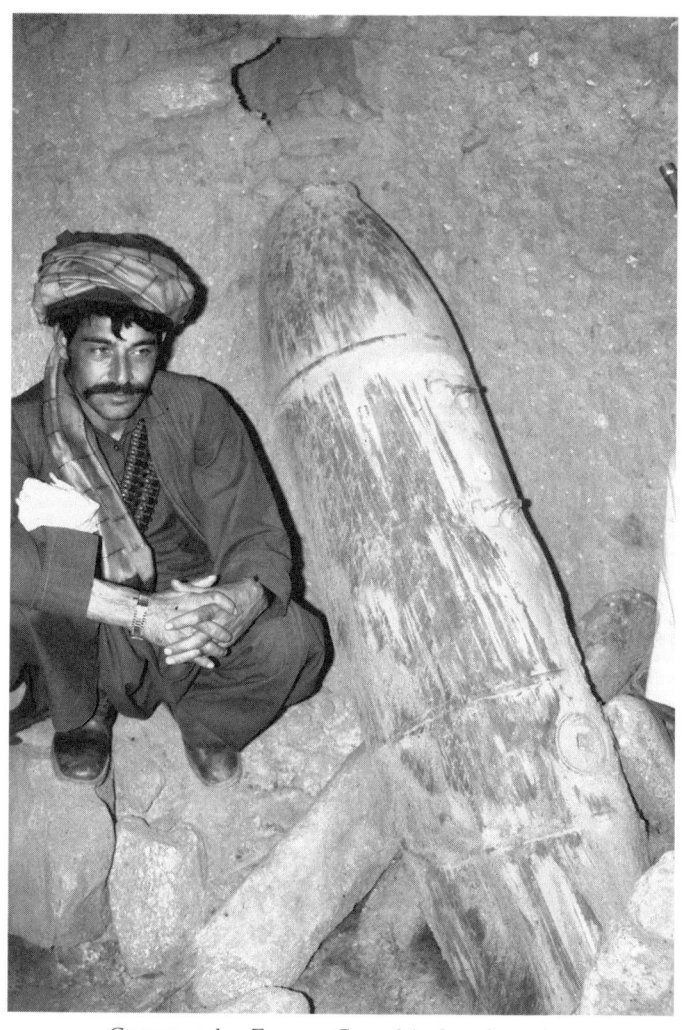

Commander Zamon Gamshirak neben dem
Blindgänger einer Tausend-Kilogramm-Bombe 1987

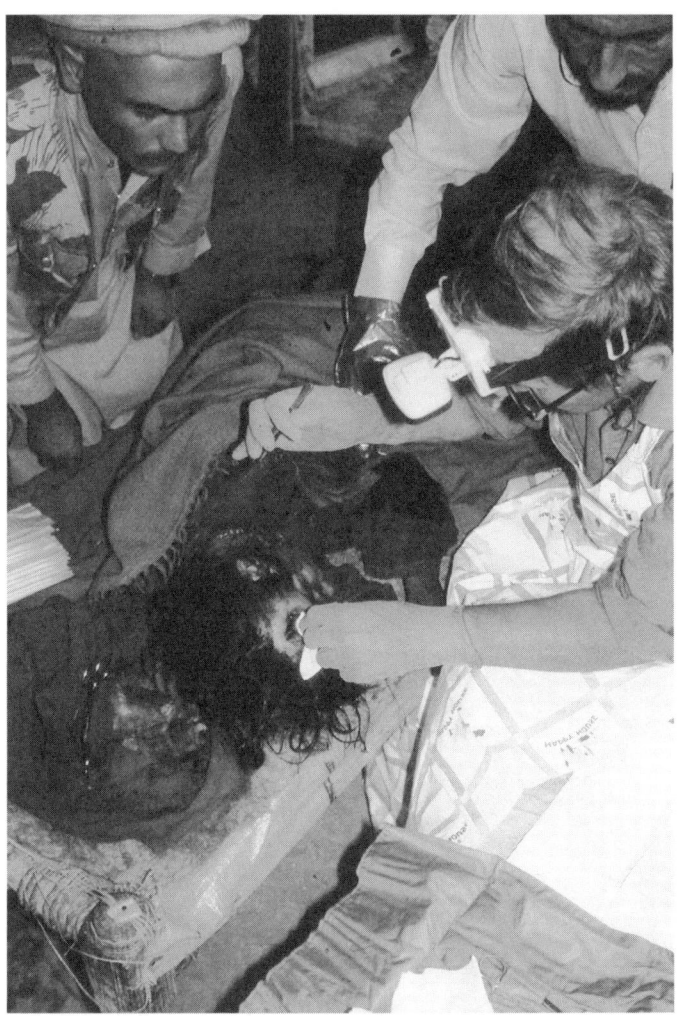

Chirurg Harry mit Stirnlampe bei Schädeloperation 1988
in einer Höhlenklinik bei Tora Bora

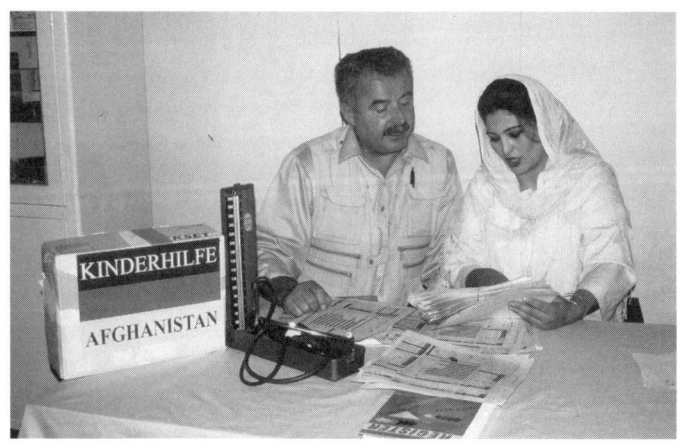

Afghanische Frauenärztin in der Mutter-Kind-Klinik
der »Kinderhilfe Afghanistan«

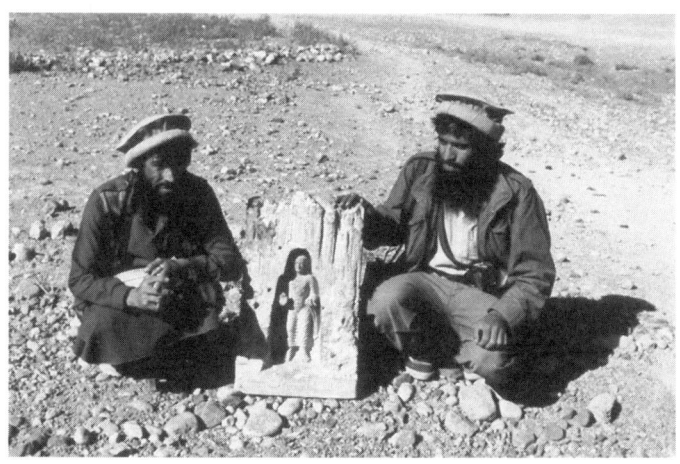

Taliban bieten Buddhastatuen zum Verkauf an.

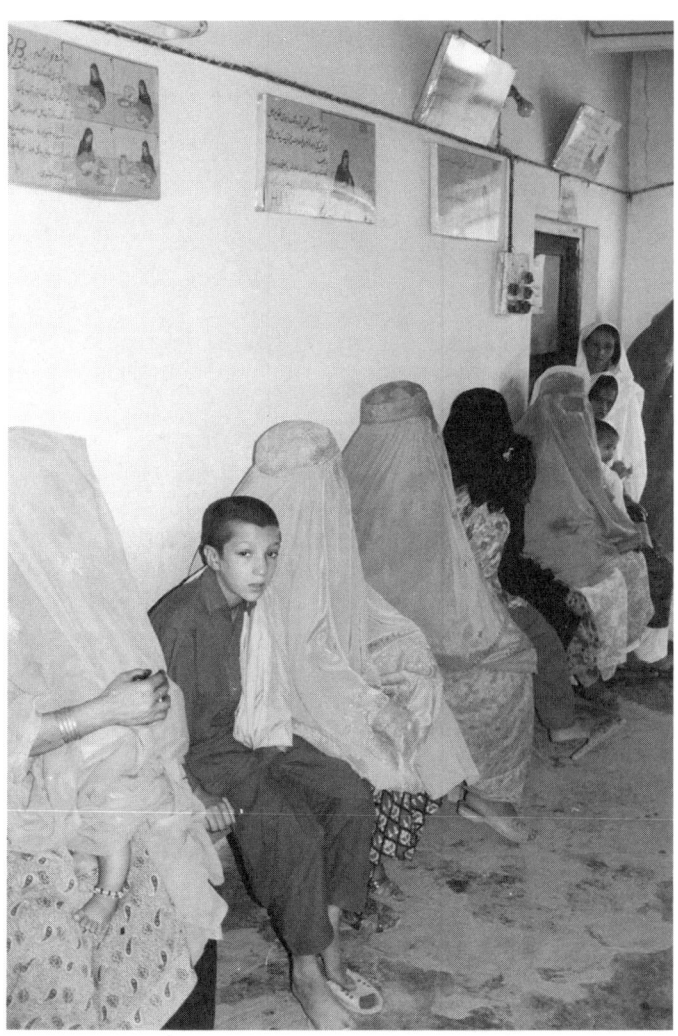

Wartezimmer der Mutter-Kind-Klinik der »Kinderhilfe
Afghanistan« im Flüchtlingslager Kachagari

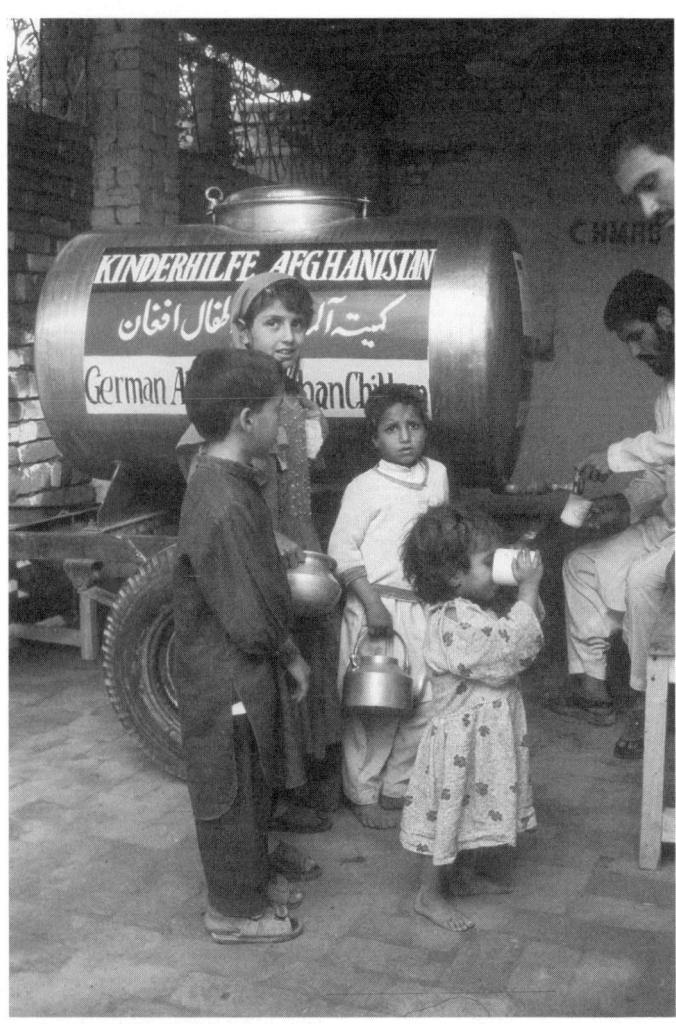

Milchverteilung durch die Mitarbeiter der »Kinderhilfe
Afghanistan« aus der »Eisernen Kuh« im Flüchtlingslager

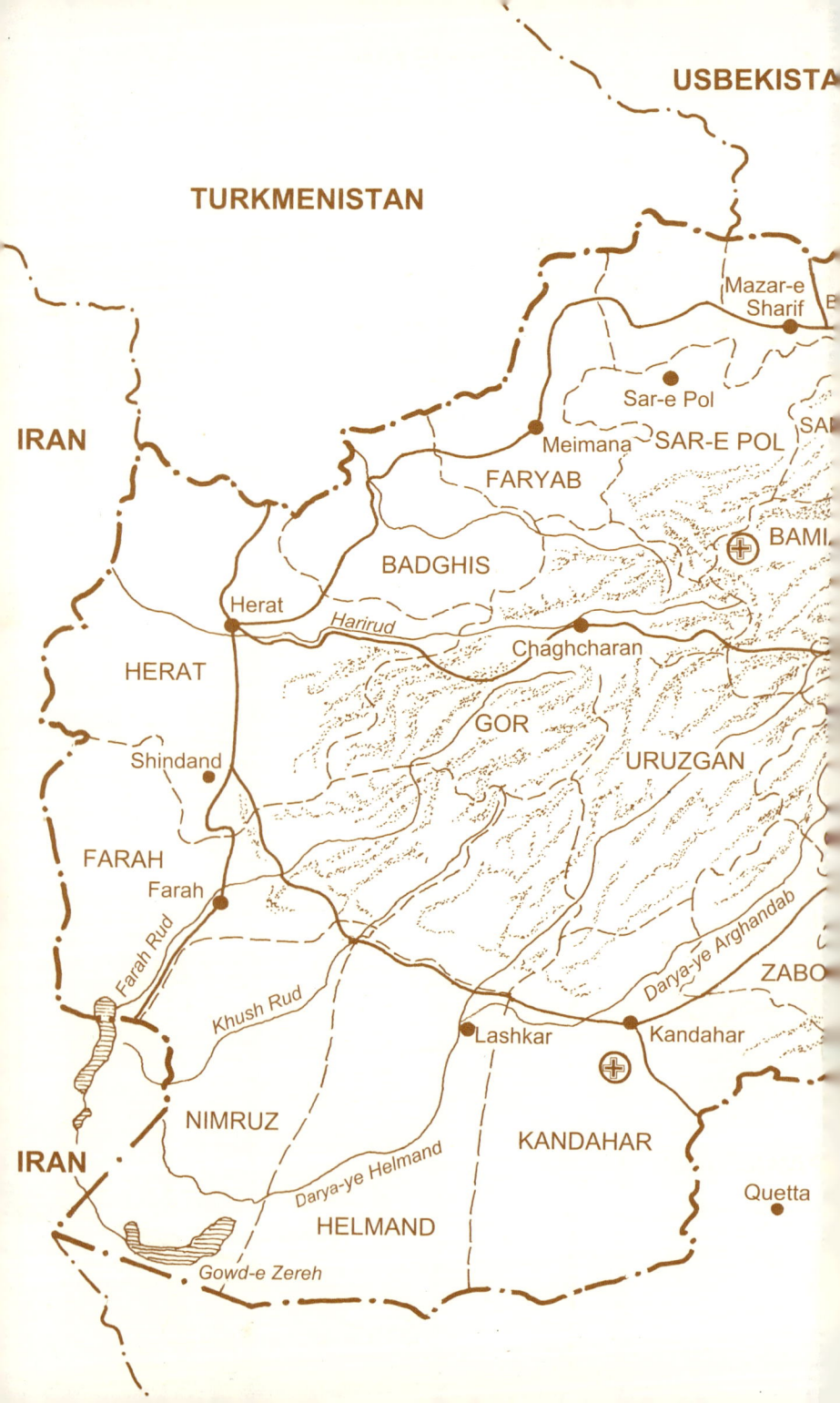